Aktuelle psychiatrische Diagnostik

Ein Leitfaden für das tägliche Arbeiten mit ICD und DSM

Markus Jäger

17 Abbildungen

Georg Thieme Verlag
Stuttgart • New York

Impressum

Professor Dr. med. Markus **Jäger**
Klinik für Psychiatrie und Psychotherapie II
der Universität Ulm am Bezirkskrankenhaus Günzburg
Ludwig-Heilmeyer-Str. 2
89312 Günzburg

Bibliografische Information der Deutschen Nationalbibliothek
Die Deutsche Nationalbibliothek verzeichnet diese Publikation in der Deutschen Nationalbibliografie; detaillierte bibliografische Daten sind im Internet über http://dnb.d-nb.de abrufbar.

Ihre Meinung ist uns wichtig! Bitte schreiben Sie uns unter
www.thieme.de/service/feedback.html

Wichtiger Hinweis: Wie jede Wissenschaft ist die Medizin ständigen Entwicklungen unterworfen. Forschung und klinische Erfahrung erweitern unsere Erkenntnisse, insbesondere was Behandlung und medikamentöse Therapie anbelangt. Soweit in diesem Werk eine Dosierung oder eine Applikation erwähnt wird, darf der Leser zwar darauf vertrauen, dass Autoren, Herausgeber und Verlag große Sorgfalt darauf verwandt haben, dass diese Angabe **dem Wissensstand bei Fertigstellung des Werkes** entspricht.
Für Angaben über Dosierungsanweisungen und Applikationsformen kann vom Verlag jedoch keine Gewähr übernommen werden. **Jeder Benutzer ist angehalten**, durch sorgfältige Prüfung der Beipackzettel der verwendeten Präparate und gegebenenfalls nach Konsultation eines Spezialisten festzustellen, ob die dort gegebene Empfehlung für Dosierungen oder die Beachtung von Kontraindikationen gegenüber der Angabe in diesem Buch abweicht. Eine solche Prüfung ist besonders wichtig bei selten verwendeten Präparaten oder solchen, die neu auf den Markt gebracht worden sind. **Jede Dosierung oder Applikation erfolgt auf eigene Gefahr des Benutzers.** Autoren und Verlag appellieren an jeden Benutzer, ihm etwa auffallende Ungenauigkeiten dem Verlag mitzuteilen.

© 2015 Georg Thieme Verlag KG
Rüdigerstr. 14
70469 Stuttgart
Deutschland
www.thieme.de

Printed in Germany

Zeichnungen: Andrea Schnitzler, Innsbruck
Umschlaggestaltung: Thieme Verlagsgruppe
Umschlaggrafik: Martina Berge, Stadtbergen; verwendete Abbildungen von © WavebreakMediaMicro - Fotolia.com, © Thomas Jansa - Fotolia.com
Redaktion: Elke Renz, Stutensee-Spöck
Satz: Sommer Media GmbH & Co.KG, Feuchtwangen
Druck: AZ Druck und Datentechnik GmbH, Kempten

ISBN 978-3-13-200521-1   1 2 3 4 5 6

Auch erhältlich als E-Book:
eISBN (PDF) 978-3-13-200531-0
eISBN (epub) 978-3-13-200541-9

Geschützte Warennamen (Warenzeichen ®) werden nicht immer besonders kenntlich gemacht. Aus dem Fehlen eines solchen Hinweises kann also nicht geschlossen werden, dass es sich um einen freien Warennamen handelt.
Das Werk, einschließlich aller seiner Teile, ist urheberrechtlich geschützt. Jede Verwendung außerhalb der engen Grenzen des Urheberrechtsgesetzes ist ohne Zustimmung des Verlags unzulässig und strafbar. Das gilt insbesondere für Vervielfältigungen, Übersetzungen, Mikroverfilmungen oder die Einspeicherung und Verarbeitung in elektronischen Systemen.

Geleitwort

Die Diagnose stellt eine entscheidende Grundlage allen ärztlichen Denkens und Handelns dar. Sie übertrifft an Bedeutung noch die aus den diagnostischen Entscheidungen abzuleitenden Elemente, etwa Prognose, Therapie, Prävention und Rehabilitation. Da jedoch in der alltäglichen Anwendung die theoretischen Implikationen des ärztlichen Diagnostizierens und Klassifizierens weitgehend in den Hintergrund treten, können nicht nur bei medizinischen Laien bedeutsame Missverständnisse entstehen. Vor allem droht bei unreflektierter Anwendung der diagnostischen Termini stets die Gefahr einer Reifizierung, also einer Verwechslung der Diagnosen mit real existierenden Tatsachen in der konkreten Lebenswelt. Demgegenüber wurde in der deutschsprachigen Psychopathologie etwa bei Karl Jaspers, Kurt Schneider, Werner Janzarik und Gerd Huber immer wieder betont, dass es sich bei den Diagnosen unseres Fachgebiets um nicht mehr und nicht weniger als Konventionen handelt. Diese repräsentieren keine wirklichen Sachverhalte, sondern bilden lediglich den aktuellen, durch Konsens erreichten Sprachgebrauch bei der Verständigung über die psychischen Störungen und ihre klassifikatorische Einordnung ab.

Markus Jäger, der sich seit vielen Jahren intensiv mit diesen Themen auseinandergesetzt hat, analysiert diese und andere Probleme der psychiatrischen Diagnostik in einer sehr methodenbewussten, systematischen und historisch informierten Form. Unter Berücksichtigung der philosophischen und wissenschaftstheoretischen Dimensionen ärztlichen Denkens und Handelns erstrecken sich seine Ausführungen von den Ursprüngen abendländischer Medizintheorie in der griechischen Philosophie über die französischen und deutschsprachigen Schulen mit Herausbildung einer empirisch-wissenschaftlichen Orientierung bis hin zu den methodologischen Grundlagen der beiden wichtigsten aktuellen Klassifikationssysteme.

Ein besonderer Akzent liegt auf der Bedeutung der Psychopathologie als dem Ausgangspunkt jeder Lehre von psychischen Störungen und ihrer Klassifikation. Zu Recht wird Psychopathologie hierbei im Sinne von Karl Jaspers in einem umfassenden Sinn als eine Methodenlehre verstanden, in der es um die Erfassung, Beschreibung und Ordnung sämtlicher krankhafter Erlebnis- und Verhaltensweisen geht. Psychopathologie stellt daher, wie es Janzarik formuliert hat, die wesentliche Grundlagenwissenschaft unseres Faches dar und somit weit mehr, als es die verkürzte Anwendung im gegenwärtigen, an der angloamerikanischen Literatur orientierten Sprachgebrauch nahelegt, wo „psychopathology" als Sammelbezeichnung für die Summe aller vorkommenden Symptome und abnormen Phänomene im psychischen Bereich gilt.

Neben der differenzierten Darstellung der Herausbildung der diagnostischen Konventionen in den europäischen Schulen unseres Faches, liegt ein weiteres Schwergewicht auf den heute in Wissenschaft und praktischer Anwendung dominierenden Klassifikationssystemen in der internationalen Psychiatrie, also der ICD-10 der Weltgesundheitsorganisation und des DSM-IV-TR der Amerikanischen Psychiatrischen Vereinigung sowie ihren Neufassungen in der geplanten ICD-11 und dem soeben erschienenen DSM-5. Sehr hilfreich ist die kenntnisreiche und konzise Diskussion der aktuellen Veränderungen in den beiden internationalen Klassifikationen, wozu auch die Tendenzen hin zu mehr dimensionalen anstelle der gewohnten typologisch-kategorialen Ansätze psychiatrischer Diagnostik gehören. Ebenso wichtig erscheint die vergleichende Darstellung einzelner Krankheitsbilder und ihrer Symptomatologie vor dem Hintergrund bewährter diagnostischer Verfahren in unserem Sprachraum, etwa des AMDP-Systems, das zu einem unentbehrlichen Instrument für jeden geworden ist, der über die knappen, glossarhaften Beschreibungen der gegenwärtigen Kriteriologien hinaus eine vertiefte Erfassung psychopathologischer Phänomene anstrebt.

Bei aller Anerkennung der Vorzüge und Errungenschaften, die mit der Einführung der operationalisierten Klassifikationssysteme, insbesondere für eine zuverlässige Verständigung über Länder- und Schulengrenzen hinaus, verbunden waren, sind aber auch die damit einhergehenden Einschränkungen, Gefahren und Verluste zu beachten. Zwar hat die Ablösung des klinisch-idiografischen Vorgehens beim Stellen psychiatrischer Diagnosen durch die Festlegung klar definierter Algorithmen für deskriptiv-symptomatologische Ein- und Ausschluss- sowie Zeitkriterien die Reliabilität beträchtlich erhöht. Erkauft wurde dies allerdings mit schwerwiegenden Nachteilen beim derartig operationalisierten, vorwiegend auf beobachtbares Verhalten ausgerichteten Vorgehen. Zu nennen sind etwa der Verlust von ganzheitlichen Betrachtungsweisen, die Vernachlässigung der Erlebnispsychopathologie, die Aufgabe traditionsreicher Konzepte und infolgedessen auch eine gewisse Trivialisierung des diagnostischen Prozesses. Dies bringt nicht unbeträchtliche Gefahren bei einer kurzschlüssigen Fehlanwendung von Merkmalslisten in den Händen psychopathologisch und klinisch unzureichend geschulter Personen mit sich.

Wegen solcher Verkürzungen der diagnostischen Kultur im gegenwärtigen Alltagshandeln wie auch bei Forschungsvorhaben ist die hier geleistete, außerordentlich sorgfältige Aufarbeitung und Darstellung klinisch-psychopathologischer Erträge in der europäischen Psychiatrie so fruchtbar. Zwar sind implizit viele Elemente, etwa aus der Krankheitslehre Kraepelins und aus den didaktisch wie heuristisch ungemein klaren Ausführungen Kurt Schneiders zu Differenzialdiagnostik und -typologie einschließlich der Symptome ersten Ranges, weiterhin in den modernen Klassifikationssystemen enthalten. Ein tieferes Verständnis der heutigen diagnostischen Konventionen entsteht aber erst aus der Vergegenwärtigung und vergleichenden Analyse der ideengeschichtlichen Entwicklungsstränge, wie es hier ebenso kundig wie differenziert geschieht. Dieses Buch ist daher außerordentlich zeitgemäß und verhilft in einer Periode klassifikatorischer Umbrüche zu einer gediegenen Grundlage, um bei allen Veränderungen in diagnostischen Termini und Konzepten die Bedeutung gerade der subjektiven Psychopathologie und des inneren Erlebens unserer Patienten nicht aus dem Blick zu verlieren.

Aachen, im Dezember 2014
Henning Saß

Vorwort

Die Diagnose steht im Mittelpunkt des ärztlichen Denkens und Handelns. Was für die Medizin im Allgemeinen zutrifft, ist auch im Fach Psychiatrie und Psychotherapie gültig. Auch hier setzt jedes rational begründete Handeln im Regelfall eine Diagnose voraus. Weiterhin wird der Psychiater häufig um gutachterliche Stellungnahmen gebeten, was ohne eine vorherige diagnostische Einordnung kaum möglich ist. Allerdings wird, im Gegensatz zu den übrigen medizinischen Fachdisziplinen, in der Psychiatrie der Wert der Diagnose immer wieder infrage gestellt. Dies ist nicht selten auch mit einer heftigen Kritik an der gesamten Fachdisziplin verbunden. Ein Grund hierfür ist sicherlich, dass sich die psychiatrische Diagnostik nur in wenigen Fällen auf konsistente, naturwissenschaftliche Befunde stützen kann. So stößt hier die Verwendung von apparativen Verfahren rasch an ihre Grenzen. Dies mag beim Patienten gelegentlich auch das Gefühl hervorrufen, dem Psychiater schutzlos ausgeliefert zu sein. Tatsächlich haben zahlreiche Untersuchungen gezeigt, dass die psychiatrischen Diagnosen nicht unerheblich von der subjektiven Einstellung des jeweiligen Diagnostikers abhängen. Auf der anderen Seite bereitet es aber auch dem Psychiater manchmal Unbehagen, im Einzelfall zu einer diagnostischen Einordnung zu kommen. Diese muss er dann jedoch gegenüber Patienten und deren Angehörigen sowie unter Umständen auch gegenüber Gerichten und Behörden vertreten.

Mit Einführung der operationalisierten Diagnosemanuale wurde der Versuch unternommen, die psychiatrische Diagnostik objektiver und zuverlässiger zu gestalten. Heute stehen insbesondere Manuale wie DSM-5 und ICD-10 zur Verfügung. Hierin sind für jede Störung klare diagnostische Leitlinien bzw. Ein- und Ausschlusskriterien formuliert, welche zumeist auch schon für jedermann im Internet abrufbar sind. Dieser Umstand kann jedoch im Falle einer oberflächlichen Betrachtung zu einer Scheinsicherheit sowie zu erheblichen Missverständnissen führen. Das vorliegende Buch möchte deshalb grundlegend in das praktische Arbeiten mit DSM-5 und ICD-10 einführen. Darüber hinaus soll aber auch eine eingehende Reflexion der psychiatrischen Diagnostik erfolgen. Ohne eine solche Reflexion, so lautet die Kernthese dieses Buches, ist die Anwendung von DSM-5 und ICD-10 nicht möglich.

In Kapitel 1 wird eine kurze Einführung in die Thematik aus Sicht der Medizin im Allgemeinen gegeben, die speziellen Themen der Psychiatrie werden hierbei nur am Rande erwähnt. Anschließend daran bilden die beiden nächsten Abschnitte den Mittelpunkt des Buches. In Kapitel 2 wird die aktuelle psychiatrische Diagnostik dargestellt. Neben Ausführungen zu DSM-5 und ICD-10 wird hier auch die Diagnostik auf Symptom- und Syndromebene behandelt. Außerdem wird ein kurzer Ausblick auf die Entwürfe für die ICD-11 gegeben. In Kapitel 3 wird dann das praktische Arbeiten mit DSM-5 und ICD-10 bei ausgewählten Störungen dargestellt. Dies wird auch durch verschiedene klinische Fallbeispiele illustriert. Hieran anschließend kommen in Kapitel 4 Probleme, Lösungsmöglichkeiten und Zukunftsperspektiven der psychiatrischen Diagnostik zur Sprache. Die nächsten beiden Abschnitte sollen dann zur Vertiefung und Abrundung der Thematik beitragen, wobei einige Gedanken bewusst wiederholt werden. In Kapitel 5 wird auf die Sonderstellung der Psychiatrie innerhalb des medizinischen Fächerkanons eingegangen. In Kapitel 6 werden die Meilensteine in der Entwicklung der psychiatrischen Diagnostik dargestellt. Kapitel 7 beinhaltet schließlich eine kurze Zusammenfassung der Thematik und einen Ausblick auf die Zukunft der psychiatrischen Diagnostik.

Der Ursprung dieses Buches geht auf meine bereits 1998 abgeschlossene Dissertation zurück. Hierbei habe ich mich erstmals mit dem Problem der psychiatrischen Diagnostik beschäftigt. Einige der in meiner Dissertation aufgeführten Kasuistiken sind auch in das Buch eingegangen. Darüber hinaus bauen dessen Ausführungen ganz wesentlich auf frühere Beiträge in verschiedenen psychiatrischen Fachzeitschriften auf und fassen diese zusammen. Insbesondere wurden hieraus auch einige Abbildungen und Tabellen übernommen. Schließlich steht dieses Werk auch in einem engen Zusammenhang mit meinem durch die Deutschen Forschungsgemeinschaft (DFG) geförderten Forschungsprojekt zur Identifizierung von Verlaufstypen schizophrener Psychosen.

Mein Dank gilt zunächst meinem Doktorvater Herrn Prof. Dr. Hans-Jürgen Möller, bei dem ich später auch meine Facharztweiterbildung absolviert und meine Habilitation abgeschlossen habe. Danken möchte ich auch Herrn Priv.-Doz. Dr. Ronald

Bottlender und allen damaligen Kollegen der Münchener Klinik für die vielen fruchtbaren Diskussionen sowie die Unterstützung, die mir in dieser Zeit zuteil wurde. Ein besonderer Dank gilt hierbei Herrn Dr. Anton Strauß, der mich bereits im Rahmen meiner Dissertation mit großem Einsatz betreut hat. Er hat mir auch die entscheidenden Impulse zur Beschäftigung mit der Thematik der psychiatrischen Diagnostik gegeben und mich am Beginn meiner wissenschaftlichen Tätigkeit intensiv begleitet. Bedanken möchte ich mich insbesondere auch bei Herrn Prof. Dr. Thomas Becker, auf dessen Initiative hin dieses Buch schließlich entstanden ist. Mit seiner Hilfe konnte ich in Günzburg/Ulm die Auseinandersetzung mit dem Thema der psychiatrischen Diagnostik fortführen. Ohne seine kritischen Anregungen und Hinweise sowie die Gewährung von Freiräumen in der Klinik wäre das Buchprojekt nicht möglich gewesen. Mein Dank gilt auch allen Kollegen der Günzburger Klinik, wobei Herr Priv.-Doz. Dr. Karel Frasch, Herr Dr. Fabian Lang und Herr Prof. Dr. Reinhold Kilian namentlich erwähnt werden sollen. Für intensive Gespräche zu den Grundlagen der Psychiatrie möchte ich mich bei Prof. Dr. Matthias Bormuth aus Oldenburg bedanken, bei dem ich im Sommer 2014 einige Zeit als Karl-Jaspers-Gastprofessor verbringen durfte. Bei meiner Frau, Stephanie Jäger, möchte ich mich für das Korrekturlesen bedanken. Ihr sei das Buch auch in Dankbarkeit gewidmet. Abschließend gilt mein Dank dem Thieme Verlag, welcher das vorliegende Buch ermöglicht hat, mit Frau Dr. Kristina Michael und Frau Laura Bohnert.

Günzburg/Ulm, im Dezember 2014
Markus Jäger

Inhaltsverzeichnis

1 Diagnose als Grundelement ärztlichen Denkens ... 16

1.1 Medizin als wissenschaftliche Heilkunde ... 16

1.1.1 Zwei Fallbeispiele als Einführung ... 16
1.1.2 Was ist Medizin? ... 16
1.1.3 Beschreiben, Ordnen und Klassifizieren ... 17
1.1.4 Kritik an der Medizin ... 17

1.2 Diagnose, Prognose und Therapie ... 18

1.2.1 Medizin als praktische Wissenschaft ... 18
1.2.2 Grundelemente ärztlichen Denkens und Handelns ... 18
1.2.3 Nomothetisches und idiografisches Vorgehen ... 19

1.3 Ebenen der Diagnostik ... 19

1.3.1 Unterscheidung der diagnostischen Ebenen ... 19
1.3.2 Symptomebene ... 20
1.3.3 Syndromebene ... 20
1.3.4 Nosologische Ebene ... 20

1.4 Diagnose als Zuordnung ... 21

1.4.1 Diagnose als Wahrscheinlichkeitsaussage ... 21
1.4.2 Kategoriale und dimensionale Ansätze ... 21
1.4.3 Praktisches Vorgehen in der Diagnostik ... 22
1.4.4 Diagnostische Zuordnung als Testoperation ... 22
1.4.5 Frage nach der Validität einer diagnostischen Zuordnung ... 23

1.5 Krankheitsmodelle ... 24

1.5.1 Ontologische und funktionelle Modelle ... 24
1.5.2 Real- und Nominaldefinitionen ... 24
1.5.3 Konzeption von Krankheitsentitäten ... 25
1.5.4 Krankheitsentitäten und diagnostische Validität ... 25
1.5.5 Krankheitsmodelle und die Frage nach der Ätiologie ... 26

1.6 Probleme des Krankheitsbegriffs ... 26

1.6.1 Naturalistische und normativistische Auffassungen ... 26
1.6.2 Versuch einer Krankheitsdefinition ... 27
1.6.3 Krankheit als Rechtsbegriff ... 27

2 Aktuelle psychiatrische Diagnostik ... 29

2.1 Psychopathologie als Grundlage der psychiatrischen Diagnostik ... 29

2.1.1 Bedeutung der Psychopathologie ... 29
2.1.2 Psychopathologie als Methodenlehre ... 29
2.1.3 Gefahr einer reduktionistischen Sichtweise ... 29

2.2 Psychiatrische Diagnostik auf Symptomebene ... 30

2.2.1 Instrumente zur psychopathologischen Befunderhebung ... 30
2.2.2 Befunderhebung mit dem AMDP-System ... 31
2.2.3 Befunderhebung mit der Hamilton Depression Scale ... 32
2.2.4 Befunderhebung mit der Positive and negative Syndrome Scale (PANSS) ... 32
2.2.5 Probleme bei der Verwendung von Rating-Skalen ... 33

2.3 Psychiatrische Diagnostik auf Syndromebene ... 33

2.3.1 Konzeption von psychopathologischen Syndromen ... 33

2.3.2	Psychopathologische Syndrome im AMDP-System	34	2.6.1	Psychische Störungen im Rahmen des Klassifikationssystems der WHO	45
2.3.3	Psychopathologische Syndrome in der PANSS	35	2.6.2	Aufbau der Klassifikation in der ICD-10	45
2.3.4	Möglichkeiten einer dimensionalen Diagnostik	35			

2.4 Psychiatrische Diagnostik auf nosologischer Ebene 36

2.7 Entwürfe für die psychiatrische Diagnostik in der ICD-11 47

2.8 Charakteristika der operationalen Diagnosesysteme 48

2.4.1	Würzburger Diagnoseschema	36
2.4.2	Klassifikationssysteme der WHO und der APA	37
2.4.3	DSM-III als Reaktion auf Reliabilitätsprobleme	38
2.4.4	Weiterentwicklung zu ICD-10 und DSM-5	38

2.8.1	Verwendung eines kategorialen Systems	48
2.8.2	Deskriptiver Ansatz	48
2.8.3	Verzicht auf ein explizites Krankheitsmodell	49
2.8.4	Verwendung von Ein- und Ausschlusskriterien	49
2.8.5	Elementaristischer psychopathologischer Ansatz	50
2.8.6	Prinzip der Komorbidität	50

2.5 Überblick über die psychiatrische Diagnostik im DSM-5 ... 38

2.5.1	Revisionsprozess und Gliederung des Manuals	38
2.5.2	Grundlegende Prinzipien des DSM-5	39
2.5.3	Aufbau der Klassifikation im DSM-5	40
2.5.4	Weitere Instrumente und Modelle im DSM-5	42

2.9 Strukturierte diagnostische Interviews 51

2.9.1	Strukturierte Interviews auf verschiedenen diagnostischen Ebenen	51
2.9.2	PSE, CATEGO und SCAN	52
2.9.3	Strukturiertes klinisches Interview für das DSM (SKID)	52

2.6 Überblick über die psychiatrische Diagnostik in der ICD-10   45

3 Praktisches Arbeiten mit DSM-5 und ICD-10 55

3.1 Verwendung von diagnostischen Algorithmen 55

3.2 Schizophrenie 55

3.2.1	Konzeptuelle Grundlagen der Schizophrenie	55
3.2.2	Diagnostik der Schizophrenie im DSM-5	57
3.2.3	Diagnostik der Schizophrenie in der ICD-10	58
3.2.4	Fallbeispiele zur Diagnostik der Schizophrenie	60
3.2.5	Probleme bei der Schizophreniediagnose	64

3.3 Schizoaffektive Störungen 64

3.3.1	Konzeptuelle Grundlagen der schizoaffektiven Störungen	64
3.3.2	Diagnostik der schizoaffektiven Störungen im DSM-5	65
3.3.3	Diagnostik der schizoaffektiven Störungen in der ICD-10	66
3.3.4	Fallbeispiele zur Diagnostik schizoaffektiver Störungen	66
3.3.5	Probleme bei der Diagnostik von schizoaffektiven Störungen	69

3.4 Depressive Störungen 70

3.4.1	Konzeptuelle Grundlagen der depressiven Störungen	70

3.4.2	Diagnostik depressiver Störungen im DSM-5	72	3.6.5	Probleme bei der Diagnose von dissoziativen und somatoformen Störungen	85
3.4.3	Diagnostik depressiver Störungen in der ICD-10	74			
3.4.4	Fallbeispiele zur Diagnostik depressiver Störungen	75	**3.7**	**Emotional-instabile bzw. Borderline-Persönlichkeitsstörungen**	85
3.4.5	Probleme bei der Diagnostik von depressiven Störungen	77	3.7.1	Konzeptuelle Grundlagen der Persönlichkeitsstörungen	85
3.5	**Anpassungsstörungen**	78	3.7.2	Diagnostik der Borderline-Persönlichkeitsstörung im DSM-5	86
3.5.1	Konzeptuelle Grundlagen der Anpassungsstörungen	78	3.7.3	Diagnostik der emotional-instabilen Persönlichkeitsstörungen in der ICD-10	87
3.5.2	Diagnostik der Anpassungsstörungen im DSM-5	79	3.7.4	Fallbeispiel zur Diagnose einer Borderline-Persönlichkeitsstörung	88
3.5.3	Diagnostik der Anpassungsstörungen in der ICD-10	79			
3.5.4	Fallbeispiel zur Diagnostik von Anpassungsstörungen	80	**3.8**	**Komorbiditätsprinzip**	90
3.5.5	Probleme bei der Diagnostik von Anpassungsstörungen	81	3.8.1	Konzeptuelle Grundlagen des Komorbiditätsprinzips	90
			3.8.2	Komorbiditätsprinzip in DSM-5 und ICD-10	90
3.6	**Dissoziative und somatoforme Störungen**	81	3.8.3	Fallbeispiel zum Komorbiditätsprinzip	91
3.6.1	Konzeptuelle Grundlagen der dissoziativen und somatoformen Störungen	81	**3.9**	**Probleme bei der diagnostischen Entscheidungsfindung**	92
3.6.2	Diagnostik von dissoziativen und somatoformen Störungen im DSM-5	82	3.9.1	Differenzierung auf Symptomebene	92
			3.9.2	Zeitkriterien und Abwägung zwischen Symptombereichen	92
3.6.3	Diagnostik von dissoziativen und somatoformen Störungen in der ICD-10	83	3.9.3	Simulation, Aggravation und Dissimulation	93
3.6.4	Fallbeispiel zur Diagnose eines dissoziativen Stupors	83			

4 Probleme, Lösungsansätze und Zukunftsperspektiven 95

4.1	**Kritik an der Diagnostik in DSM-5 und ICD-10**	95	**4.2**	**Diagnose und Nosologie**	98
			4.3	**Syndromale und nosologische Diagnostik**	99
4.1.1	Gefahr einer diagnostischen Inflation	95	4.3.1	Forderung nach einer syndromalen Diagnostik	99
4.1.2	Unzureichende Beachtung des Gesamtbilds	96	4.3.2	Polysyndromale Diagnostik in DSM-5 und ICD-10	100
4.1.3	Vernachlässigung der subjektiven Psychopathologie	96	4.3.3	Probleme einer syndromalen Diagnostik	100
4.1.4	Gefahr einer Trivialisierung der Diagnostik	97	4.3.4	Verbindung von syndromalen und nosologischen Ansätzen	101
4.1.5	Reliabilität auf Kosten der Validität	97			

4.4	**Dimensionale und kategoriale Diagnostik**	102	4.7.3	Entwürfe einer funktionellen Psychopathologie	108
			4.7.4	Research Domain Criteria (RDoC). .	109
4.4.1	Unterscheidung zwischen kategorialen und dimensionalen Modellen	102	4.7.5	Rolle der Psychopathologie in der psychiatrischen Diagnostik	110
4.4.2	Quantitative und qualitative Vorgehensweise	102	4.7.6	Frage nach der Validität psychiatrischer Diagnosen	111
4.4.3	Forderung nach dimensionalen Ansätzen	103	**4.8**	**Bedeutung der Verlaufsforschung für die Psychiatrie** ...	112
4.4.4	Dimensionale Ansätze in DSM-5 und ICD-10	104			
			4.8.1	Etablierung einer psychopathologischen Verlaufstypologie	112
4.5	**Klinisch-intuitive und algorithmische Diagnostik**	105	4.8.2	Verbindung von quantitativen und qualitativen Methoden	113
4.5.1	Praktisches Vorgehen in der Diagnostik	105	4.8.3	Verbindung von psychopathologischen und neurobiologischen Ansätzen	113
4.5.2	Grenzen der algorithmischen Diagnostik in DSM-5 und ICD-10......	105			
			4.9	**Vorschlag eines triaxialen Diagnosemodells**	114
4.6	**Nomothetisches und idiografisches Vorgehen**	106			
			4.9.1	Konzeption der diagnostischen Achsen	114
4.7	**Neurobiologische und psychopathologische Fundierung**......	107	4.9.2	Folgerungen für ein Diagnosesystem	114
4.7.1	Neurobiologische Fundierung der Psychiatrie...................	107	**4.10**	**Diagnostik im Kontext einer personalisierten Psychiatrie**	115
4.7.2	Versuche einer Validierung von psychopathologisch konzipierten Entitäten	107	**4.11**	**Diagnostik im Kontext einer evidenzbasierten Psychiatrie** ...	116

5 Sonderstellung der Psychiatrie in der Medizin......................... 119

5.1	**Psychiatrie als Natur- und Kulturwissenschaft**	119	**5.3**	**Kritik der Antipsychiatrie**.......	122
			5.3.1	Begriff der Antipsychiatrie	122
5.1.1	Kurze Geschichte der Psychiatrie ..	119	5.3.2	Michel Foucault.	122
5.1.2	Probleme der Psychiatrie als medizinische Fachdisziplin	120	5.3.3	Erving Goffman.................	123
			5.3.4	Ronald D. Laing	123
5.1.3	Möglichkeit eines biperspektivischen Zugangs...............	120	5.3.5	Thomas Szasz	123
			5.3.6	Würdigung der Antipsychiatrie ...	124
5.2	**Leib-Seele-Problem**	121	**5.4**	**Krankheitskonzepte in der Psychiatrie**	124
5.2.1	Bedeutung des Leib-Seele-Problems für die Psychiatrie	121			
5.2.2	Dualistische Positionen	121	5.4.1	Definition psychischer Krankheit..	124
5.2.3	Monistische Positionen	121	5.4.2	Medizinisches Modell	124
5.2.4	Verbindung von Monismus und Dualismus	122	5.4.3	Psychologische Modelle..........	125
			5.4.4	Soziologische Modelle	125

5.4.5	Grenzen eines bio-psycho-sozialen Modells	126	5.5	Psychische Krankheiten als Störungen in DSM-5 und ICD-10	127
5.4.6	Psychische Krankheiten als Rechtsbegriffe	126			

6 Meilensteine in der Entwicklung der psychiatrischen Diagnostik 130

6.1	**Nosologische Anschauungen von Emil Kraepelin**	130	**6.5**	**Ansätze in der Wernicke-Kleist-Leonhard-Schule**	140
6.1.1	Bedeutung von Emil Kraepelin	130	6.5.1	Konzept des psychischen Reflexbogens von Carl Wernicke	140
6.1.2	Krankheitsmodell von Kraepelin	130	6.5.2	Gehirnpathologie von Karl Kleist	140
6.1.3	Dichotome Einteilung der endogenen Psychosen	131	6.5.3	Aufteilung der endogenen Psychosen bei Karl Leonhard	141
6.1.4	Psychopathologische Herangehensweise bei Kraepelin	131	6.5.4	Bezug der Wernicke-Kleist-Leonhard-Schule zur aktuellen Diagnostik	142
6.1.5	Bezug von Kraepelin zur aktuellen Diagnostik	131			
6.2	**Konzept des exogenen Reaktionstyps von Karl Bonhoeffer**	132	**6.6**	**Gestaltpsychologische Konzepte bei Klaus Conrad**	143
6.2.1	Bedeutung von Karl Bonhoeffer	132	6.6.1	Bedeutung von Klaus Conrad	143
6.2.2	Fehlende Spezifität verschiedener Noxen für das klinische Bild	133	6.6.2	Gestaltanalyse des Wahns	143
6.2.3	Bezug von Bonhoeffer zur aktuellen Diagnostik	133	6.6.3	Nosologische Überlegungen bei Conrad	144
			6.6.4	Bezug von Conrad zur aktuellen Diagnostik	144
6.3	**Methodologie von Karl Jaspers**	133	**6.7**	**Multiaxiale Ansätze in der psychiatrischen Diagnostik**	144
6.3.1	Bedeutung von Karl Jaspers	133	6.7.1	Bedeutung von Erik Essen-Möller	144
6.3.2	Methodologische statt theoretische Ordnung	134	6.7.2	Prinzip der multiaxialen Diagnostik	144
6.3.3	Unterscheidung zwischen Prozess und Entwicklung	135	6.7.3	Bezug von Essen-Möller zur aktuellen Diagnostik	146
6.3.4	Konzept des Typus bei Jaspers	135			
6.3.5	Diagnoseschema bei Jaspers	135			
6.3.6	Bezug von Jaspers zur aktuellen Diagnostik	136	**6.8**	**Reliabilitätsprobleme in der psychiatrischen Diagnostik**	146
6.4	**Klinische Psychopathologie von Kurt Schneider**	137	6.8.1	Stengel-Report	146
			6.8.2	Untersuchungen zur Reliabilität psychiatrischer Diagnosen	147
6.4.1	Bedeutung von Kurt Schneider	137	6.8.3	US/UK-Studie	147
6.4.2	Ordnung der klinischen Psychopathologie	137	6.8.4	Reliabilität und aktuelle Diagnostik	147
6.4.3	Differenzialtypologie und Schizophreniediagnose	138	**6.9**	**Syndromale und dimensionale diagnostische Konzepte**	148
6.4.4	Bezug von Schneider zur aktuellen Diagnostik	139	6.9.1	Syndrombeschreibungen in der traditionellen Psychopathologie	148

6.9.2	Quantitativ-statistische Ansätze in der Diagnostik.................	148	6.10.4	Bedeutung von operationalen Definitionen	151
6.9.3	Dimensionale Modelle in der Persönlichkeitsdiagnostik	149	6.10.5	Bezug des logischen Empirismus zur aktuellen Diagnostik	151
6.9.4	Dimensionale Konzepte und aktuelle Diagnostik..............	149	**6.11**	**Die Strömung der Neo-Kraepelinianer**.................	151
6.10	**Einfluss des logischen Empirismus auf die psychiatrische Diagnostik**	149	6.11.1 6.11.2	Bedeutung der Neo-Kraepelinianer Nosologisches Modell der Neo-Kraepelinianer..................	151 152
6.10.1	Grundlagen des logischen Empirismus........................	149	6.11.3	Neo-Kraepelinismus und Entwicklung diagnostischer Kriterien	152
6.10.2	Deskriptive und theoretische Stufen wissenschaftlichen Arbeitens	150	6.11.4	Bezug des Neo-Kraepelinismus zur aktuellen Diagnostik	153
6.10.3	Empirischer und systematischer Gehalt von wissenschaftlichen Konzepten	150			

7	**Zusammenfassung und Fazit**				155
7.1	**Rückblick auf die wesentlichen Gedankengänge**	155	**7.4**	**Grenzen von DSM-5 und ICD-10**.	157
7.2	**Notwendigkeit von Begriffsklärungen**....................	155	**7.5**	**Plädoyer für eine psychopathologische Fundierung der Diagnostik**	157
7.3	**Errungenschaften der modernen Diagnosesysteme**..............	156	**7.6**	**Zukunft der psychiatrischen Diagnostik**	158
8	**Literaturverzeichnis**				160
	Sachverzeichnis				165

Kapitel 1

Diagnose als Grundelement ärztlichen Denkens

1.1	Medizin als wissenschaftliche Heilkunde	16
1.2	Diagnose, Prognose und Therapie	18
1.3	Ebenen der Diagnostik	19
1.4	Diagnose als Zuordnung	21
1.5	Krankheitsmodelle	24
1.6	Probleme des Krankheitsbegriffs	26

1 Diagnose als Grundelement ärztlichen Denkens

1.1 Medizin als wissenschaftliche Heilkunde

1.1.1 Zwei Fallbeispiele als Einführung

Die Diagnose steht im Mittelpunkt des ärztlichen Denkens und Handelns. Sie ist der entscheidende Wegweiser für prognostische Einschätzung und Therapie-Empfehlung.

Fallbeispiel Unterbauchschmerz 1

So stellt sich beispielsweise ein 25-jähriger Mann in der Notaufnahme eines Krankenhauses mit plötzlich aufgetretenen Schmerzen im rechten Unterbauch vor. Er berichtet über Appetitlosigkeit und Übelkeit. Die rektale Körpertemperatur beträgt 38,7 °C, die axilläre Temperatur beträgt 37,5 °C. Bei der Palpation des rechten Unterbauches zeigt sich ein Loslassschmerz. Im Labor fällt ein Anstieg der Entzündungswerte auf. In der Ultraschalluntersuchung zeigt sich ein vergrößerter Wurmfortsatz. Von den Ärzten wird eine akute Appendizitis diagnostiziert und bei zunehmenden Schmerzen und Temperaturanstieg die Indikation für eine Appendektomie gestellt. In der histopathologischen Untersuchung zeigt sich ein granulozytäres Infiltrat, welches den gesamten Wurmfortsatz erfasst.

Aufgrund von Anamnese, klinischem Befund und apparativen Zusatzuntersuchungen wurde hier eine Diagnose gestellt und die bei dieser Diagnose geeignete Therapie durchgeführt. Durch den histopathologischen Befund konnte die Diagnose bestätigt werden.

Was in dem aufgeführten Fallbeispiel trivial erscheint, ist jedoch in anderen Zusammenhängen keineswegs so selbstverständlich. So werden gerade im Fach Psychiatrie und Psychotherapie Sinn und Zweck der Diagnose bis heute recht kontrovers diskutiert.

Fallbeispiel Unterbauchschmerz 2

Eine 45-jährige Frau stellt sich bei ihrem Hausarzt vor. Sie berichtet darüber, dass sie seit Wochen unter Schmerzen im Unterbauch leide. Am Arbeitsplatz komme sie nicht mehr zurecht, da man sie hier fertigmachen wolle. Grund hierfür sei, dass sie unsaubere Finanztransaktionen aufgedeckt habe, die sie nun an die Öffentlichkeit bringen wolle. Sie bitte nun um ein Beruhigungsmedikament.

Hier tut man sich viel schwerer, eine Diagnose zu stellen und aus dieser klare Therapie-Empfehlungen abzuleiten.

Das vorliegende Buch möchte einen Überblick über die aktuelle psychiatrische Diagnostik geben und in das praktische Arbeiten mit DSM-5 und ICD-10 einführen. Das Fach Psychiatrie und Psychotherapie wird hierbei ausdrücklich als medizinische Fachdisziplin angesehen.

In diesem Kontext stellt sich zunächst die Frage, was eigentlich Medizin ist.

1.1.2 Was ist Medizin?

Aufgabe der Medizin ist es, Krankheiten zu heilen und das Auftreten von Krankheiten zu verhindern [183]. Doch fallen nicht alle solchen Bemühungen unter den Begriff der Medizin. Der Medizinhistoriker Paul Unschuld (geb. 1943) unterscheidet deshalb streng zwischen Medizin auf der einen und Heilkunde auf der anderen Seite [198]. Heilkunde ist hierbei der deutlich weiter gefasste Begriff. Er umfasst jegliche Versuche, Kranksein zu heilen oder auch vorzubeugen. Heilkunde ist sehr alt und geht bis in die prähistorische Zeit zurück. Heilkunde gibt es bis heute noch in vielfältiger Form. Medizin ist demgegenüber noch recht jung. Der Ursprung der europäischen Medizin liegt maßgeblich in der griechischen Antike. Medizin entstand aus dem Bemühen, Krankheit und Kranksein auf Naturgesetzlichkeiten zurückzuführen und wissenschaftlich zu erforschen [198]. Hierbei dürfte die vorsokratische Naturphilosophie eine wichtige Rolle gespielt haben. Medizin ist demnach ein Teil der Heilkunde, und zwar der wissenschaftliche

Teil der Heilkunde. Medizin in diesem Sinne ist eine empirische Wissenschaft. Akut auftretende Bauchschmerzen im rechten Unterbauch, die mit Fieber und einem Loslassschmerz einhergehen, werden beispielsweise nicht als Ausdruck eines Wirkens von diffusen Kräften angesehen, sondern auf Naturgesetze zurückgeführt.

Die Entwicklung der Medizin war zu allen Zeiten stark von kulturellen Faktoren und den vorherrschenden Weltanschauungen beeinflusst. Dieser Umstand wurde beispielsweise von Henry Sigerist (1891–1957) [183] und von Paul Unschuld [198] sehr anschaulich dargestellt. So gibt es beispielsweise eine klare Korrespondenz zwischen der Viersäftelehre in der griechischen Medizin und den naturkundlichen Anschauungen der Vorsokratiker. Die Entwicklung der modernen Anatomie ist ohne Zweifel eng mit dem Gedankengut der Renaissance verbunden. Die zellularpathologischen Anschauungen eines Rudolf Virchow (1821–1902) haben durchaus eine Entsprechung in dessen sozialpolitischen Anschauungen. So kommt der Gedanke von „Zellen" im Sinne von kleinen, eigenständigen Einheiten als Basis aller Lebensvorgänge der demokratischen Überzeugung von Virchow recht nahe [198]. Die enge Verbindung von gesellschaftlichen Anschauungen und medizinischen Theorien in Form von Erklärungsmodellen kann bis in die heutige Zeit hinein beobachtet werden. Dies trifft vor allem auch für das Fach Psychiatrie und Psychotherapie zu. Hier gibt es einen besonderen Bezug zu soziokulturellen Faktoren.

Medizin als wissenschaftliche Form der Heilkunde ist mit einer Professionalisierung der hierbei tätigen Berufsgruppen verbunden. Dies trifft natürlich insbesondere für die Ärzteschaft zu, schließt aber auch andere Berufsgruppen wie zum Beispiel klinische Psychologen, Psychotherapeuten oder Gesundheits- und Krankenpfleger ein. Charakteristisch ist hierbei, dass in geregelten Studien- bzw. Ausbildungsgängen ein Spezialwissen erworben wird.

1.1.3 Beschreiben, Ordnen und Klassifizieren

Medizin als wissenschaftliche Form der Heilkunde ist im Wesentlichen eine empirische Wissenschaft. Als solche strebt sie nach möglichst objektiven Erkenntnissen, welche durch Beobachtungen oder geeignete Experimente überprüft werden können. Der erste Schritt ist hierbei eine genaue Beschreibung der beobachteten Phänomene [64]. Hierzu ist eine präzise Terminologie erforderlich. Mit Hilfe einer solchen Fachsprache soll eine hohe Übereinstimmung zwischen verschiedenen Beobachtern erreicht werden. Im zweiten Schritt sollen die einzelnen beobachtbaren Phänomene in eine sinnvolle Ordnung gebracht und mit Hilfe von allgemeinen Gesetzmäßigkeiten bzw. Theorien erklärt werden [64]. Eine auf bestimmten Gesetzmäßigkeiten beruhende Ordnung kann schließlich in einem *Klassifikationsschema* zum Ausdruck gebracht werden. Man spricht dann auch von einer *Taxonomie*.

Die Naturwissenschaften haben inzwischen zumeist eine allgemein anerkannte Terminologie entwickelt. Als Beispiel sei die Formelsprache der Chemie genannt. Gesetzmäßigkeiten in der Physik werden zumeist mit Hilfe der Mathematik beschrieben, beispielsweise in Form von Differenzialgleichungen. Das Periodensystem der Elemente bildet die Taxonomie der Chemie, die auf Carl von Linné (1707–1778) zurückgehende Systematik der Lebewesen bildet die Taxonomie der Biologie.

Die Medizin befasst sich mit der Behandlung von Krankheiten. Auch hier wurde eine spezifische Terminologie entwickelt, um die vom Patienten geschilderten Symptome und die vom Arzt erhobenen Untersuchungsbefunde präzise zu beschreiben. Auf der Suche nach Erklärungsmodellen und Gesetzmäßigkeiten stützt sich die Medizin vor allem auf die Naturwissenschaften. Auch gibt es vielfältige Bemühungen, Klassifikationssysteme für Krankheiten aufzustellen. Im Gegensatz zur Chemie oder zur Biologie gibt es in der Medizin bisher jedoch noch keine allgemein anerkannte Systematik.

1.1.4 Kritik an der Medizin

Die Medizin als wissenschaftliche Form der Heilkunde war in der Vergangenheit und ist bis heute einer zum Teil recht vehementen Kritik ausgesetzt. Als Beispiel soll hier auf die Ausführungen des ehemaligen katholischen Priesters und Gesellschaftskritikers Ivan Illich (1926–2002) eingegangen werden. Dieser hatte sich erstmals 1975 mit den Problemen der modernen Medizin auseinandergesetzt [76]. Sein Buch mit dem deutschen Titel „Die Nemesis der Medizin" kann heute als ein Klassiker der medizinkritischen Literatur bezeichnet werden. Von Illich wurden hierbei insbesondere die wissenschaftliche Heilkunde sowie die Professio-

nalisierung des Gesundheitssystems kritisiert. Die etablierte Medizin habe sich, so Illich, zu einer Gefahr für die Gesundheit entwickelt. Es sei zu einer „*Medikalisierung*" von großen Bereichen des Lebens gekommen [76]. Von dieser Entwicklung profitiere insbesondere auch die pharmazeutische Industrie. Die umfangreichen Ausführungen von Illich lassen sich im Wesentlichen in drei Thesen zusammenfassen:
- Durch die ärztliche Behandlung wird mehr Schaden angerichtet als Nutzen erzielt.
- Die wirklichen Ursachen der Krankheiten in gesellschaftlichen Systemen werden durch die Medizin verschleiert. Hierdurch werden die krankmachenden politischen Verhältnisse einer Gesellschaft gefördert.
- Die Medizin nimmt den einzelnen Menschen die Fähigkeit, selbst zu gesunden und die Umwelt aktiv zu gestalten.

Ähnliche Argumente wie die von Illich werden bis heute regelmäßig in Bestsellern oder auch in Feuilletons oder anderen Medien vorgebracht. Hierbei wird zumeist ein Missbehagen an der etablierten Medizin zum Ausdruck gebracht. Neue Gedanken oder gar Lösungsmöglichkeiten für die benannten Probleme sind eher nicht zu erwarten.

Trotz dieser Kritik an der Medizin scheint die Nachfrage an den professionellen medizinischen Leistungen jedoch ständig zu steigen. Eine echte Alternative zur wissenschaftlichen Medizin ist nicht in Sicht. Es darf jedoch nicht übersehen werden, dass der heutige Medizinbetrieb nicht allen Bedürfnissen von Patienten und Angehörigen gerecht wird. Auch sind heute die Patienten durch die Medien und insbesondere durch das Internet erheblich besser informiert, als dies in früheren Zeiten der Fall war. Hierdurch ist auch der Wunsch der Patienten nach Selbstbestimmung deutlich gestiegen.

1.2 Diagnose, Prognose und Therapie

1.2.1 Medizin als praktische Wissenschaft

Medizin versteht sich als wissenschaftliche Heilkunde. Dennoch ist ihr Status als Wissenschaft durchaus umstritten. Eine fundierte Auseinandersetzung mit den wissenschaftstheoretischen Grundlagen der Medizin findet sich beim Heidelberger Philosophen und Mediziner Wolfgang Wieland (geb. 1933). Hierbei werden zunächst drei Arten von Wissenschaften unterschieden [207]:
- theoretische Wissenschaften
- angewandte Wissenschaften
- praktische Wissenschaften

Die *theoretischen* Wissenschaften zielen auf reine Erkenntnis ab. Eine mögliche praktische Anwendung dieser Erkenntnisse spielt hierbei zunächst keine Rolle. Beispiele für theoretische Wissenschaften sind Physik, Chemie und Biologie, aber auch Mathematik und Philosophie. Die *angewandten* Wissenschaften bemühen sich hingegen darum, die Erkenntnisse der theoretischen Wissenschaften für praktische Zwecke zu nutzen. Typische Beispiele hierfür sind die verschiedenen Ingenieurwissenschaften. Die angewandten Wissenschaften befinden sich jeweils in einem direkten Abhängigkeitsverhältnis zu bestimmten theoretischen Wissenschaften, deren Anwendung sie eben sind. So kann beispielsweise der Maschinenbau als angewandte Physik bzw. Mathematik angesehen werden. *Praktische* Wissenschaften sind demgegenüber immer primär auf konkrete Handlungen im Einzelfall bezogen. Sie stehen im Gegensatz zu den angewandten Wissenschaften in keinem einseitigen Abhängigkeitsverhältnis zu bestimmten theoretischen Wissenschaften, auch wenn sie maßgeblich von deren Erkenntnissen Gebrauch machen [207].

Medizin kann in diesem Zusammenhang als eine praktische Wissenschaft angesehen werden. Ziel der Medizin ist Verhinderung und Heilung von Krankheiten. Hierbei steht zunächst primär der einzelne Patient im Vordergrund. Die Medizin kann sich maßgeblich auf die Naturwissenschaften, allen voran auf die Biologie, aber auch auf die Erkenntnisse von Psychologie und Sozialwissenschaften stützen. Wie jedoch diese Erkenntnisse der theoretischen Wissenschaften auf den Einzelfall anzuwenden sind, dafür ist eine eigenständige Methodenlehre erforderlich [207].

1.2.2 Grundelemente ärztlichen Denkens und Handelns

Die Medizin als praktische Wissenschaft benötigt eine eigene Methodologie [207]. Diese ist im Wesentlichen von drei Grundelementen geprägt [156]:
- Diagnose
- Prognose
- Therapie

Mit Hilfe der *Diagnose* werden die individuellen Beschwerden des Patienten und die erhobenen Untersuchungsbefunde Begriffen aus der medizinischen Fachterminologie zugeordnet. Dies ist meist mit einer Abstraktion vom individuellen Fall zugunsten von regelmäßig vorkommenden Zeichen und Mustern verbunden. Grundlage einer jeden diagnostischen Zu- bzw. Einordnung sind Anamnese und klinische Untersuchungen sowie apparative Zusatzuntersuchungen. Am Ende des diagnostischen Prozesses steht meist die Einordnung der Beschwerden und Befunde in ein Klassifikationssystem und die Zuordnung zu einer Krankheitsbezeichnung. So werden beispielsweise plötzlich auftretende Schmerzen im rechten Unterbauch, Übelkeit und Appetitlosigkeit, welche klinisch mit Fieber und Loslassschmerz, laborchemisch mit erhöhten Entzündungswerten sowie sonografisch mit einer feststellbaren Verdickung des Wurmfortsatzes verbunden sind, als Appendizitis eingeordnet (Kap. 1.1).

Auf der Grundlage von empirischen Erkenntnissen hinsichtlich regelmäßig vorkommender Verlaufsmuster, aber auch aufgrund von Kenntnissen von Ätiologie und Pathophysiologie lassen sich – basierend auf der diagnostischen Einordnung – nun *prognostische* Einschätzungen treffen. Schließlich führt die Diagnose in den meisten Fällen auch zu einer *Therapie-Empfehlung*, welche sich wiederum auf Überlegungen zur Ätiopathogenese sowie auf empirische Untersuchungen von verschiedenen Behandlungsmethoden stützen kann. So wird man bei einer akuten Appendizitis mit zunehmenden Schmerzen und Entzündungswerten im Regelfall eine operative Entfernung des Wurmfortsatzes empfehlen.

Im Mittelpunkt des ärztlichen Denkens steht die Diagnose. Sie kann somit durchaus als einer der Fundamentalbegriffe der Medizin und als der zentrale Orientierungspunkt ärztlichen Denkens bezeichnet werden [207]. Während dies in fast allen medizinischen Fachdisziplinen scheinbar unbestritten ist, wird der Stellenwert der Diagnose in der Psychiatrie jedoch immer wieder kritisiert und teilweise sogar ganz infrage gestellt.

1.2.3 Nomothetisches und idiografisches Vorgehen

Die Diagnose stellt immer eine Abstraktion vom Einzelfall zugunsten regelmäßig vorkommender Zeichen und Muster dar. Mit Hilfe der Einordnung in ein Begriffs- und Ordnungssystem wird versucht, die individuellen Beschwerden und Befunde des Patienten durch allgemeine empirische Gesetzmäßigkeiten zu erklären. Aus dem Patienten, der sich mit akut auftretenden Schmerzen im rechten Unterbauch in der Notaufnahme eines Krankenhauses vorstellt, wird im Laufe des diagnostischen Prozesses ein „Fall mit einer Appendizitis". Die Therapie erfolgt dann aufgrund der Summe der Erfahrung, die zuvor bei ähnlichen Fällen gemacht wurden. Ein solcher Ansatz, der auf die Aufstellung und Anwendung von allgemeingültigen Gesetzmäßigkeiten abzielt, wird in der Wissenschaftstheorie als *nomothetisch* bezeichnet [209].

Der nomothetischen Vorgehensweise steht der *idiografische* Ansatz gegenüber, welcher sich mit der Beschreibung und Analyse des Einzelfalles beschäftigt [209]. Hier steht die Untersuchung des Einmaligen und des Besonderen im Vordergrund, während die Einordnung in ein allgemein gültiges Begriffs- und Ordnungssystem eher sekundär ist. In der Medizin bedeutet dies, sich mit den individuellen Charakteristika des einzelnen Patienten auseinanderzusetzen. Die Therapie erfolgt dann abgestimmt auf den individuellen Patienten. Nomothetische und idiografische Vorgehensweisen sind in der Medizin gleichermaßen bedeutsam. Sie können als zueinander komplementär angesehen werden.

1.3 Ebenen der Diagnostik

1.3.1 Unterscheidung der diagnostischen Ebenen

Unter einer *Diagnose* versteht man die Einordnung der individuellen Befunde und Beschwerden des einzelnen Patienten in ein wissenschaftliches Begriffssystem. Jede Diagnose bedeutet eine Abstraktion vom Einzelfall zugunsten regelmäßig auftretender Gesetzlichkeiten, welche systematisch erfasst und beschrieben werden können. Hierbei lassen sich grundsätzlich drei Ebenen voneinander unterscheiden:
- Symptom
- Syndrom
- Nosologie

Auf allen drei Ebenen gibt es eine jeweils spezifische Fachterminologie. Nicht selten werden jedoch diese drei Ebenen verwechselt oder miteinander vermischt. Dies kann jedoch zu erheblichen Missverständnissen führen. Deshalb sollen im Folgenden die verschiedenen Ebenen ausführlich erläutert werden. Ebenso wird der Diagnosebegriff oft sprachlich ungenau verwendet. Unter der Diagnose versteht man den Prozess und das Ergebnis der Zu- bzw. Einordnung. Oftmals wird jedoch auch das zugeordnete Element des jeweiligen Begriffssystems fälschlicherweise als Diagnose bezeichnet [207].

1.3.2 Symptomebene

Unter einem *Symptom* versteht man einzelne subjektive Beschwerden des Patienten sowie objektiv erhebbare Untersuchungsbefunde. Im angelsächsischen Sprachraum wird hierbei auch zwischen *sign* (objektiver Befund) und *symptom* (subjektive Beschwerde) unterschieden. Das Symptom stellt die kleinste beschreibbare Einheit in der medizinischen Fachterminologie dar. Diagnostik auf der symptomalen Ebene bedeutet zunächst einmal, die Selbstschilderungen der Patienten in die medizinische Fachsprache zu übersetzen und den klinischen Untersuchungsbefund zu erheben. Letzteres erfordert je nach medizinischer Fachdisziplin spezifische Untersuchungstechniken. Im Falle der Psychiatrie sind hierbei Kenntnisse der Psychopathologie und Beherrschung von Explorationstechniken nötig.

Bei der Diagnostik auf der Symptomebene handelt es sich zunächst immer um eine Querschnittsdiagnostik, die auf einen bestimmten Zeitpunkt oder Zeitraum bezogen ist. Dies ist im Regelfall der Untersuchungszeitpunkt. Es kann jedoch auch versucht werden, Rückschlüsse auf die Vergangenheit zu ziehen. Dies ist jedoch immer mit einer erheblichen diagnostischen Unsicherheit verbunden.

1.3.3 Syndromebene

Unter einem *Syndrom* versteht man eine Kombination von bestimmten Symptomen, welche überzufällig häufig im Querschnitt miteinander auftreten. Über einen spezifischen Zusammenhang dieser Symptome, beispielsweise in Hinblick auf die Ätiopathogenese, wird hierbei zunächst noch keine Aussage getroffen. Früher wurden die Syndrome aufgrund von klinischer Beobachtung konzipiert. Deshalb tragen bis heute zahlreiche Syndrome den Namen ihres Erstbeschreibers. Heute werden jedoch auch zunehmend statistische Verfahren wie beispielsweise die Faktoren- oder Clusteranalyse zur Konzeption von Syndromen eingesetzt. Insbesondere trifft dies für das Fach Psychiatrie und Psychotherapie zu. Ähnlich wie bei der Diagnose auf der Ebene der Symptome handelt es sich auch bei der Diagnose auf der Syndromebene grundsätzlich um eine reine Querschnittsdiagnostik, Verlaufsaspekte spielen hierbei keine Rolle.

1.3.4 Nosologische Ebene

Unter einer *nosologischen Einheit* versteht man ein Element eines erfahrungswissenschaftlichen Ordnungs- und Klassifikationssystems. Mit Hilfe der Diagnose auf der nosologischen Ebene wird versucht, die verschiedenen Symptome und Syndrome in eine sinnvolle Ordnung zu bringen. Hierdurch sollen letztlich die Beschwerden des individuellen Patienten mit Hilfe von allgemeinen Gesetzmäßigkeiten und Theorien erklärt werden. Eine nosologisch fundierte Diagnostik setzt ein Klassifikationssystem voraus, welches auf erfahrungswissenschaftlichen Grundlagen aufbaut. Zumeist handelt es sich hierbei um naturwissenschaftliche Erkenntnisse. Häufig sind mit einer nosologischen Diagnostik auch bestimmte Krankheitsmodelle verbunden, beispielsweise in Hinblick auf die Ätiopathogenese.

Oft ist lediglich bei der Zuordnung auf der nosologischen Ebene von Diagnose die Rede. Hierbei werden manchmal einzelne nosologische Einheiten als Diagnosen bezeichnet, was jedoch begrifflich ungenau ist. Anstatt von nosologischer Ebene wird gelegentlich auch von diagnostischer Ebene gesprochen, was ebenfalls eine begriffliche Unschärfe darstellt.

Im Gegensatz zur Diagnose auf der Symptom- und Syndromebene bezieht sich die nosologische Diagnostik nicht ausschließlich auf den Querschnittbefund, sondern auf den gesamten Krankheitsverlauf. Somit gehen neben dem aktuellen Untersuchungsbefund insbesondere auch anamnestische Angaben, aber auch die Ergebnisse von apparativen Zusatzuntersuchungen in die nosologische Diagnostik ein.

1.4 Diagnose als Zuordnung

1.4.1 Diagnose als Wahrscheinlichkeitsaussage

Mithilfe der Diagnose werden die individuellen Beschwerden und Befunde des Patienten in ein wissenschaftliches Begriffssystem eingeordnet. Diese Ein- bzw. Zuordnung kann auf drei Ebenen (Symptom, Syndrom, Nosologie) erfolgen. Unter der Diagnose versteht man den *Prozess bzw. das Ergebnis dieser Zuordnung* (▶ Abb. 1.1). Die syndromale sowie die nosologische Diagnose bauen auf der symptomalen Diagnose auf. Dies bedeutet, dass zunächst immer eine sorgfältige Erfassung der einzelnen Symptome erforderlich ist. Mit dem weiter gefassten Begriff *Diagnostik* werden alle Vorgänge bezeichnet, die erforderlich sind, um eine diagnostische Zuordnung zu treffen.

Bei jeder diagnostischen Zuordnung handelt es sich um eine *Singuläraussage*, die jeweils nur den einzelnen Patienten betrifft. Dieser Bezug zum einzelnen Patienten ist auch charakteristisch für die *praktischen Disziplinen*, zu denen die Medizin in wissenschaftstheoretischer Hinsicht gezählt werden kann [207]. Die diagnostische Zuordnung kann richtig oder falsch sein. Im letzteren Fall spricht man auch von einer Fehldiagnose. Dies kann jedoch auch etwas differenzierter betrachtet werden. Jede Diagnose ist immer mit einer gewissen Unsicherheit verbunden. Symptome können beispielsweise nicht erfragt oder auch falsch gedeutet werden. Befunde können nicht korrekt erhoben werden oder, insbesondere im Fall von fremdanamnestischen Angaben oder auch von apparativen Zusatzuntersuchungen, zunächst nicht zur Verfügung stehen. Aus diesem Grund lässt sich die Diagnose als Wahrscheinlichkeitsaussage auffassen [207]. Der Grad der Wahrscheinlichkeit ist hierbei vor allem vom Umfang der zur Verfügung stehenden Informationen abhängig. Diagnosen auf der nosologischen Ebene können letztlich als Wahrscheinlichkeitsaussagen über das Vorliegen von Krankheiten gedeutet werden [192].

Im Falle einer akuten Appendizitis ist die Diagnose noch recht unsicher, wenn sich ein Patient mit Schmerzen im rechten Unterbauch, Appetitlosigkeit und Übelkeit vorstellt. Wenn sich in der klinischen Untersuchung ein Loslassschmerz ergibt, eine deutliche Differenz zwischen axiliärer und rektaler Temperatur auffällt, sich im Labor eine Erhöhung der Entzündungsparameter zeigt und in der Ultraschalluntersuchung eine Verdickung des Wurmfortsatzes auffällt, wird die diagnostische Einordnung schon deutlich sicherer. Steht dann noch die histopathologische Untersuchung zur Verfügung, nähert sich schließlich die Wahrscheinlichkeit für die richtige Diagnose einem Wert von 100 % an (Kap. 1.1).

1.4.2 Kategoriale und dimensionale Ansätze

Jede Diagnose kann entweder in Form einer kategorialen oder einer dimensionalen Zuordnung erfolgen. Im Falle einer *kategorialen* Diagnostik werden die Beschwerden oder Befunde des Patienten qualitativ einer oder mehreren zuvor konzipierten Kategorien zugeordnet. Im Falle einer *dimensionalen* Diagnostik werden die Beschwerden und Befunde des Patienten hingegen quantitativ einer

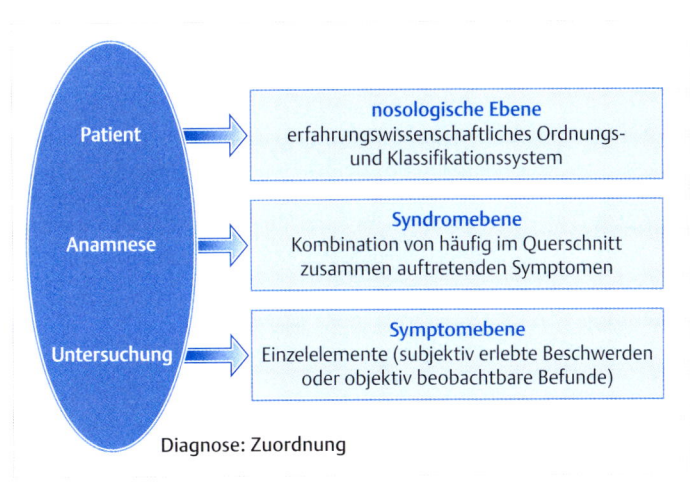

Abb. 1.1 Diagnostik auf verschiedenen Ebenen.

Position auf einer Größenskala zugeordnet. Dies kann entweder mit Hilfe einer Skala (eindimensional) oder auch mit Hilfe von mehreren Skalen (mehrdimensional) erfolgen. Der Begriff Dimension bezeichnet hierbei die Eigenschaften eines Größensystems, also das, was erfasst werden soll. Kommen mehr als zwei Dimensionen zur Anwendung, kann dies zumeist nicht mehr geometrisch, sondern nur noch algebraisch dargestellt werden. Im Gegensatz zu einer kategorialen diagnostischen Einordnung müssen hier keine Grenzziehungen vorgenommen werden, so dass eine weitaus feinere Differenzierung möglich ist.

In ▶ Abb. 1.2 soll der Unterschied zwischen der kategorialen und der dimensionalen Diagnostik veranschaulicht werden: Im dimensionalen Modell kann eine jede Kombination der Ausprägung zweier Merkmale, beispielsweise Körpergewicht (Dimension 1) und Blutdruck (Dimension 2) in Form eines zweidimensionalen Vektors dargestellt werden. Im kategorialen Modell müssen hingegen bereits vor einer jeden diagnostischen Einordnung Grenzziehungen im Sinne einer Definition von Cutt-off-Werten vorgenommen werden, um bestimmte Kategorien einzugrenzen.

Die medizinische Diagnostik stützt sich derzeit überwiegend auf kategoriale Ansätze. Dies trifft insbesondere für die nosologische Ebene zu. Dies kann jedoch zum Problem führen, dass die Beschwerden und Befunde des individuellen Patienten sich nicht nur einer, sondern mehreren Kategorien zuordnen lassen. Man spricht in diesem Fall von einer *Komorbidität*. Schwieriger wird die Situation noch, wenn sich verschiedene Kategorien überlappen. Der Arzt und Epidemiologe Alvan R. Feinstein (1925–2001) bemühte sich darum, die in solchen Fällen auftretenden Probleme mit Hilfe der Booleschen Algebra und der Mengenlehre (Venn-Diagramme) zu lösen [47].

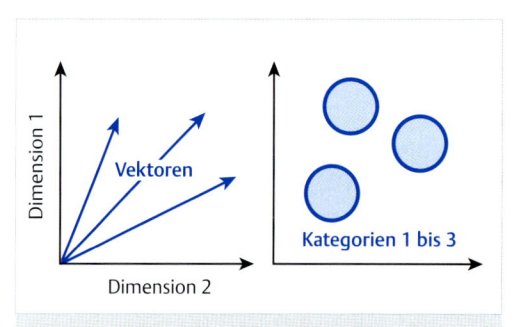

Abb. 1.2 Dimensionale und kategoriale Diagnostik.

1.4.3 Praktisches Vorgehen in der Diagnostik

Die verschiedenen diagnostischen Ebenen (Symptom, Syndrom, Nosologie) bauen aufeinander auf. So gilt es im ersten Schritt, die vom Patienten geschilderten Beschwerden sowie die erhobenen Untersuchungsbefunde einzelnen Symptomen zuzuordnen. Im zweiten Schritt können dann die einzelnen Symptome zu Syndromen zusammengefasst werden. Im dritten Schritt erfolgt dann die nosologische Einordnung. Hier gehen neben der Querschnittsymptomatik auch anamnestische Angaben sowie die Ergebnisse von apparativen Zusatzuntersuchungen ein. Der Internist Walter Siegenthaler (1923–2010) unterscheidet im Prozess der diagnostischen Entscheidungsfindung zwei prinzipielle praktische Vorgehensweisen. Hierbei bezieht er sich ausschließlich auf die kategoriale Diagnostik [182]:
- Gestaltmethode
- hypothetiko-deduktive Methode

Bei Anwendung der *Gestaltmethode* erfolgt nach Sammlung aller relevanten Daten eine Zuordnung zu derjenigen Kategorie, mit der die höchste Übereinstimmung besteht. Dies erfolgt im Sinne einer Mustererkennung. Bei der *hypothetiko-deduktiven* Methode werden hingegen schrittweise verschiedene infrage kommende Kategorien ausgeschlossen, bis letztlich die zutreffende Kategorie übrig bleibt. Hierzu werden die einzelnen Merkmale hypothesengeleitet in Hinblick auf mögliche zutreffende Kategorien abgefragt. Dies erfolgt nach dem Prinzip des logischen Entscheidungsbaumes [182].

1.4.4 Diagnostische Zuordnung als Testoperation

Eine jede diagnostische Zuordnung lässt sich auch als Test auf das Vorliegen eines bestimmten Merkmals interpretieren. Folgt man diesem Ansatz, so lassen sich auf die Diagnose die Gütekriterien für psychologische Tests übertragen. Hierbei werden zumeist drei Kriterien unterschieden [123]:
- Objektivität
- Reliabilität
- Validität

Die *Objektivität* bezeichnet das Ausmaß der Unabhängigkeit eines diagnostischen Testes vom jeweiligen Untersucher. Die *Reliabilität* bezeichnet die

Zuverlässigkeit eines diagnostischen Testes und die *Validität* dessen Gültigkeit. Die drei genannten Gütekriterien bauen aufeinander auf: Objektivität ist die Voraussetzung für Reliabilität, und Reliabilität ist wiederum die Voraussetzung für Validität. Umgekehrt sind jedoch hohe Objektivität und Reliabilität noch keine Garantie für hohe Validität.

Im Bereich der Reliabilität lassen sich die Retest-Reliabilität, d. h. die Wiederholbarkeit eines diagnostischen Testes, die Paralleltest-Reliabilität sowie die innere Konsistenz unterscheiden [123]. Immer wieder wird auch der Begriff der Interrater-Reliabilität genannt, welcher die Übereinstimmung zwischen verschiedenen Untersuchern bezeichnet. Strenggenommen müsste dieser Begriff aber dem Gütekriterium der Objektivität zugeordnet werden. Die *Interrater-Reliabilität* wird häufig mit Hilfe des sogenannten *Kappa-Wertes* gemessen [29].

Die Validität bezeichnet die Genauigkeit bzw. Gültigkeit eines Testes [49]. Hierbei wird in der Testtheorie oft zwischen inhaltlicher Validität, Konstruktvalidität und Kriteriumsvalidität unterschieden. Für die diagnostische Zuordnung lassen sich die hierbei entscheidenden Charakteristika am anschaulichsten mit Hilfe eine Vierfeldertafel verdeutlichen (▶ Abb. 1.3).

Durch einen diagnostischen Test soll überprüft werden, ob bei einem Patienten ein Merkmal vorhanden oder nicht vorhanden ist. Dieses Merkmal kann ein bestimmtes Symptom, ein bestimmtes Syndrom oder auch eine bestimmte Krankheit (nosologische Ebene) sein. Der diagnostische Test kann positiv oder negativ ausfallen. Somit sind vier verschiedene Konstellationen denkbar: Die Diagnose ist positiv und das Merkmal ist wirklich vorhanden (richtig positiv) bzw. das Merkmal ist nicht vorhanden (falsch positiv), die Diagnose ist negativ und das Merkmal ist vorhanden (falsch negativ) bzw. das Merkmal ist nicht vorhanden (richtig negativ). Auf der Grundlage dieser vier genannten Möglichkeiten lassen sich dann die wesentlichen Kennwerte eines diagnostischen Tests berechnen.

Kennwerte eines diagnostischen Testes

$$\text{Sensitivität} = \frac{\text{richtig positiv}}{\text{richtig positiv} + \text{falsch negativ}}$$

$$\text{Spezifität} = \frac{\text{richtig negativ}}{\text{richtig negativ} + \text{falsch positiv}}$$

$$\text{positiver prädiktiver Wert} = \frac{\text{richtig positiv}}{\text{richtig positiv} + \text{falsch positiv}}$$

$$\text{negativer prädiktiver Wert} = \frac{\text{richtig negativ}}{\text{richtig negativ} + \text{falsch negativ}}$$

Sensitivität bedeutet vereinfacht die Wahrscheinlichkeit, einen Kranken richtig als krank zu erkennen. Die *Spezifität* gibt hingegen die Wahrscheinlichkeit an, einen Gesunden richtig als gesund zu erkennen. Sensitivität und Spezifität eines diagnostischen Testes stehen häufig in einer gegenläufigen Abhängigkeit [49]. Je höher die Sensitivität, desto niedriger ist im Regelfall die Spezifität und umgekehrt.

1.4.5 Frage nach der Validität einer diagnostischen Zuordnung

Die entscheidende Frage in Hinblick auf die Vierfeldertafel (▶ Abb. 1.3) ist jedoch, wie entschieden werden kann, ob ein Merkmal tatsächlich vorhanden ist oder nicht. In der Testtheorie wird hierbei vom sogenannten *Goldstandard* oder *Referenzstandard* ausgegangen, mit dem dann die Ergebnisse der diagnostischen Zuordnung verglichen werden können. Im Falle einer Appendizitis erscheint dies recht einfach. Da die nosologische Entität der Appendizitis aufgrund der pathologischen Anatomie konzipiert ist, kann das Ergebnis der histopathologischen Untersuchung als Referenzstandard verwendet werden. Die diagnostische Zuordnung in Folge von Anamnese, klinischem Befund, Laboruntersuchung und Sonografie können nun jeweils mit dem histopathologischen Befund als Referenz-

	Merkmal vorhanden	Merkmal nicht vorhanden
Diagnose positiv	richtig positiv	falsch positiv
Diagnose negativ	falsch negativ	richtig negativ

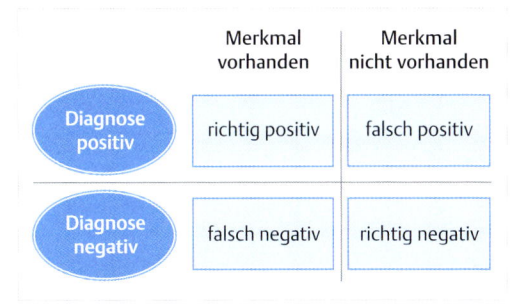

Abb. 1.3 Vierfeldertafel der diagnostischen Entscheidungsfindung.

standard in Beziehung gesetzt werden. Auf diese Weise lassen sich dann die entsprechenden Kennwerte berechnen (vgl. oben (S. 23)).

In vielen Fällen, insbesondere bei Störungen aus dem Bereich der Psychiatrie und Psychotherapie, steht jedoch kein solcher Referenzstandard zur Verfügung. Hier ist dann die Frage nach der diagnostischen Validität nicht so einfach zu beantworten. Darüber hinaus kann ein diagnostischer Test erst dann durchgeführt werden, wenn zuvor entsprechende Merkmale auf der Ebene der Symptome, Syndrome und der Nosologie konzipiert wurden [48]. Diese Konzepte müssen nun auch wieder eine Validität aufweisen. Besonders problematisch ist dies auf der nosologischen Ebene.

1.5 Krankheitsmodelle

1.5.1 Ontologische und funktionelle Modelle

Unter dem Begriff der Nosologie wird die Lehre von der systematischen Beschreibung und Klassifikation von Krankheiten verstanden. Eng verbunden hiermit ist die Frage nach den *Krankheitsmodellen*. Klassifikationssysteme und Systematiken sind immer mit bestimmten Modellvorstellungen verbunden, welche wiederum ganz wesentlich von kulturellen Faktoren und Weltanschauungen beeinflusst sind ([183], [198]).

Grundsätzlich lässt sich eine Unterscheidung zwischen einem ontologischen und einem funktionellen Krankheitsmodell treffen ([39], [105]). Im *ontologischen* Modell werden Krankheiten als eigenständige Entitäten aufgefasst, welche unabhängig vom jeweiligen Patienten existieren. Das *funktionelle* Modell geht hingegen davon aus, dass es Krankheiten als eigenständige Entitäten gar nicht gibt. Vielmehr wird hier angenommen, dass es nur kranke Menschen gibt, bei denen bestimmten Funktionen gestört sein können. In ▶ Tab. 1.1 wird eine kurze Übersicht über diese beiden Modelle gegeben. Ontologische Krankheitsmodelle sind zumeist mit einer kategorialen Diagnostik verbunden, bei den funktionellen Modellen ist hingegen auch eine dimensionale Diagnostik denkbar.

1.5.2 Real- und Nominaldefinitionen

In Hinsicht auf verschiedene Krankheitsmodelle kann weiterhin zwischen Realdefinitionen und Nominaldefinitionen unterschieden werden. Diese Unterscheidung geht letztlich auf den Universalienstreit der scholastischen Philosophie zurück und wird auch in der aktuellen Wissenschaftstheorie diskutiert. *Realdefinitionen* gehen davon aus, dass es sich bei Krankheiten um unabhängige Entitäten im Sinne von objektiven Fakten handelt. Diese Anschauung wird gelegentlich auch in Anlehnung an den Philosophen Karl Popper (1902–1994) als Essenzialismus bezeichnet. Hierbei gibt es eine starke Überschneidung mit dem zuvor ausgeführten ontologischen Krankheitsmodell.

Nominaldefinitionen gehen demgegenüber davon aus, dass es sich bei Krankheiten lediglich um begriffliche Konventionen handelt. Krankheiten stellen in diesem Zusammenhang somit letztlich Konstruktionen dar, welche sich in der praktischen Verwendung als brauchbar erweisen müssen. Ein Vorteil von Nominaldefinitionen ist, dass man sich hier lediglich auf die Bedeutung von bestimmten Begriffen einigen muss und man diese Begriffe dann problemlos verwenden kann. Genau dieser Punkt kann auch im klinischen Alltag erhebliche Vorteile mit sich bringen und insbesondere die Kommunikation unter Ärzten erleichtern [170].

Tab. 1.1 Übersicht über ontologische und funktionelle Krankheitsmodelle.

Gesichtspunkte	Ontologisches Modell	Funktionelles Modell
philosophischer Hintergrund	Platon Idealismus, Rationalismus	Aristoteles Empirismus, Nominalismus
Grundannahmen	Krankheit als eigenständige, vom Individuum unabhängige Entität	Krankheit als Funktionsstörung des individuellen Organismus
Beispiele	• spezifische Symptomverbindungen mit spezifischen Verlauf (Syndrom-Verlaufs-Einheiten) • spezifische Ursachen in Form von Krankheitserregern	• Störung im Gleichgewicht der vier Säfte (Humoralpathologie) • quantitative Abweichung von einem physiologischen Zustand in Form einer Unter- oder Überfunktion
Protagonisten	Sydenham, Koch, Kraepelin	Hippokrates, Broussois, Bernard, Wernicke

1.5.3 Konzeption von Krankheitsentitäten

Seit der Entstehung der Medizin im antiken Griechenland waren Ärzte darum bemüht, Ordnungs- und Klassifikationsschemata für Krankheiten zu entwerfen. Hiermit ging auch der Versuch einher, einzelne nosologische Entitäten voneinander abzugrenzen [48]. ▶ Tab. 1.2 soll eine Übersicht über einige wichtige Entwürfe der Neuzeit geben.

Hierbei sind zunächst die Arbeiten von Thomas Sydenham (1624–1689) aus dem 17. Jahrhundert hervorzuheben, welcher Krankheiten aufgrund ihrer regelmäßig auftretenden Symptom- und Befundkombinationen einteilte. Diese Klassifikation beruhte wie die botanische Taxonomie auf der Ähnlichkeit der beobachteten Phänomene. Hierbei handelt es sich jedoch genau genommen lediglich um eine syndromale Ordnung. Eine Wende trat mit dem Aufkommen der pathologischen Anatomie im 18. Jahrhundert ein. Krankheiten konnten nun vorwiegend aufgrund ihres pathologisch-anatomischen Befundes klassifiziert werden, wobei die Einführung der Obduktion eine entscheidende Rolle spielte. Hier sind vor allem die Namen von Giovanni Battista Morgani (1682–1771) und Xavier Bichat (1771–1802) zu nennen. Mit Rudolf Virchow (1821–1902) wurde im 19. Jahrhundert die Zellularpathologie begründet, welche nun die Grundlage der Nosologie war. Nach der Entdeckung von pathologischen Agenzien wie Bakterien als Krankheitserreger versuchte man schließlich, Krankheiten aufgrund ihrer Ätiologie einzuteilen. Als Beispiel sei hier der Name von Robert Koch (1843–1921) erwähnt. Seit der Mitte des 20. Jahrhunderts spielt nun eine nosologische Ordnung aufgrund von molekularbiologischen Erkenntnissen eine immer bedeutendere Rolle. In diesem Zusammenhang sei auf die programmatische Arbeit von Linus Pauling (1901–1994) und Mitarbeitern zur Sichelzellanämie als molekulare Erkrankung verwiesen [148]. Bezeichnenderweise wurde diese Arbeit nicht von Ärzten, sondern von Naturwissenschaftlern verfasst. So wurde auch ab Mitte des 20. Jahrhunderts der Nobelpreis für Medizin oder Physiologie nicht mehr an Ärzte, sondern fast ausschließlich an naturwissenschaftlich orientierte Grundlagenforscher vergeben.

Bis heute gibt es kein einheitliches nosologisches System. Der Psychiater Robert Kendell (1935–2002) prägte hierbei die Metapher von einem alten Haus, welches häufig neu möbliert wurde, ohne dass man zuvor die alten Möbel beseitigt habe [105]. So gibt es heute eine Reihe von Prinzipien, auf denen nosologische Systeme aufbauen:
- Symptomatik
- Verlauf
- Ätiologie
- Pathologie
- Pathophysiologie

1.5.4 Krankheitsentitäten und diagnostische Validität

Eine eingehende Auseinandersetzung mit Fragen der Klassifikation und Diagnostik stammt von dem Arzt und Epidemiologen Alvan R. Feinstein (1925–2001) [48]. Hierbei wird von ihm sehr deutlich der Unterschied zwischen den Begriffen *Taxonomie* und *Diagnose* hervorgehoben. Zunächst ist es erforderlich, ein Klassifikationssystem zu konzipieren (Taxonomie), in welches dann die Einordnung eines individuellen Falles erfolgen kann (Diagnose). Hinsichtlich der Taxonomie bzw. Nosologie sind grundsätzlich zwei verschiedene Formen denkbar. Zum einen kann ein Klassifikationssystem auf einer rein *beschreibenden* Ebene verbleiben. In diesem Falle beschränkt es sich darauf, die Beobachtungen (aktuelle Beschwerden und Untersuchungsbefunde) möglichst exakt wiederzugeben. Dies entspricht in etwa einer Klassifikation auf Symptom- oder Syndromebene (Kap. 1.3). Es handelt sich im Wesentlichen um Nominaldefinitionen. Zum anderen kann versucht werden, ein Klassifikationssystem aufgrund von *Schlussfolgerungen* auszubauen, welche sich auf Faktoren wie Ätiologie, Pathogenese, Verlauf oder therapeutisches Ansprechen beziehen. In diesem Falle wird dann die nosologische Ebene erreicht (Kap. 1.3.4). Hierbei werden auch Realdefinitionen angestrebt.

Tab. 1.2 Meilensteine der Nosologie.

Personen	Entwürfe
Thomas Sydenham	klinische Verlaufsbeschreibungen
Giovanni Battista Morgani	pathologische Anatomie
Xavier Bichat	Gewebepathologie
Rudolf Virchow	Zellularpathologie
Robert Koch	pathologische Agenzien
Linus Pauling	molecular Disease Concept

Die hier von Feinstein getroffene Unterscheidung hat nun auch Folgen für die Bestimmung der diagnostischen Validität. Es wurde bereits ausgeführt, dass die Validität der diagnostischen Zuordnung üblicherweise durch den Vergleich mit einem Referenzstandard erfolgt (Kap. 1.4.5). Im Falle eines schlussfolgernden Klassifikationssystems ist eine *externe* Validierung der Diagnose möglich. Hierbei erfolgt die Bestimmung der Validität durch ein Referenzkriterium, welches nicht auf den zum Zeitpunkt der Diagnosestellung zur Verfügung stehenden Daten beruht. Dieses Referenzkriterium kann sich beispielsweise auf Ätiologie, Pathogenese, Verlauf oder therapeutisches Ansprechen beziehen. Im Falle einer Appendizitis wäre beispielsweise der histopathologische Befund das Referenzkriterium. Im Falle eines lediglich beschreibenden Klassifikationssystems ist hingegen nur eine *interne* Validierung der Diagnose möglich. Diese kann beispielsweise durch den Vergleich mit Expertenurteilen als Referenzkriterium erfolgen.

Alvan R. Feinstein weist darauf hin, dass der Erfolg der modernen Medizin vor allem darauf beruht, dass viele Krankheitseinheiten aufgrund von Ätiologie, Pathogenese oder auch aufgrund eines charakteristischen Verlaufsmusters klassifiziert werden konnten [48]. Diese Entitäten können nun wiederum mit den hierbei regelmäßig vorkommenden Symptomen korreliert werden. Auf diese Weise ist es möglich, von den klinischen Beobachtungen auf nicht oder noch nicht beobachtbare Bereiche (Ätiologie, Pathogenese, Prognose, therapeutisches Ansprechen) zu schließen. Eine diagnostische Einordnung ist somit mit einem Informationsgewinn verbunden.

1.5.5 Krankheitsmodelle und die Frage nach der Ätiologie

Die Ätiologie stellt ein wichtiges Prinzip für die Begründung einer Nosologie dar. So wurde immer wieder versucht, Krankheiten aufgrund ihrer Ätiologie zu klassifizieren. Als Paradigma boten sich hierbei die Infektionskrankheiten an, was historisch eng verbunden war mit dem Namen von Robert Koch. Bis in die heutige Zeit wird in der Medizin gerne zwischen einer symptomatischen und einer kausalen Therapie unterschieden, wobei letzterer meist der Vorzug gegeben wird.

Der Begriff der *Kausalität* wird jedoch in der modernen Wissenschaftstheorie heute eher kritisch gesehen [64]. In der Medizin geht man inzwischen davon aus, dass es nur für wenige Erkrankungen eine einfache, monokausale Erklärung gibt. So führt auch bei den Infektionserkrankungen nicht der Erreger alleine zum Ausbruch der Krankheit. Vielmehr gilt es hier komplexe Erreger-Wirts-Beziehungen zu berücksichtigen. Diese Beziehungen können beispielsweise mit Hilfe der Immunologie beschrieben werden. So wird heute bei fast allen Erkrankungen von einer *multifaktoriellen Genese* ausgegangen. Dies führt letztlich zum Modell des *Konditionalismus*. Hierbei wird nicht mehr von einer Ursache der Erkrankung gesprochen. Vielmehr werden verschiedene Bedingungen formuliert, welche mit der Genese der Erkrankung verbunden sind [207].

1.6 Probleme des Krankheitsbegriffs

1.6.1 Naturalistische und normativistische Auffassungen

Am Ende der grundsätzlichen Ausführungen zu Klassifikation und Diagnostik stellt sich die Frage, was eigentlich als krank und was als gesund anzusehen ist. Diese Frage ist keineswegs trivial, sondern Gegenstand einer andauernden und zum Teil recht kontroversen Diskussion. Hier geht es primär nicht um spezielle Krankheitskonzepte, sondern um den allgemeinen Krankheitsbegriff. Vereinfacht gesagt lassen sich in diesem Zusammenhang eine naturalistische und eine normativistische Grundposition unterscheiden.

Der *Naturalismus* geht davon aus, dass es möglich ist, Krankheit und Gesundheit aufgrund von objektiven naturwissenschaftlichen Kriterien zu definieren. Ein solcher Ansatz wird beispielsweise von Christopher Boorse vertreten. Hierbei wird angenommen, dass Krankheit eine Abweichung von einer speziestypischen biologischen Normalfunktion ist. Eine solche Normalfunktion lässt sich biostatistisch durch einen Vergleich mit der jeweiligen, speziestypischen Referenzklasse definieren. Die Referenzklasse entspricht hierbei der Alters- und Geschlechtsgruppe des betroffenen Individuums [21]. Auf diese Weise kommt Boorse zu einem *biostatistischen* Gesundheits- und Krankheitsmodell. Dieser Ansatz ist gut mit dem Vorschlag des britischen Internisten John Guyett Scadding (1907–1999) vergleichbar, Krankheit als Summe von abnormen Phänomenen zu definieren, welche zu einer biologischen Benachteiligung des Individuums im Sinne einer Verringerung der Überlebens- oder Fortpflanzungschancen führen [169].

Der *Normativismus* geht im Gegensatz zum Naturalismus davon aus, dass es sich bei Gesundheit und Krankheit um *Wertbegriffe* handelt. Protagonisten einer solchen Anschauung sind beispielsweise H. Tristan Engelhard Jr. (geb. 1941) oder auch Lennart Nordenfelt. Hierbei wird insbesondere die subjektive Dimension menschlichen Krankseins hervorgehoben. So setzt beispielsweise Nordenfelt den Begriff der Gesundheit mit der Fähigkeit gleich, seine wesentlichen Lebensziele zu erreichen [140]. Engelhard weist hingegen eher darauf hin, dass Krankheitsbegriffe häufig von moralischen oder politischen Fragen beeinflusst sind [39].

1.6.2 Versuch einer Krankheitsdefinition

Mit der Kontroverse zwischen naturalistischen und normativistischen Krankheitsbegriffen sind zumeist auch Versuche einer Krankheitsdefinition verbunden. Die Vorschläge einer Gesundheits- bzw. Krankheitsdefinition von Christopher Boorse und Lennart Nordenfelt wurden bereits erwähnt. Bekannt ist auch die Gesundheitsdefinition der Weltgesundheitsorganisation. Gesundheit wird hier als der Zustand des vollständigen körperlichen, geistigen und sozialen Wohlergehens verstanden [215]. Eine soziologische Gesundheitsdefinition von Talcott Parsons (1902–1979) stellt demgegenüber die Fähigkeit zur Rollenerfüllung in einer Gesellschaft in den Vordergrund. Umgekehrt wird von Parsons auch das Kranksein als ein bestimmtes soziales Rollenverhalten angesehen [147].

Eine pragmatische Krankheitsdefinition stammt von Hick und Ziegler. Hierbei wird versucht, drei Kriterien für die Unterscheidung zwischen Gesundheit und Krankheit aufzustellen [67]. Krankheit ist demnach durch drei wesentliche Kriterien charakterisiert:
- subjektives Leiden
- Einschränkung der Handlungsfreiheit in Hinblick auf wichtige Lebensziele
- Abweichung der physischen oder psychischen Funktionen vom Normalzustand

1.6.3 Krankheit als Rechtsbegriff

Krankheit ist nicht nur ein Begriff der Medizin, d. h. der wissenschaftlichen Heilkunde, sondern auch ein gesellschaftlicher und kultureller Begriff. Hierauf wird insbesondere von den Vertretern des Normativismus hingewiesen. Der Krankheitsbegriff kann jedoch im gesellschaftlichen Kontext auch zu einem Rechtsbegriff werden. Dies kann verschiedene Bereiche wie Sozialrecht, Zivilrecht oder auch Strafrecht betreffen [139].

Im Sozialrecht ist mit dem Vorliegen einer Krankheit meist ein Anspruch auf bestimmte Leistungen verbunden, beispielsweise der Anspruch auf ärztliche Behandlung, auf Krankenhausbehandlung oder auch auf Krankengeld. Krankheit kann aber auch einen Rentenanspruch begründen. Im Zivilrecht ist es beispielsweise möglich, bei Vorliegen einer Krankheit eine gesetzliche Betreuung einzurichten oder sogar eine Unterbringung in einem Krankenhaus vorzunehmen. Im Strafrecht kann eine Krankheit einerseits zur Exkulpierung oder Dekulpierung, andererseits jedoch auch zur Anordnung einer Maßregel in Form einer Unterbringung in einem psychiatrischen Krankenhaus führen.

Kapitel 2

Aktuelle psychiatrische Diagnostik

2.1	Psychopathologie als Grundlage der psychiatrischen Diagnostik	29
2.2	Psychiatrische Diagnostik auf Symptomebene	30
2.3	Psychiatrische Diagnostik auf Syndromebene	33
2.4	Psychiatrische Diagnostik auf nosologischer Ebene	36
2.5	Überblick über die psychiatrische Diagnostik im DSM-5	38
2.6	Überblick über die psychiatrische Diagnostik in der ICD-10	45
2.7	Entwürfe für die psychiatrische Diagnostik in der ICD-11	47
2.8	Charakteristika der operationalen Diagnosesysteme	48
2.9	Strukturierte diagnostische Interviews	51

2 Aktuelle psychiatrische Diagnostik

2.1 Psychopathologie als Grundlage der psychiatrischen Diagnostik

2.1.1 Bedeutung der Psychopathologie

Wie in der gesamten übrigen Medizin steht auch im Fach Psychiatrie und Psychotherapie die *Anamneseerhebung* am Beginn jeder ärztlichen Tätigkeit. Hierbei müssen zunächst die vom Patienten geschilderten Beschwerden in die medizinische Fachterminologie übersetzt werden. Während in der somatischen Medizin die Patienten üblicherweise aufgrund von Schmerzen, anderer körperlicher Missempfindungen oder aufgrund des Verlusts von bestimmten körperlichen Funktionen den Arzt aufsuchen, erfolgt dies in der Psychiatrie aufgrund von seelischen Problemen. Auch diese müssen vom Arzt in ein Begriffssystem übersetzt werden, welches die Psychopathologie zur Verfügung stellt.

Auf die Anamneseerhebung erfolgt im ärztlichen Handeln üblicherweise die *klinische Untersuchung*. Diese kann mit den Augen (Inspektion), mit den Händen (z. B. Palpation, Perkussion) oder auch unter Verwendung von Hilfsmitteln wie beispielsweise Stethoskop oder Reflexhammer (Auskultation und Erhebung des Reflexstatus) erfolgen. In der Psychiatrie bedeutet die klinische Untersuchung vor allem die Erhebung des psychopathologischen Befundes. Dies erfolgt unter Verwendung einer speziellen Fachterminologie. Auch hier unterscheidet sich das Fach Psychiatrie und Psychotherapie nicht grundsätzlich von den übrigen medizinischen Fachdisziplinen. Die psychopathologische Befunderhebung erfolgt im Wesentlichen durch das Gespräch, die so genannte *Exploration*, welche durch Beobachtungen des Untersuchers sowie die Eindrücke dritter Personen ergänzt wird. Für den Patienten lässt sich somit die klinische Untersuchung in Form der psychopathologischen Befunderhebung oft nicht von der Erhebung der Anamnese unterscheiden.

Die *Psychopathologie* hat die Aufgabe, ein Begriffs- und Ordnungssystem für die „pathologischen" psychischen Phänomene zur Verfügung zu stellen. Sie ist hierbei in etwa mit der Effloreszenzlehre der Dermatologie vergleichbar. Die Grenzen zwischen Psychopathologie und Psychologie sind fließend. Die Psychopathologie bildet die Grundlage des Faches Psychiatrie und Psychotherapie. Profunde Kenntnisse der Psychopathologie sind die Voraussetzungen für die Anamneseerhebung und die klinische Untersuchung.

2.1.2 Psychopathologie als Methodenlehre

Die Psychopathologie als wissenschaftliche Disziplin geht ganz wesentlich auf die Vorarbeiten des Arztes und Philosophen Karl Jaspers (1883–1969) zurück (Kap. 6.3). Von diesem wurde die Psychopathologie im Sinne einer *Methodenlehre* konzipiert. Die Psychopathologie soll erfassen, „was und wie Menschen erleben" und auf diese Weise die „Spannweite der seelischen Wirklichkeiten kennen lernen" [99]. Psychopathologie zielt in diesem Sinne zunächst auf Erfassung und Beschreibung von krankhaften Erlebnis- und Verhaltensweisen ab. Sie sucht darüber hinaus jedoch mit unterschiedlichen Methoden nach Ursachen, Bedingungen und Folgen der beschriebenen Phänomene. Schließlich bemüht sie sich darum, krankhafte Erlebnis- und Verhaltensweisen in eine sinnvolle Ordnung zu bringen.

Psychopathologie bedeutet immer auch eine kritische Selbstreflexion vor dem Hintergrund des zur Verfügung stehenden Methodeninventars. Hierbei ist insbesondere auch die Notwendigkeit eines *Methodenpluralismus* zu betonen [99]. Psychopathologie ist in diesem Sinne als eine wichtige Grundlagenwissenschaft des Faches Psychiatrie und Psychotherapie anzusehen ([96], [97], [110], [166], [189]). Ohne eine ausreichende psychopathologische Fundierung kann es demnach keine Psychiatrie geben.

2.1.3 Gefahr einer reduktionistischen Sichtweise

In den letzten Jahrzehnten wurde immer wieder davor gewarnt, Psychopathologie als grundlegende Methodenlehre nicht mehr ausreichend zu beachten ([96], [165]). Da sich die Erkenntnisse der Psychopathologie nicht ohne weiteres quantifizieren und mit Hilfe von mathematisch-statistischen Verfahren darstellen lassen, fällt es zunehmen schwer, Ergebnisse psychopathologischer Arbeiten in Fachzeitschriften zu veröffentlichen. So scheint die Psychopathologie als Grundlagenwissenschaft insbesondere im akademischen Bereich immer mehr an Bedeutung zu verlieren.

Darüber hinaus besteht bereits seit längerem die Tendenz, Psychopathologie nicht mehr als eigenständige Methodenlehre, sondern lediglich als Sammelbezeichnung für einen bestimmten Datenbereich anzusehen [165]. Dieser Datenbereich kann beispielsweise als Ergebnis der Anwendung von verschiedenen Ratingskalen aufgefasst werden. Hierbei wird oft versucht, psychopathologische Phänomene zu quantifizieren und mit Hilfe von statistischen Verfahren weiterzuverarbeiten. Solche statistische Verfahren wie beispielsweise Faktoren-, Cluster- und Diskriminanzanalyse oder latente Klassen- und Wachstumsanalyse sind meist hinsichtlich der mathematischen Methodik unangreifbar, wenn die eingehenden Daten den Erfordernissen des angewandten Modells genügen. Hierbei sind jedoch nicht nur formale mathematisch-statistische Kriterien wie Skalenniveau oder Verteilungsformen, sondern auch inhaltliche Kriterien zu beachten. Dies geschieht allerdings häufig nicht in ausreichender Weise. Zudem werden die am Beginn der Datenverarbeitung liegenden Probleme oft nicht angemessen berücksichtigt [165]. Letztlich ist mit einem rein quantitativ-statistischen Ansatz die Gefahr einer Trivialisierung der Psychopathologie und somit auch der Faches Psychiatrie und Psychotherapie verbunden.

2.2 Psychiatrische Diagnostik auf Symptomebene

2.2.1 Instrumente zur psychopathologischen Befunderhebung

Die erste Stufe einer jeden diagnostischen Zuordnung erfolgt auf der *Symptomebene*. Hiermit sind die kleinsten beschreibbaren Einheiten in der medizinischen Fachterminologie gemeint (Kap. 1.3). In der Psychiatrie bedeutet dies im Wesentlichen die Erhebung des psychopathologischen Befunds. Diese erfolgt vor allem mit Hilfe des Gesprächs. Hier wird in der Psychiatrie von der Exploration gesprochen, während in der Psychologie oft auch vom Interview die Rede ist.

Wenn die diagnostische Zuordnung auf Symptomebene, also die psychopathologische Befunderhebung, als Testoperation aufgefasst wird, so lassen sich dann auch die entsprechenden Gütekriterien formulieren *(Objektivität, Reliabilität, Validität)* (Kap. 1.4). Hierbei ist zunächst zu fordern, dass die Befunderhebung möglichst objektiv, d. h. unabhängig vom jeweiligen Untersucher, und zuverlässig, d. h. reliabel, erfolgen soll. Dies lässt sich beispielsweise als Interrater-Reliabilität mit Hilfe des sogenannten Kappa-Wertes oder des Intraclass-Korrelations-Koeffizienten (ICC) messen [191]. Schwieriger ist es jedoch, die Validität, d. h. die Gültigkeit der Befunderhebung zu bestimmen. Auch wenn sich zwei oder mehr Untersucher darüber einig sind, dass bei einem Patienten ein bestimmtes Symptom vorliegt, ist damit nicht unbedingt gesagt, dass dies auch tatsächlich der Fall ist. In Analogie zur psychologischen Testtheorie lassen sich hier *Inhaltsvalidität, Kriteriumsvalidität* und *Konstruktvalidität* unterscheiden, wobei hier verschiedene statistische Verfahren eingesetzt werden können ([49], [191]). In der somatischen Medizin wird die Validität eines diagnostischen Testes meist mit Hilfe eines sogenannten *Goldstandard* oder *Referenzstandard* überprüft. So kann beispielsweise ein neuer Labortest mit einem bereits gut etablierten Verfahren verglichen werden. In der psychopathologischen Befunderhebung erscheint dieses Vorgehen nur begrenzt hilfreich, da es eben zumeist keinen solchen Referenzstandard gibt. Dies hat zu Folge, dass man sich im Wesentlichen darauf beschränkt, die Objektivität und Reliabilität möglichst hoch zu halten.

Der Einsatz von standardisierten Instrumenten soll die Objektivität, die Reliabilität und letztlich auch die Validität der Befunderhebung erhöhen. Die Instrumente bauen durchweg auf traditionellen psychopathologischen Beschreibungen und Konzepten auf. Grundsätzlich lassen sich Selbst- und Fremdbeurteilungsinstrumente unterscheiden. Darüber hinaus kann noch differenziert werden, ob es sich um Instrumente handelt, mit denen der gesamte psychopathologische Befund abgebildet werden kann, oder ob nur ein bestimmter Teilaspekt erfasst wird. Bei den *Selbstbeurteilungsinstrumenten* handelt es sich meist um einfache Fragebögen, die von den Patienten ausgefüllt werden können. Bei den *Fremdbeurteilungsinstrumenten* sind die einzelnen Symptome üblicherweise durch mehr oder weniger ausführliche Beschreibungen charakterisiert. Meist werden die Symptome auch hinsichtlich ihres Schweregrades quantifiziert. Man spricht in diesem Zusammenhang auch von *Rating-Skalen*. Im Folgenden sollen drei Instrumente exemplarisch vorgestellt werden.

Hierbei werden das System der *Arbeitsgemeinschaft für Methodik und Dokumentation in der Psychiatrie (AMDP)* [12], die *Hamilton Depression Scale (HAMD)* [63] und die *Positive and negative Syndrome Scale (PANSS)* [104] ausgewählt.

2.2.2 Befunderhebung mit dem AMDP-System

Die *Arbeitsgemeinschaft für Methodik und Dokumentation in der Psychiatrie (AMDP)* wurde 1965 von deutschsprachigen Psychiatern gegründet, um die psychopathologische Befunderhebung zu standardisieren [12]. Während man zunächst eher an ein Instrument für die Forschung gedacht hatte, fand das AMDP-System später zunehmend Eingang in den klinischen Alltag. Den Kern des AMDP-Systems stellt ein Manual zur Erhebung des psychischen Befundes (100 Einzelsymptome) und des somatischen Befundes (40 Einzelsymptome) dar. Die Symptome des psychischen Befundes sind in ▶ Tab. 2.1 (nach [12]) aufgeführt. Hiermit soll der komplette psychische Befund erfasst werden. Für spezielle Symptombereiche wie beispielsweise dissoziative Symptome gibt es darüber hinaus noch zusätzliche Skalen [12].

Jedes Symptom ist auf einer vierstufigen Skala von 0 bis 3 *(nicht vorhanden, leicht, mittel, schwer)* zu bewerten. Sollte ein Symptom *nicht untersuchbar* sein oder das Vorhandensein des Symptoms *fraglich* sein, so lautet die Anweisung, *keine Aussage* zum Symptom zu treffen [12]. Im AMDP-System wird zwischen Symptomen unterschieden, welche ausschließlich auf der Selbsteinschätzung des Patienten beruhen *(S-Items)*, und solchen, bei denen die Fremdbeobachtung ausschlaggebend ist *(F-Items)*. Bei einigen Symptomen sind beide Erkenntnisquellen gleich wichtig *(SF-Items)*. Mit Hilfe des AMDP-Systems wird der Querschnittbefund erfasst. Der für die Erfassung relevante Zeitraum ist frei wählbar. Es wird jedoch vorgeschlagen, den Beurteilungszeitraum auf die letzten

Tab. 2.1 Symptome im AMDP-System (psychischer Befund).

Symptombereiche	Zugehörige Symptome
Bewusstseinsstörungen	Bewusstseinsverminderung, Bewusstseinstrübung, Bewusstseinseinengung, Bewusstseinsverschiebung
Orientierungsstörungen	zeitlich, örtlich, situativ, zur eigenen Person
Aufmerksamkeits- und Gedächtnisstörungen	Auffassungsstörungen, Konzentrationsstörungen, Merkfähigkeitsstörungen, Gedächtnisstörungen, Konfabulation, Paramnesien
formale Denkstörungen	gehemmt, verlangsamt, umständlich, eingeengt, perseverierend, Grübeln, Gedankendrängen, ideenflüchtig, Vorbeireden, gesperrt/Gedankenabreißen, inkohärent/zerfahren, Neologismen
Befürchtungen und Zwänge	Misstrauen, Hypochondrie, Phobien, Zwangsdenken, Zwangsimpulse, Zwangshandlungen
Wahn	Wahnstimmung, Wahnwahrnehmung, Wahneinfall, Wahngedanken, Wahndynamik, systematisierter Wahn, Beziehungswahn, Beeinträchtigungs- und Verfolgungswahn, Eifersuchtswahn, Schuldwahn, Verarmungswahn, hypochondrischer Wahn, Größenwahn, andere Wahninhalte
Sinnestäuschungen	Illusionen, Stimmenhören, andere akustische Halluzinationen, optische Halluzinationen, Körperhalluzinationen, Geruchs- und Geschmackshalluzinationen
Ichstörungen	Derealisation, Depersonalisation, Gedankenausbreitung, Gedankenentzug, Gedankeneingebung, andere Fremdbeeinflussungserlebnisse
Störungen der Affektivität	ratlos, Gefühl der Gefühllosigkeit, affektarm, Störung der Vitalgefühle, deprimiert, hoffnungslos, ängstlich, euphorisch, dysphorisch, gereizt, innerlich unruhig, klagsam/jammerig, Insuffizienzgefühle, gesteigertes Selbstwertgefühl, Schuldgefühle, Verarmungsgefühle, ambivalent, Parathymie, affektlabil, affektinkontinent, affektstarr
Antrieb und Psychomotorik	antriebsarm, antriebsgehemmt, antriebsgesteigert, motorisch unruhig, Parakinesen, maniert/bizarr, theatralisch, mutistisch, logorrhoisch
zirkadiane Besonderheiten	morgens schlechter, abends schlechter, abends besser
andere Symptome	sozialer Rückzug, soziale Umtriebigkeit, Aggressivität, Suizidalität, Selbstbeschädigung, Mangel an Krankheitsgefühl, Mangel an Krankheitseinsicht, Ablehnung der Behandlung, Pflegebedürftigkeit

drei bis vier Tage vor der Exploration zu beschränken. Jedem Symptom wird im AMDP-Manual eine Definition vorangestellt. Hieran schließen sich Erläuterungen und Beispiele sowie Hinweise zur Graduierung an. Schließlich wird noch auf differenzialdiagnostisch abzugrenzende Merkmale eingegangen.

2.2.3 Befunderhebung mit der Hamilton Depression Scale

Während mit Hilfe des AMDP-Systems Symptome eines weiten Spektrums erfasst werden können, beschränkt sich die Mehrzahl der standardisierten Untersuchungsinstrumente auf einen bestimmten Symptombereich. Für die Abbildung von Symptomen depressiver Störungen steht eine Reihe von Skalen zur Verfügung. Am bekanntesten ist hierbei die *Hamilton Depression Scale (HAMD)*, welche in verschiedenen Versionen zur Verfügung steht [63]. Im Folgenden sind die Symptome der Version mit 21 Items (HAMD-21) aufgeführt.

> **Symptome in der HAMD (21-Item-Version)**
> - depressive Stimmung
> - Schuldgefühle
> - Suizidalität
> - Einschlafstörungen
> - Durchschlafstörungen
> - Arbeit und sonstige Tätigkeiten
> - Schlafstörung am Morgen
> - psychomotorische Hemmung
> - Erregung
> - Angst (psychisch)
> - Angst (somatisch)
> - gastrointestinale Symptome
> - allgemeine somatische Symptome
> - sexuelle Störungen
> - Hypochondrie
> - Gewichtsverlust
> - Krankheitseinsicht
> - Tagesschwankungen
> - Depersonalisation und Derealisation
> - paranoide Symptome
> - Zwang

Jedes der hier aufgeführten Items ist aufgrund der jeweiligen Ausprägung durch den Untersucher zu beurteilen. Hierfür gibt es zumeist Werte auf einer fünfstufigen Skala, die von 0 bis 4 reicht. Bei manchen Symptomen gibt es allerdings nur drei Stufen (0 bis 2). Auf der Grundlage der Bewertung können dann Summenscores gebildet werden. Bei wiederholter Anwendung des Instruments können dann Veränderungen im Verlauf erfasst werden. Auf diese Weise ist es auch möglich, therapeutische Interventionen mit Hilfe der Hamilton-Skala zu evaluieren. Weiterhin lassen sich mit Hilfe des Summenscores bestimmte Cut-off-Werte bilden, um beispielsweise leichte, mittelschwere und schwere Depressionen voneinander abzugrenzen. Hierbei sind allerdings die verschiedenen Versionen des Instrumentes (17 Items vs. 21 Items) zu beachten. Die Hamilton-Skala ist wiederholt kritisiert worden, da sie den somatischen Symptomen möglicherweise ein zu hohes Gewicht beimisst [136].

2.2.4 Befunderhebung mit der Positive and negative Syndrome Scale (PANSS)

Im Bereich der schizophrenen Psychosen kommt die *Positive and negative Syndrome Scale (PANSS)* häufig zum Einsatz [104]. Die PANSS enthält insgesamt 30 Einzelitems, sieben Items hinsichtlich der Positivsymptomatik, sieben Items hinsichtlich der Negativsymptomatik und 16 Items hinsichtlich der allgemeinen Psychopathologie (▶ Tab. 2.2, nach [104]). Jedes Items kann auf einer Skala von 1 (nicht vorhanden) bis 7 (extrem ausgeprägt) bewertet werden. Alle 30 Symptome mit den jeweils 7 zugehörigen Bewertungsstufen sind mit Hilfe von Beschreibungen und Ankerbeispielen charakterisiert. Für die PANSS ergibt sich ein Summenscore, der Werte zwischen 30 und 210 annehmen kann. Auch lassen sich Subscores für Positivsymptomatik, Negativsymptomatik und allgemeine Psychopathologie berechnen. Ähnlich wie die Hamilton-Skala bei der Depression kann die PANSS bei schizophrenen Psychosen zur Erfassung von Veränderungen im Verlauf eingesetzt werden. Dies erfolgt beispielsweise in einer Vielzahl von Studien zur Pharmakotherapie.

Tab. 2.2 Symptome in der PANSS.

Symptombereiche	Zugehörige Symptome
Positivsymptomatik	Wahnideen, formale Denkstörungen, Halluzinationen, Erregung, Größenideen, Misstrauen/Verfolgungsideen, Feindseligkeit
Negativsymptomatik	Affektverflachung, emotionaler Rückzug, mangelnder affektiver Rapport, soziale Passivität und Apathie, Schwierigkeiten beim abstrakten Denken, Mangel an Spontaneität/Flüssigkeit der Sprache, stereotype Gedanken
allgemeine Psychopathologie	Sorge um die Gesundheit, Angst, Schuldgefühle, Anspannung, Manierismen und unnatürliche Körperhaltung, Depression, motorische Verlangsamung, unkooperatives Verhalten, ungewöhnliche Denkinhalte, Desorientiertheit, mangelnde Aufmerksamkeit, Mangel an Urteilsfähigkeit und Einsicht, Willensschwäche, mangelnde Impulskontrolle, Selbstbezogenheit, aktives soziales Vermeidungsverhalten

2.2.5 Probleme bei der Verwendung von Rating-Skalen

Standardisierte Instrumente zur psychopathologischen Befunderhebung stellen ein Mittel dar, um die Objektivität und Reliabilität der Diagnostik auf der Symptomebene zu erhöhen. Es ist allerdings zu beachten, dass zur Verwendung der dargestellten Instrumente eingehende psychopathologische Kenntnisse erforderlich sind. Darüber hinaus setzt die Anwendung eines jeden Instrumentes ein spezifisches *Rater-Training* voraus.

Weiterhin lässt sich kritisch einwenden, dass sich die psychopathologische Befunderhebung nicht auf das reine Abfragen von Symptomen einer „Rating-Skala" beschränken darf. Ausgangspunkt muss vielmehr ein Gespräch sein, im Rahmen dessen dann die einzelnen Symptome „exploriert" werden können. Hierbei ist es zunächst erforderlich, eine ausreichende Vertrauensbasis zu schaffen, damit dann schwierigere Fragen auch offen beantwortet werden. Die hierbei einzusetzenden Techniken sind ein wesentlicher Bestandteil einer sich als Methodenlehre und Grundlagenwissenschaft verstehenden Psychopathologie [96]. In diesem Zusammenhang ist auch zu beachten, dass der psychopathologische Befund nicht nur quantitativ mit Skalen erfasst werden sollte. Die Beschränkung auf ein solches Vorgehen kann eine Scheinsicherheit vortäuschen und den psychopathologischen Befund unanschaulich machen. So sollte die Verwendung von standardisierten Instrumenten von einer qualitativ-deskriptiven Herangehensweise begleitet werden.

2.3 Psychiatrische Diagnostik auf Syndromebene

2.3.1 Konzeption von psychopathologischen Syndromen

Unter einem *Syndrom* versteht man eine Kombination von bestimmten Symptomen, die häufig im Querschnitt miteinander auftreten. Über einen spezifischen Zusammenhang dieser Symptome, beispielsweise in Hinblick auf die Ätiopathogenese, wird hierbei zunächst keine Aussage getroffen (Kap. 1.3). Dies gilt in der Psychiatrie ebenso wie in den übrigen medizinischen Fachgebieten. Allerdings ist zu beachten, dass bestimmte psychopathologische Syndrome wie beispielsweise das demenzielle Syndrom mehr als nur eine häufig vorkommende Verbindung von Einzelsymptomen darstellen und somit gelegentlich durchaus auf eine besondere Ätiopathogenese hinweisen können. Auf diese Weise kann die Syndromkonzeption bereits den Übergang zu einer nosologischen Ordnung bilden [119].

Psychopathologische Syndrome wurden zunächst auf klinisch-intuitivem Weg konzipiert. Die verschiedenen Bemühungen wurden prägnant von Hanns Hippius (geb. 1925) zusammengefasst [68]. Hierbei wurde von ihm ausdrücklich die nosologische Unspezifität der hier aufgeführten Syndrome betont. Begriffe wie „katatones Syndrom" und „hebephrenes Syndrom" hielt Hippius für problematisch, da diese Begriffe üblicherweise als Subtypen der Schizophrenie angesehen werden.

Psychopathologische Syndrome nach Hanns Hippius

- Bewusstseinsstörung
- Rausch
- Dämmerzustand
- Verwirrtheitszustand
- Delir
- Syndrom der gestörten Intelligenz
- Gedächtnisstörung
- Wesensänderung
- depressives Syndrom
- dysphorisches Syndrom
- Angstsyndrom
- phobisches Syndrom
- Zwangssyndrom
- gehemmt-apathisches Syndrom
- neurasthenisches Syndrom
- autistisches Syndrom
- manisches Syndrom
- Erregungszustand
- Depersonalisationssyndrom
- hypochondrisches Syndrom
- Syndrom der Wahnstimmung
- paranoides Syndrom
- halluzinatorisches Syndrom
- dissoziales Syndrom
- Syndrom des süchtigen Verhaltens
- Syndrom des abweichenden Sexualverhaltens
- suizidales Syndrom
- Syndrom der gestörten körperlichen Befindlichkeit

Ab den 1960er Jahren wurden psychopathologische Daten zunehmend mit Hilfe von standardisierten Instrumenten erfasst [12] (Kap. 2.2). Mit solchen Datensätzen lassen sich dann im Weiteren statistische Verfahren durchführen. In diesem Zusammenhang sind vor allem multivariate statistische Analysen wie Faktorenanalyse, Clusteranalyse, Diskriminanzanalyse oder multidimensionale Skalierung zu nennen. Die Entwicklung von leistungsfähigen Computern machte den breiten Einsatz solcher Verfahren möglich. Ziel der multivariaten statistischen Verfahren ist es im Wesentlichen, die Anzahl der in einem Datensatz enthaltenen Variablen zu reduzieren. Auf die psychiatrische Diagnostik angewandt bedeutet dies, viele Symptome auf wenige psychopathologische Syndrome zu reduzieren. So versucht die Faktorenanalyse von einer Vielzahl verschiedener Variablen (z. B. einzelnen psychopathologischen Symptomen) auf wenige, diesen Variablen zugrunde liegende *Faktoren* zu schließen. Diese „Faktoren" entsprechen dann den psychopathologischen Syndromen. Insgesamt wurde hierbei deutlich, dass sich viele klinisch-intuitiv konzipierte Syndrome durch multivariate Analysen bestätigen lassen [138].

2.3.2 Psychopathologische Syndrome im AMDP-System

Das statistische Verfahren der Faktorenanalyse kann man auch auf psychopathologische Daten anwenden, welche mit Hilfe des AMDP-Systems erhoben wurden [12] (Kap. 2.2). Solche Analysen wurden beispielsweise in den 1980er Jahren in den psychiatrischen Universitätskliniken in München und Berlin durchgeführt. Grundlage waren die Daten von insgesamt 2.313 Patienten, die 1980 in den beiden Kliniken stationär behandelt wurden. Hierbei gingen für jeden Patienten die insgesamt 140 Items (100 Symptome des psychischen Befundes und 40 Symptome des somatischen Befundes) in die statistische Auswertung ein ([59], [150]).

Auf diese Weise konnten aus dem ursprünglichen Datensatz acht Syndrome im Sinne von Faktoren extrahiert werden. In diesen acht Syndromen sind 70 der insgesamt 140 Items enthalten. Später wurde von Angst und Mitarbeitern ein weiteres Syndrom beschrieben, welches zumeist als *Züricher Negativsyndrom* bezeichnet wird [11]. Die somit neun Syndrome sind mit den in ihnen enthaltenen Symptomen in ▶ Tab. 2.3 (nach [11], [59], [150]) aufgeführt.

2.3 Psychiatrische Diagnostik auf Syndromebene

Tab. 2.3 Syndrombildung im AMDP-System.

Syndrom	Enthaltende Symptome
paranoid-halluzinatorisches Syndrom	Wahnstimmung, Wahnwahrnehmung, Wahneinfall, Wahngedanken, systematisierter Wahn, Wahndynamik, Beziehungswahn, Beeinträchtigungs- und Verfolgungswahn, Stimmenhören, Körperhalluzinationen, Depersonalisation, Gedankenentzug, andere Fremdbeeinflussungserlebnisse
depressives Syndrom	Grübeln, Gefühl der Gefühllosigkeit, Störung der Vitalgefühle, deprimiert, hoffnungslos, Insuffizienzgefühle, Schuldgefühle, antriebsgehemmt, morgens schlechter, Durchschlafstörungen, Verkürzung der Schlafdauer, Früherwachen, Appetit vermindert
psychoorganisches Syndrom	Bewusstseinstrübung, Desorientierung (zeitlich, örtlich, situativ, zur eigenen Person), Konfabulation, Auffassungsstörung, Merkfähigkeitsstörung, Gedächtnisstörung, Pflegebedürftigkeit
manisches Syndrom	ideenflüchtig, euphorisch, gesteigertes Selbstwertgefühl, antriebsgesteigert, motorisch unruhig, logorrhoisch, soziale Umtriebigkeit
Hostilitätssyndrom	Misstrauen, dysphorisch, gereizt, Aggressivität, Mangel an Krankheitsgefühl, Mangel an Krankheitseinsicht, Ablehnung der Behandlung
vegetatives Syndrom	Hypochondrie, Übelkeit, Atembeschwerden, Schwindel, Herzklopfen, Herzdruck, Schwitzen vermehrt, Kopfdruck, Hitzegefühl
apathisches Syndrom	formale Denkstörungen (gehemmt, verlangsamt, umständlich, eingeengt), affektarm, affektstarr, antriebsarm, sozialer Rückzug
Zwangssyndrom	Zwangsdenken, Zwangsimpulse, Zwangshandlungen
Negativsyndrom	Konzentrationsstörungen, Denken gehemmt, Denken verlangsamt, Denken eingeengt, Denken gesperrt/Gedankenabreißen, Denken inkohärent, Gefühl der Gefühllosigkeit, affektarm, Parathymie, affektstarr, antriebsarm, mutistisch, sozialer Rückzug, verminderte Libido

Tab. 2.4 Syndrome in der PANSS im Sinne einer 5-Faktorenlösung.

Syndrom	Enthaltene Symptome
Negativsymptomatik	emotionaler Rückzug, soziale Passivität und Apathie, Mangel an Spontaneität, mangelhafter affektiver Rapport, Affektverflachung, aktives soziales Vermeidungsverhalten
Anspannung	Erregung, mangelnde Impulskontrolle, Feindseligkeit, Anspannung
kognitive Störungen	formale Denkstörungen, Desorientiertheit, Schwierigkeiten beim abstrakten Denken, Manierismen und unnatürliche Körperhaltung, mangelnde Aufmerksamkeit
Positivsymptomatik	Wahnideen, ungewöhnliche Denkinhalte, Größenideen, Misstrauen/Verfolgungsideen
Depression/Angst	Angst, Schuldgefühle, Depression, Sorge um die Gesundheit, Selbstbezogenheit

2.3.3 Psychopathologische Syndrome in der PANSS

Die Positive and negative Syndrome Scale (PANSS) besteht aus drei Subskalen (Positivsymptomatik, Negativsymptomatik, allgemeine Psychopathologie), welche bereits als Syndrome aufgefasst werden können. Darüber hinaus lässt sich die statistische Methode der Faktorenanalyse auch auf die PANSS anwenden, ähnlich wie dies bereits für das AMDP-System gezeigt wurde. Die Ergebnisse sind hierbei jedoch nicht eindeutig, da von verschiedenen Anwendern unterschiedliche Lösungen vorgeschlagen wurden. Als Beispiel ist in ▶ Tab. 2.4 (nach [124]) ein *5-Faktoren-Modell* aufgezeigt.

2.3.4 Möglichkeiten einer dimensionalen Diagnostik

Diagnose bedeutet die Einordnung der individuellen Beschwerden und Befunde des Patienten in ein wissenschaftliches Begriffssystem. Auf der *Syndromebene* bedeutet dies die Zuordnung zu Begriffen, welche sich auf häufig gemeinsam im Querschnitt vorkommende Symptome beziehen. Eine solche Zuordnung kann auf kategoriale oder dimensionale Weise erfolgen (Kap. 1.4).

In Falle einer *kategorialen* Diagnostik erfolgt die Zuordnung zu demjenigen Syndrom, mit welchem die größte Übereinstimmung bzw. Ähnlichkeit besteht. Die psychopathologischen Syndrome, egal ob sie auf klinisch-intuitivem Weg oder durch statistische Verfahren konzipiert sind, werden hierbei als Kategorien aufgefasst. Im Fall der durch Faktorenanalyse konzipierten Syndrome lässt sich die Validität einer jeden syndromalen Zuordnung auch durch den Vergleich der im individuellen Fall vorhandenen Symptome mit den im statistischen Modell enthaltenden Symptomen (▶ Tab. 2.3, nach [11], [59], [150] und ▶ Tab. 2.4, nach [124]) mathematisch überprüfen. Häufig wird auch der Weg der Mehrfachzuordnung gewählt, so dass eine polysyndromale Diagnostik entsteht.

Liegt der psychopathologische Befund in der Form eines quantitativen Datensatzes vor, ist neben der kategorialen Diagnostik auch eine *dimensionale* Zuordnung möglich. Hierbei werden die Syndrome in Form einer oder auch mehrerer Größenskalen betrachtet. Erfolgt die Zuordnung zu mehr als einer solchen Größenskala, spricht man von einer mehrdimensionalen Diagnostik. Mathematisch gesehen entspricht der diagnostischen Zuordnung ein *Vektor* in einem n-dimensionalen Vektorsystem. In der praktischen Vorstellung und somit auch im klinischen Alltag stößt dieses Modell jedoch rasch auf Grenzen. Kommen nämlich mehr als zwei Dimensionen zur Anwendung, kann der Vektor selbst nicht mehr geometrisch, sondern nur noch algebraisch dargestellt werden.

Das Modell einer dimensionalen Diagnostik auf Syndromebene soll anhand des AMDP-Systems veranschaulicht werden [12]. Hierbei erfolgt aus praktischen Gründen eine Beschränkung auf vier Syndrome (paranoid-halluzinatorisches Syndrom, Negativsyndrom, manisches Syndrom, depressives Syndrom). Es handelt sich somit um ein vierdimensionales Modell. Für jeden Patienten soll nun eine quantitative Zuordnung in Bezug auf diese vier Syndrome erfolgen. Da der vierdimensionale Vektor selbst nicht geometrisch darstellbar ist, erfolgt die Abbildung hilfsweise in Form einer zweidimensionalen Darstellung mit vier Achsen, die am Nullpunkt eines kartesischen Koordinatensystems beginnen (▶ Abb. 2.1, nach [12]). Auf der linken Seite der Abbildung ist die syndromale Einordnung bei einem Patienten gezeigt, bei dem ausgeprägte produktiv-psychotische Symptome sowie eine psychomotorische Unruhe mit Agitation bestehen. Auf der rechten Seite ist hingegen die syndromale Einordnung bei einem Patienten dargestellt, bei dem depressive Symptome im Vordergrund stehen.

2.4 Psychiatrische Diagnostik auf nosologischer Ebene

2.4.1 Würzburger Diagnoseschema

Die nosologische Einordnung stellt nach der symptomalen und syndromalen Ebene die dritte und letzte Stufe des diagnostischen Prozesses dar. Oftmals wird in verkürzter Weise nur auf der nosologischen Ebene von Diagnose im eigentlichen Sinne gesprochen. Mit Hilfe der Nosologie wird versucht, die verschiedenen Symptome und Syndrome in eine sinnvolle Ordnung zu bringen. Auf diese Weise sollen die Beschwerden des individuellen

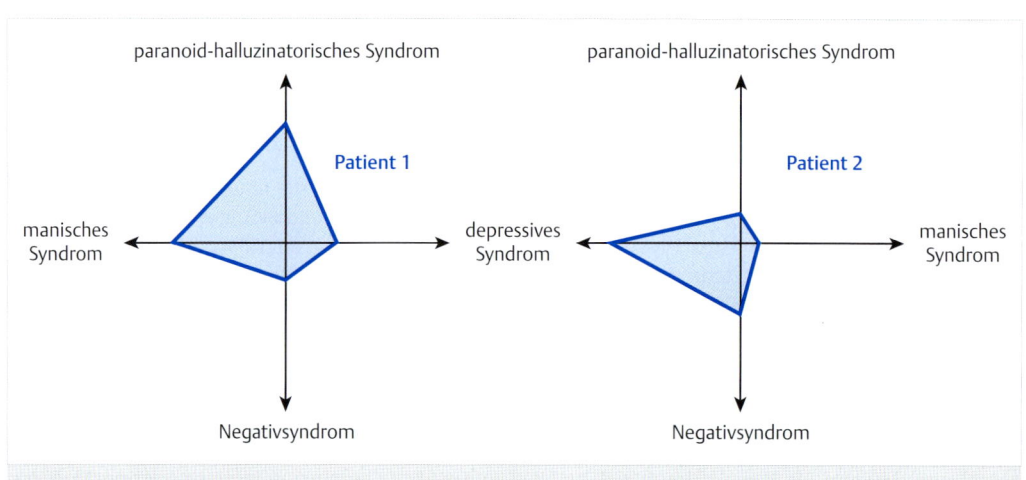

Abb. 2.1 Vierdimensionale Diagnostik mit dem AMDP-System.

2.4 Psychiatrische Diagnostik auf nosologischer Ebene

Würzburger Diagnoseschema

- angeborene und früherworbene Schwachsinnszustände
- psychische Störungen nach Gehirnverletzungen
- progressive Paralyse
- psychische Störungen bei Lues und Tabes
- Encephalitis epidemica
- psychische Störungen des höheren Lebensalters
- huntingtonsche Chorea
- psychische Störungen bei anderen Hirnkrankheiten
- psychische Störungen bei akuten Infektionen, bei Erkrankungen der inneren Organe, bei Allgemeinerkrankungen, Kachexien
- Alkoholismus
- Morphinismus, Kokainismus und verwandte Suchten
- psychische Störungen bei anderen Vergiftungen
- Epilepsie ohne nachweisbare Ursache
- schizophrener Formenkreis
- manisch-depressiver Formenkreis
- psychopathische Persönlichkeiten
- abnorme Reaktionen
- psychopathische Kinder und Jugendliche
- ungeklärte Fälle
- Nervenkrankheiten ohne psychische Störungen
- nicht nervenkrank und frei von psychischen Abweichungen

Patienten mit Hilfe von allgemeinen Gesetzmäßigkeiten und Theorien erklärt werden (Kap. 1.3).

Mehr als alle anderen medizinischen Fachdisziplinen ist die Psychiatrie mit dem Problem konfrontiert, dass es keine eindeutigen naturwissenschaftlichen Erkenntnisse gibt, auf denen sich ein allgemein anerkanntes Klassifikations- und Ordnungssystem aufbauen lässt. Dies hat sogar schon dazu geführt, dass die Legitimation der Psychiatrie als medizinische Fachdisziplin infrage gestellt wurde (Kap. 5). Dennoch hat es zahlreiche Versuche gegeben, eine psychiatrische Nosologie zu begründen (Kap. 6). Je nach den hierbei zugrunde liegenden Modellvorstellungen kam man zu unterschiedlichen Ergebnissen. Am bedeutendsten ist hier sicherlich der Vorschlag von Emil Kraepelin (1856–1926) [111] (Kap. 6.1).

Dennoch wurde immer wieder der Versuch unternommen, eine Einigung zu erzielen. In Deutschland wurde beispielsweise im Jahre 1933 auf der Jahresversammlung des Deutschen Vereins für Psychiatrie in Würzburg ein offizielles Diagnoseschema angenommen, das auf den Heidelberger Psychiater Karl Wilmanns (1873–1945) zurückgeht [208]. Diesem so genannten *Würzburger Diagnoseschema* liegt ganz wesentlich das nosologische System von Emil Kraepelin zugrunde (Kap. 6.1). Das Würzburger Diagnoseschema wurde später vom Freiburger Neurologen Richard Jung (1911–1986) überarbeitet. In Deutschland wurde es noch bis in die 1970er Jahre verwendet. Nachstehend ist die ursprüngliche Version des Würzburger Diagnoseschemas dargestellt [208]. Es handelt sich lediglich um eine Auflistung von insgesamt 21 Kategorien. Die meisten dieser Kategorien beziehen sich auf Erkrankungen mit einem klaren, fassbaren organischen Korrelat. Für die Suchterkrankungen stehen zwei Kategorien zur Verfügung. Zur Einordnung der nicht organisch bedingten psychischen Störungen stehen im Wesentlichen vier Kategorien zur Verfügung (schizophrener Formenkreis, manisch-depressiver Formenkreis, psychopathische Persönlichkeiten, abnorme Reaktionen).

2.4.2 Klassifikationssysteme der WHO und der APA

Ab 1893 gab es eine internationale Klassifikation der Todesursachen für statistische Zwecke, die auf William Farr (1807–1883) und Jaques Bertillon (1851–1922) zurückgeht. Nach der Gründung der Weltgesundheitsorganisation (WHO) im Jahr 1948 wurde diese in ein allgemeines Klassifikationssystem der Krankheiten erweitert und in *International Classification of Diseases (ICD)* umbenannt. Dieses System von 1948 (ICD-6) enthielt auch einen Anschnitt für die psychiatrischen Erkrankungen. Die ICD-7 erschien 1955, wobei es gegenüber der ICD-6 keine wesentlichen Veränderungen gab. Ein großes Problem war jedoch, dass ICD-6 und ICD-7 von den Psychiatern nur unzureichend angenommen wurden. So benutzten im Bereich der psychischen Erkrankungen viele Länder ihr eigenes Klassifikationssystem [190]. In Deutschland war beispielsweise zu dieser Zeit noch das zuvor beschriebene Würzburger Diagnoseschema in Gebrauch. 1965 erschien die ICD-8, wobei hier doch umfangreiche Vorarbeiten vorausgingen. Die ICD-9 wurde schließlich 1975 herausgegeben. In Deutschland wurde das Würzburger Diagnoseschema dann durch ICD-8 und ICD-9 abgelöst.

Parallel zur ICD der WHO gab es seit 1952 in den Vereinigten Staaten ein eigenes Klassifikationssystem für die psychischen Erkrankungen, das von der American psychiatric Association (APA) herausgegebene *Diagnostical and Statistical Manual of mental Disorders (DSM)*. Die zweite Auflage (DSM-II) erschien 1968. Ähnlich wie ICD-6 und ICD-7 spielten zu dieser Zeit auch DSM-I und DSM-II keine wesentliche Rolle. Dies sollte sich jedoch ab den 1980er Jahren schlagartig ändern.

2.4.3 DSM-III als Reaktion auf Reliabilitätsprobleme

In den 1960er und 1970er Jahren war die psychiatrische Diagnostik in eine erhebliche Krise geraten (Kap. 6.7). In diesem Zusammenhang sind vor allem drei Hauptkritikpunkte zu nennen:
- Verwendung von unterschiedlichen Klassifikationssystemen
- niedrige Interrater-Reliabilität der diagnostischen Zuordnung
- ideologische Kritik an der psychiatrischen Diagnostik

Als Reaktion auf diese Kritik wurde der Versuch unternommen, die psychiatrische Diagnostik zu vereinheitlichen und zu standardisieren. Dies hieß zum einen, ein allgemein verbindliches Klassifikationsschema zu schaffen. Zum anderen war man auch darum bemüht, den diagnostischen Prozess, d. h. die Zuordnung zu den jeweiligen Diagnosekategorien im Einzelfall zu standardisieren. Instrumente zur psychopathologischen Befunderhebung lagen bereits seit den 1960er Jahren vor (Kap. 2.2). Zunächst wurde der Weg einer syndromal-dimensionalen Diagnostik favorisiert (Kap. 6.9), welcher sich jedoch letztlich weder in der klinischen Praxis noch in der Forschung durchsetzen konnte.

Ab den 1970er Jahren gewann in der US-amerikanischen Psychiatrie eine als Neo-Kraepelinismus bezeichnete Strömung zunehmend an Einfluss (Kap. 6.11). Hierbei wurde unter anderem die Position vertreten, dass sich die Psychiatrie am Krankheitsmodell der somatischen Medizin orientieren soll. Die Verteidigung einer nosologisch fundierten Diagnostik wurde schließlich mit der Entwicklung von Diagnosekriterien für bestimmte psychische Störungen verbunden [46]. Zu dieser Zeit hatten bereits die Vorarbeiten für das DSM-III unter der Leitung von Robert L. Spitzer (geb. 1932) begonnen. Der Ansatz einer kriterienorientierten Diagnostik ging dann direkt in die Konzeption des DSM-III ein [2]. Als dieses Manual dann 1980 erschien, war hiermit gleichsam eine Revolution der psychiatrischen Diagnostik verbunden. War bis dahin die diagnostische Einordnung auf klinisch-intuitivem Wege erfolgt, konnte sie nun nach vorgegebenen Regeln hergeleitet werden. In zuvor durchgeführten Feldstudien hatte sich gezeigt, dass auf diese Weise eine gute Interrater-Reliabilität erzielt werden konnte.

2.4.4 Weiterentwicklung zu ICD-10 und DSM-5

Bereits 1987 wurde das DSM-III revidiert und als DSM-III-R herausgegeben. 1994 erschien schließlich das DSM-IV [3]. Die Leitung für dieses Projekt hatte Allen Frances (geb. 1942). Ziel der erneuten Revision war es gewesen, eine möglichst hohe empirische Fundierung zu erzielen [53]. Im Jahre 2000 wurde die Textrevision des DSM-IV (DSM-IV-TR) herausgegeben. Am grundsätzlichen Aufbau und an den diagnostischen Kriterien wurde im DSM-IV-TR nichts Wesentliches geändert. 2013 wurde von der APA schließlich das DSM-5 vorgestellt [4]. Das Prinzip einer kriteriengeleiteten Diagnostik wurde über alle neuen Auflagen hinweg beibehalten.

Durch Einführung der kriterienorientierten Diagnostik im DSM-III im Jahr 1980 wurde im Bereich der psychischen Störungen die ICD-9 zunehmend unbedeutender. Insbesondere orientierte man sich in Forschungsprojekten nun an den klaren diagnostischen Kriterien des DSM-III. So hielt man sich bei der Erstellung des ICD-10 an die Prinzipien von DSM-III und DSM-III-R. 1992 erschienen zunächst die *Klinischen Beschreibungen und diagnostischen Leitlinien der ICD-10*. Ein Jahr später, 1993, wurden schließlich die *Forschungskriterien* der ICD-10 herausgegeben ([216], [218]).

2.5 Überblick über die psychiatrische Diagnostik im DSM-5

2.5.1 Revisionsprozess und Gliederung des Manuals

Das DSM-5 wurde erstmals im Mai 2013 auf dem Kongress der American Psychiatric Association (APA) vorgestellt [4]. Die deutsche Übersetzung erschien im Dezember 2014 [5]. Dem offiziellen

Erscheinungstermin ging ein zwölfjähriger Revisionsprozess voraus. Die Leitung der Task Force für das DSM-5 hatte seit 2006 David J. Kupfer (geb. 1941). Am Revisionsprozess waren zahlreiche Arbeitsgruppen beteiligt, welche primär Vorschläge für die Revision machen konnten. Hierbei wurde versucht, sich an neueren empirischen Daten zu orientieren. Die verschiedenen Vorschläge wurden auf einer Webseite der APA veröffentlich, so dass sie jeder kommentieren konnte. Wie seit dem DSM-III üblich, wurden auch für das DSM-5 ausgedehnte Feldversuche durchgeführt. Aufgrund von deren Ergebnissen und der Rückmeldungen zu den vorgeschlagenen Veränderungen wurde schließlich die endgültige Version des DSM-5 erstellt. Von Beginn des Revisionsprozesses an war eine Harmonisierung mit der sich ebenfalls in Planung befindenden ICD-11 vorgesehen.

In der Einleitung des DSM-5 wird kurz auf die wesentlichen Veränderungen gegenüber dem DSM-IV eingegangen. Hierbei werden vor allem folgende Punkte herausgestellt [5]:

Wesentliche Veränderungen im DSM-5

- Orientierung der Anordnung der einzelnen Hauptgruppen am Lebenszyklus (von den Störungen im Kindesalter zu den meist im späten Erwachsenenalter auftretenden neurokognitiven Störungen)
- Integration neuerer Befunde hinsichtlich Genetik und Bildgebung
- Schaffung einer neuen Gruppe für „Autismus-Spektrum-Störungen"
- Umgestaltung der Klassifikation bipolarer und depressiver Störungen
- Umgestaltung der Klassifikation von Störungen in Zusammenhang mit psychotropen Substanzen
- Einführung des Begriffs der neurokognitiven Störungen und Verzicht auf den Demenzbegriff
- Vorstellung eines alternativen Modells für Persönlichkeitsstörungen
- Einführung eines Abschnitts für klinische Erscheinungsbilder mit weiterem Forschungsbedarf

Die Originalausgabe des DSM-5 umfasst 947 Seiten. Das umfangreiche Manual gliedert sich in die drei folgenden Sektionen, denen eine kurze Einleitung vorangestellt und verschiedene Anhänge nachgestellt sind: *Grundlegende Informationen zum DSM-5, Diagnostische Kriterien und Kodierungen* sowie *sich in Entwicklung befindliche Instrumente und Modelle*. Auf diese drei Sektionen soll im Folgenden näher eingegangen werden.

2.5.2 Grundlegende Prinzipien des DSM-5

Das DSM-5 bemüht sich zunächst, eine kurze Definition für den Begriff der *Psychischen Störung* („*mental Disorder*") zu geben. Hierunter wird eine *klinisch bedeutsame Störung von Kognition, Emotionsregulation oder Verhalten* verstanden, welche auf einer *Dysfunktion von mentalen Prozessen* beruht [5]. Es wird dabei ausdrücklich darauf hingewiesen, dass ein sozial deviantes Verhalten und Konflikte zwischen Individuum und Gesellschaft keine psychischen Störungen sind, außer wenn Verhalten oder Konflikte auf eine mentale Dysfunktion des Individuums zurückzuführen sind. Eine solche Dysfunktion kann sich auf psychologische, biologische oder entwicklungsbedingte Prozesse beziehen.

Eine Diagnose nach den Kriterien des DSM-5 darf nur dann vergeben werden, wenn im individuellen Fall die allgemeine Definition einer psychischen Störung erfüllt ist. Somit enthält die Definition des DSM-5 zwei wesentliche Komponenten, die beide im Einzelfall zutreffen müssen, damit eine psychische Störung diagnostiziert werden darf:
- Störung von Kognition, Emotionsregulation oder Verhalten
- Dysfunktion mentaler Prozesse

Für die einzelnen diagnostischen Kategorien werden im DSM-5 jeweils spezifische Kriterien vorgegeben. Somit wird das erstmals mit dem DSM-III eingeführte Prinzip einer kriterienorientierten Diagnostik auch im DSM-5 beibehalten. Die aufgeführten diagnostischen Kriterien werden hierbei ausdrücklich als Leitlinien angesehen, deren Verwendung durch das klinische Urteil getragen sein sollte. So wird explizit darauf hingewiesen, dass die definitive diagnostische Einordnung auf der Basis des klinischen Interviews, der zusätzlichen Beschreibungen im Manual und des klinischen Urteils beruhen soll. Weiterhin wird erwähnt, dass im Bedarfsfall mehr als eine Diagnose gestellt werden kann, und eine solche Mehrfachzuordnung auch erwünscht ist.

Tab. 2.5 Unterscheidung zwischen Subtypen und Spezifier.

Gesichtspunkte	Subtypen	Spezifier (Zusatzkodierungen)
Anweisung im DSM-5	„Bestimme, ob" („Specify, whether")	„Bestimme, ob" („Specify, if")
Konzeption	verschiedene, sich gegenseitig ausschließende Gruppen, die zusammengenommen eine erschöpfende Subtypologie einer Störung ermöglichen	Möglichkeit einer zusätzlichen Subcharakterisierung einer Störung
Anwendung	Mehrfachzuordnung nicht möglich	Mehrfachzuordnung möglich
Beispiele	Subtypisierung der schizoaffektiven Störungen in bipolaren oder depressiven Typ Subtypisierung der Anpassungsstörung aufgrund der vorherrschenden Symptomatik	• Verlaufskodierung bei verschiedenen Störungen • Kodierung einer ausgeprägten katatonen Symptomatik • Kodierung psychotischer Symptome bei depressiven Störungen

Um die diagnostische Einordnung zu spezifizieren, wird im DSM-5 die Verwendung von *Subtypen* und *Spezifier (Zusatzkodierungen)* vorgeschlagen (▶ Tab. 2.5, nach [4], [5]). Hiermit wird das Ziel verfolgt, homogenere Subgruppen von Patienten zu identifizieren. Im DSM-5 wird in einem erheblich größeren Umfang auf Spezifier als auf Subtypen zugegriffen.

Mit dem DSM-5 wurde das im DSM-III, DSM-III-R und DSM-IV vorgeschlagene multiaxiale diagnostische System mit insgesamt fünf Achsen aufgegeben. Im DSM-5 ist stattdessen eine Beurteilung auf drei Ebenen vorgesehen:
- diagnostische Einordnung (frühere Achsen I, II und III)
- Erfassung von psychosozialen und kontextuellen Faktoren (frühere Achse IV)
- Erfassung von Einschränkungen und Behinderungen (frühere Achse V)

Der Wegfall des früheren multiaxialen Systems wird damit begründet, dass zwischen den früheren Achsen *Klinische Störungen und andere klinische relevante Probleme (I)*, *Persönlichkeitsstörungen und geistige Behinderung (II)* und *Medizinische Krankheitsfaktoren (III)* keine prinzipiellen konzeptuellen Unterschiede bestehen. Auf weitere Instrumente, die zur Erfassung von psychosozialen und kontextuellen Faktoren sowie von Einschränkungen und Behinderungen geeignet sind, wird in der dritten Sektion des DSM-5 eingegangen.

Schließlich findet sich, ähnlich wie bereits im DSM-IV, noch ein Warnhinweis für den Gebrauch des DSM-5 im forensischen Kontext. So wird ausdrücklich betont, dass das DSM-5 ein Manual für den klinischen Gebrauch ist. Bei einer Verwendung der diagnostischen Kategorien und Kriterien im forensischen Kontext wird die Gefahr gesehen, dass manche Formulierungen zu Missverständnissen führen. Außerdem wird klargestellt, dass das DSM-5 nur von Fachleuten angewendet werden darf.

2.5.3 Aufbau der Klassifikation im DSM-5

Die Auflistung der einzelnen diagnostischen Gruppen und Kategorien einschließlich der zugehörigen Kriterien nimmt den Hauptteil des DSM-5 ein. Das Manual ist in 20 Hauptgruppen gegliedert, welche teilweise wiederum in Subgruppen unterteilt sind (▶ Tab. 2.6, nach [5]).

Im Vergleich zum DSM-IV zeigt sich im DSM-5 eine deutliche Ausweitung und Ausdifferenzierung, welche vor allem die früher als „neurotisch" bezeichneten Störungen betrifft. Als Beispiel seien hier die neuen Hauptgruppen *Zwangsstörungen und verwandte Störungen, sexuelle Funktionsstörungen, Geschlechtsdysphorie* und *paraphile Störungen* genannt. Darüber hinaus sind im DSM-5 die affektiven Störungen nun in zwei Hauptgruppen *(bipolare Störungen und depressive Störungen)* unterteilt. Eine Ausdifferenzierung haben im DSM-5 gegenüber dem DSM-IV auch die Störungen des Kinder- und Jugendalters erfahren.

Bei den *Störungen im Zusammenhang mit psychotropen Substanzen* wird im DSM-5 auf eine Unterscheidung zwischen Missbrauch und Abhängigkeit verzichtet. Stattdessen ist lediglich vom *Konsum* die Rede. Konsum, Intoxikation und Entzug werden als die drei wesentlichen Erscheinungsbilder der substanzbezogenen psychischen Störungen aufgeführt. Auf der anderen Seite wird zwischen den verschiedenen Klassen psychotroper

2.5 Überblick über die psychiatrische Diagnostik im DSM-5

Tab. 2.6 Überblick über das DSM-5.

Hauptgruppen	Untergruppen und einzelne Störungen
Störungen der neuronalen und mentalen Entwicklung	intellektuelle Beeinträchtigungen, Kommunikationsstörungen, Autismus-Spektrum-Störungen, Aufmerksamkeitsdefizit-/Hyperaktivitätsstörung, spezifische Lernstörungen, motorische Störungen
Schizophrenie-Spektrum und andere psychotische Störungen	schizotype Störung, wahnhafte Störung, kurze psychotische Störung, schizophreniforme Störung, Schizophrenie, schizoaffektive Störung
bipolare und verwandte Störungen	Bipolar I Störung, Bipolar II Störung, zyklothyme Störung
depressive Störungen	disruptive Affektregulationsstörung, Major Depression, persistierende depressive Störung
Angststörungen	Störung mit Trennungsangst, selektiver Mutismus, spezifische Phobie, soziale Phobie, Panikstörung, Agoraphobie, generalisierte Angststörung
Zwangsstörungen und verwandte Störungen	Zwangsstörung, körperdysmorphe Störung, pathologisches Horten, Trichotillomanie, Dermatillomanie
trauma- und belastungsbezogene Störungen	reaktive Bindungsstörung, soziale Bindungsstörung mit Enthemmung, posttraumatische Belastungsstörung, akute Belastungsstörung, Anpassungsstörungen
dissoziative Störungen	dissoziative Identitätsstörung, dissoziative Amnesie, Depersonalisations-/Derealisationsstörung
somatische Belastungsstörungen und verwandte Störungen	somatische Belastungsstörung, Konversionsstörung, Krankheitsangststörung, psychologische Faktoren, die eine körperliche Krankheit beeinflussen, vorgetäuschte Störung
Fütter- und Essstörungen	Pica, Ruminationsstörung, Fütterungsstörung im Säuglings- und Kleinkindalter, Anorexia nervosa, Bulimia nervosa, Binge-Eating-Disorder
Ausscheidungsstörung	Enuresis, Enkopresis
Schlaf-Wach-Störungen	Insomnie, Hypersomnie, atmungsbezogene Schlafstörungen, Narkolepsie
sexuelle Funktionsstörungen	verzögerte Ejakulation, Erektionsstörung, weibliche Orgasmusstörung, Störung des sexuellen Interesses bzw. der Erregung bei der Frau, genito-pelvine Schmerz-Penetrationsstörung, Störung mit verminderter sexueller Appetenz beim Mann, Ejaculatio praecox
Geschlechtsdysphorie	Geschlechtsdysphorie
disruptive, Impulskontroll- und Sozialverhaltensstörungen	Störung mit oppositionellem Trotzverhalten, intermittierende explosive Störung, Störungen des Sozialverhaltens, antisoziale Persönlichkeitsstörung, Pyromanie, Kleptomanie
Störungen in Zusammenhang mit psychotropen Substanzen und abhängigen Verhaltensweisen	Konsum, Intoxikation, Entzug (Alkohol, Koffein, Cannabis, Halluzinogene, Inhalanzien, Opioide, Sedativa, Hypnotika und Anxiolytika, Stimulanzien, Tabak), Störung durch Glücksspielen
neurokognitive Störungen (NCD)	Delir, schwere und leichte NCD (Alzheimer-Erkrankung, frontotemporale Degeneration, Lewy-Body-Erkrankung, vaskuläre Erkrankung, Schädel-Hirn-Trauma, HIV-Infektion, Prionen-Erkrankung, Parkinson-Erkrankung, Huntington-Erkrankung)
Persönlichkeitsstörungen	Cluster A-Persönlichkeitsstörungen (paranoide, schizoide, schizotype), Cluster B-Persönlichkeitsstörungen (antisoziale, Borderline, histrionische, narzisstische), Cluster C-Persönlichkeitsstörungen (vermeidende, dependente, zwanghafte)
paraphile Störungen	voyeuristische Störungen, exhibitionistische Störungen, frotteuristische Störungen, sexuelle masochistische Störung, sexuelle sadistische Störung, fetischistische Störung, transvestitische Störung
medikamentös-induzierte Bewegungsstörungen und andere unerwünschte Medikamentenwirkungen	neuroleptika-induzierte Störungen (Parkinsonismus, akute Dystonie, akute Akathisie, tardive Dyskinesie, Haltetremor), malignes neuroleptisches Syndrom

> **Andere klinisch relevante Probleme**
> - zwischenmenschliche Probleme
> - Missbrauch, Misshandlung und Vernachlässigung
> - Probleme in Zusammenhang mit Ausbildung und Beruf
> - Probleme in Zusammenhang mit Wohnbedingungen oder wirtschaftlichen Verhältnissen
> - andere Probleme in Zusammenhang mit der sozialen Umgebung
> - Probleme in Zusammenhang mit Verbrechen oder Konflikte mit dem Gesetz
> - anderweitige Inanspruchnahme des Gesundheitswesen zur psychischen und medizinischen Beratung
> - Probleme in Zusammenhang mit anderen psychosozialen, persönlichen und umgebungsbedingten Umständen
> - andere Faktoren in der persönlichen Vorgeschichte

Substanzen unterschieden (▶ Tab. 2.6, nach [5]). Bei den Halluzinogenen findet sich darüber hinaus noch eine Kategorie für *persistierende Wahrnehmungsstörungen*. Darüber hinaus gehende spezifische Syndrome wie beispielsweise psychotische Störungen, depressive Störungen oder Angststörungen werden unter den sich an der Leitsymptomatik orientierenden Hauptgruppen des DSM-5 aufgelistet und mit dem Zusatz *substanzinduziert* versehen. So findet sich beispielsweise die substanzinduzierte depressive Störung in der Hauptgruppe der depressiven Störungen. Die *Störung durch Glücksspielen* wird im DSM-5 der Hauptgruppe *Störungen im Zusammenhang mit psychotropen Substanzen und abhängigen Verhaltensweisen* zugeordnet.

Wie bereits im DSM-IV gibt es auch im DSM-5 keine eigene Kategorie für die früher als „organisch" bezeichneten psychischen Störungen. Liegt ein fassbares organisches Korrelat vor, spricht das DSM-5 von einem „medizinischen Krankheitsfaktor". Ähnlich wie bei den substanzinduzierten Störungen werden auch die auf einen „medizinischen Krankheitsfaktor" zurückgehenden entsprechend ihrer psychopathologischen Leitsymptomatik in der entsprechenden Hauptgruppe eingeordnet.

Einen Sonderfall stellen im DSM-5 die *neurokognitiven Störungen* dar, denen im Regelfall ein organisches Korrelat zugrunde liegt. Im Vergleich zum DSM-IV wurden die Begriffe des demenziellen Syndroms und des amnestischen Syndroms aufgegeben. Stattdessen findet sich im DSM-5 die Bezeichnung „*neurokognitive Störung*". Im Weiteren wird dann zwischen verschiedenen ätiologischen Faktoren differenziert (▶ Tab. 2.6, nach [5]). Neben der „neurokognitiven Störung" findet sich das Delir als zweites eigenständiges Syndrom.

Nach der eigentlichen Klassifikation in Form von 20 Hauptgruppen werden im DSM-5 noch „Andere klinisch relevante Probleme" aufgeführt [5]. Diese Liste wurde im Vergleich zum DSM-IV deutlich ausgebaut.

2.5.4 Weitere Instrumente und Modelle im DSM-5

In der dritten Sektion des DSM-5 werden zunächst Instrumente vorgestellt, welche die klinische Entscheidungsfindung unterstützen sollen. Hier ist zunächst ein *Selbstbeurteilungsfragebogen* zu nennen. Mit diesem Instrument werden mit Hilfe von 23 Fragen 13 Symptomdomänen abgefragt (s. u., [5]). Hierbei gibt es eine Version für Erwachsene und eine Version für Kinder. Jede dieser 23 Fragen soll mit Hilfe einer Skala von 0 bis 4 beantwortet werden. Wird bei einer Domäne ein bestimmter Schwellenwert erreicht, empfiehlt das DSM-5, spezifischere Instrumente einzusetzen. Diese können auf der Internetseite des DSM-5 abgerufen werden.

> **Symptomdomänen im DSM-5 Selbstbeurteilungsfragebogen**
> - Depression
> - Ärger
> - Manie
> - Angst
> - somatische Symptome
> - Suizidalität
> - Psychose
> - Schlafprobleme
> - Gedächtnis
> - repetitive Gedanken und Verhaltensweisen
> - Dissoziation
> - Funktionsniveau und Persönlichkeit
> - Substanzkonsum

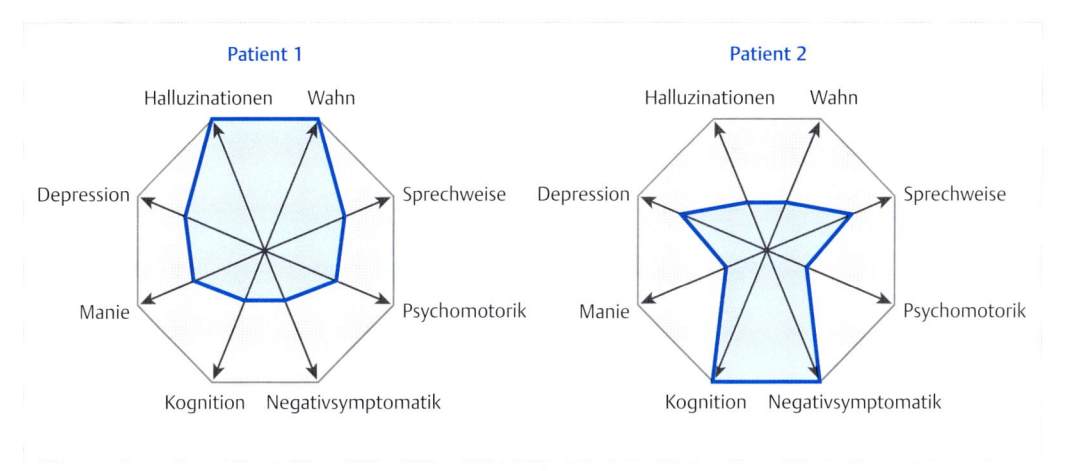

2.5 Überblick über die psychiatrische Diagnostik im DSM-5

Abb. 2.2 Achtdimensionale Diagnostik mit der „Psychosis Symptom Severity Scale" im DSM-5.

Speziell für die psychotischen Störungen stellt das DSM-5 eine aus acht Items bestehende klinische Fremdbeurteilungsskala zur Verfügung, mit der eine eher dimensionale Erfassung des psychopathologischen Querschnittbefundes möglich ist („Psychosis Symptom Severity Scale"). Jedes dieser acht Items repräsentiert hierbei eine Symptomdomäne, welche auf einer Skala von 0 bis 4 bewertet werden kann (s.u.). Beurteilungszeitraum sind die letzten sieben Tage vor der Untersuchung. Es handelt sich hier um den Versuch einer *dimensionalen Diagnostik* auf der Symptom- bzw. Syndromebene (Kap. 2.2. und 2.3). So ist auf der Grundlage der „Psychosis Symptom Severity Scale" eine acht-dimensionale Diagnostik möglich [5]. Graphisch kann dies in Form einer zweidimensionalen Darstellung mit acht Achsen in Form eines Achteckes erfolgen (▶ Abb. 2.2, nach [5]). Im Beispiel von Patient 1 stehen Wahn und Halluzinationen im Vordergrund, während bei Patient 2 kognitive Störungen und Negativsymptomatik das klinische Bild prägen.

Symptomdomänen der „Psychosis Symptom Severity Scale"

- Halluzinationen
- Wahn
- desorganisierte Sprechweise
- unnormale Psychomotorik
- Negativsymptomatik
- Kognitionsstörung
- Depression
- Manie

Anschließend wird im DSM-5 noch die „Disability Assessment Schedule" (DAS) aufgeführt. Mit diesem Instrument der WHO ist es möglich, die krankheitsbedingten Beeinträchtigungen zu erfassen. Das DSM-5 stellt hierbei einen aus insgesamt 36 Items bestehenden Selbstbeurteilungsfragebogen vor, mit dem sechs Domänen erfasst werden können ([5]). In einer einfachen Version kann jedes dieser Items auf einer Skala von 1 bis 5 bewertet werden. Darüber hinaus ist aber auch eine komplexere Einschätzung gemäß der so genannten *Item-Response-Theory* möglich.

Domänen im WHODAS 2.0

- Verständnis und Kognition
- Mobilität
- Selbstversorgung
- Umgang mit anderen Menschen
- Tätigkeiten des alltäglichen Lebens (Haushalt)
- Tätigkeiten des alltäglichen Lebens (Schule/Beruf)
- Teilnahme am gesellschaftlichen Leben

Schließlich stellt das DSM-5 noch ein Interview zur Beurteilung von kulturellen Einflussfaktoren (Cultural-Formulation-Interview, CFI) zur Verfügung. Dies soll dazu dienen, den kulturellen Kontext einer möglichen psychischen Störung besser zu verstehen.

Anschließend wird ein *alternatives Modell* zur diagnostischen Einordnung der Persönlichkeitsstörungen vorgestellt. Das DSM-5 weist hierbei

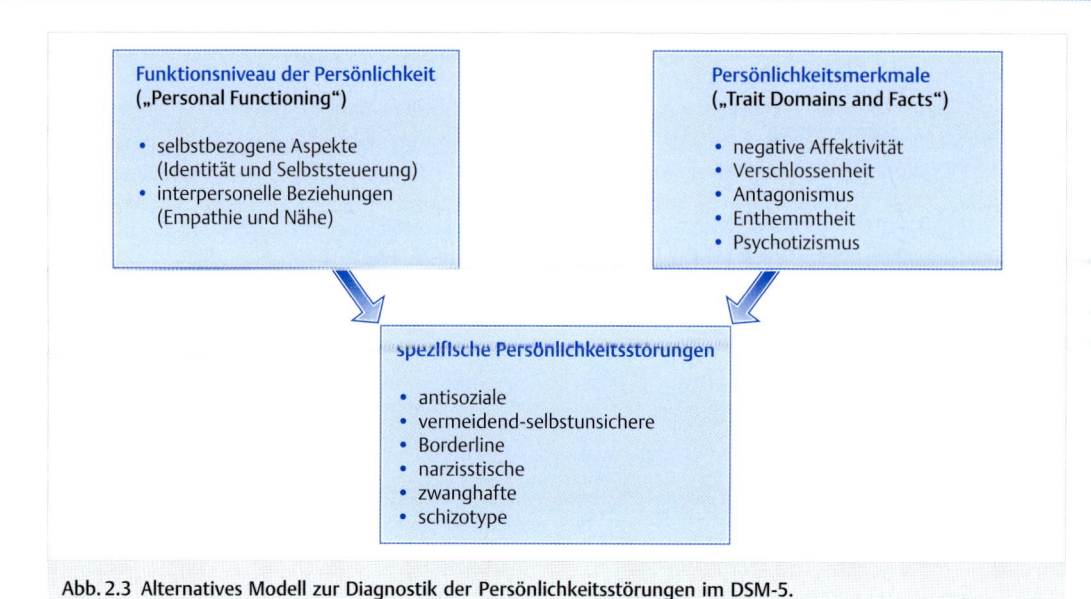

Funktionsniveau der Persönlichkeit („Personal Functioning")

- selbstbezogene Aspekte (Identität und Selbststeuerung)
- interpersonelle Beziehungen (Empathie und Nähe)

Persönlichkeitsmerkmale („Trait Domains and Facts")

- negative Affektivität
- Verschlossenheit
- Antagonismus
- Enthemmtheit
- Psychotizismus

spezifische Persönlichkeitsstörungen

- antisoziale
- vermeidend-selbstunsichere
- Borderline
- narzisstische
- zwanghafte
- schizotype

Abb. 2.3 Alternatives Modell zur Diagnostik der Persönlichkeitsstörungen im DSM-5.

ausdrücklich darauf hin, dass im Rahmen der Vorbereitungen für das DSM-5 ein alternatives Modell für die Persönlichkeitsstörungen erarbeitet wurde. Aus Gründen der Kontinuität habe man jedoch auch im DSM-5 an der traditionellen kategorialen Klassifikation festgehalten. Man habe sich aber dafür entschieden, das neue Modell in der dritten Sektion des DSM-5 als alternatives Konzept vorzustellen (▶ Abb. 2.3, nach [5]). Hierbei handelt es sich um ein so genanntes *Hybridmodell,* welches sowohl kategoriale als auch dimensionale Aspekte umfasst. Es wird davon ausgegangen, dass Persönlichkeitsstörungen zum einen durch Einschränkungen im Funktionsniveau der Persönlichkeit und zum anderen durch bestimmte problematische Persönlichkeitsmerkmale charakterisiert sind. Das DSM-5 stellt für die Erfassung der Funktionsfähigkeit der Persönlichkeit eine entsprechende Skala zur Verfügung. Auch die fünf Domänen der Persönlichkeitsmerkmale werden durch eingehende Beschreibungen näher definiert. Aus diesem dimensionalen Modell können dann spezifische Persönlichkeitsstörungen abgeleitet werden, wobei hier lediglich sechs Kategorien aufgeführt werden (▶ Abb. 2.3, nach [5]). Darüber hinaus gibt es aber die Möglichkeit einer diagnostischen Einordnung in eine allgemeine Kategorie, die durch die jeweiligen Merkmale bestimmt wird („Persönlichkeitsstörung, merkmalsspezifiziert").

Schließlich werden im DSM-5 noch einige klinische Erscheinungsbilder mit weiterem Forschungsbedarf aufgeführt [5]. Von besonderem Interesse dürfte hier sicherlich das *attenuierte Psychosesyndrom* sein, das aufgrund von vielfältigen Forschungsbemühungen zur Früherkennung und Frühbehandlung schizophrener Psychosen entstanden ist.

Klinische Erscheinungsbilder mit weiterem Forschungsbedarf

- attenuiertes Psychosesyndrom
- depressive Episoden mit kurz anhaltender Hypomanie
- Störungen durch eine anhaltende, komplexe Trauerreaktion
- Störung durch Koffeinkonsum
- Störung durch Spielen von Internetspielen
- Verhaltensstörung aufgrund pränataler Schädigung durch Alkohol
- suizidale Verhaltensstörung
- nichtsuizidale Selbstverletzungen

2.6 Überblick über die psychiatrische Diagnostik in der ICD-10

2.6.1 Psychische Störungen im Rahmen des Klassifikationssystems der WHO

Während das DSM-5 ein Manual darstellt, welches sich ausschließlich mit Klassifikation und Diagnostik psychischer Störungen beschäftigt, versteht sich die ICD-10 als Klassifikationssystem für die gesamte Medizin. Die psychischen Störungen stellen hier lediglich ein Kapitel (nämlich Kap. V) unter vielen anderen dar. Für das Kapitel, welches die psychischen Störungen betrifft, gibt es jedoch zwei Versionen. Beide liegen in deutschen Übersetzungen vor:
- klinische Beschreibungen und diagnostische Leitlinien
- Forschungskriterien

Diese Unterscheidung soll den unterschiedlichen Bedürfnissen von Klinikern und Forschern entgegenkommen. 1992 erschienen zunächst die „Klinischen Beschreibungen und diagnostischen Leitlinien" [218]. Ein Jahr später wurden schließlich die „Forschungskriterien" herausgegeben [216]. Dort wurden für die einzelnen diagnostischen Kategorien, ähnlich wie zuvor bereits in DSM-III und DSM-III-R, klare Ein- und Ausschlusskriterien formuliert. In den diagnostischen Leitlinien der ICD-10 sind hingegen die einzelnen Kategorien aufgrund von Glossarbeschreibungen weniger streng eingegrenzt. Auch die Einführung der ICD-10 wurde durch Feldstudien begleitet, welche eine überwiegend hohe Reliabilität der Diagnosen dokumentieren konnten.

Im Vergleich zur 947 Seiten umfassenden Originalausgabe des DSM-5 stellen die beiden Versionen der ICD-10 kleine Taschenbücher dar, die durchaus in die Kitteltasche des Arztes passen. Dementsprechend wird hier auch zumeist auf grundlegende Reflexionen verzichtet, sondern vielmehr auf die Kriterien bzw. die diagnostischen Leitlinien für die einzelnen Störungen fokussiert.

Ähnlich wie im DSM-5 wird auch in der ICD-10 der Versuch unternommen, den Begriff der *psychischen Störung* näher einzugrenzen. Hierbei wird in der ICD-10 zunächst klar zum Ausdruck gebracht, dass *„Störung"* kein *„exakter Begriff"* ist [218]. Störung soll vielmehr als *„klinisch erkennbarer Komplex von Symptomen oder Verhaltensauffälligkeiten"* verstanden werden. Von diesen Symptomen oder Verhaltensauffälligkeiten wird weiter gefordert, dass sie *„auf der individuellen und oft auch auf der Gruppen- oder sozialen Ebene mit Belastung und mit Beeinträchtigung von Funktionen verbunden sind"* [218]. Ausdrücklich wird in der ICD-10 darauf hingewiesen, dass soziale Abweichungen oder Konflikte ohne eine persönliche Beeinträchtigung nicht als psychische Störungen zu werten sind.

2.6.2 Aufbau der Klassifikation in der ICD-10

Das die psychischen Störungen betreffende Kapitel der ICD-10 (Kap. V) gliedert sich in zehn Abschnitte bzw. Hauptgruppen (▶ Tab. 2.7, nach [216], [218]). Die Hauptgruppen sind teilweise wieder in Untergruppen unterteilt. „Forschungskriterien" [216] und „Klinische Beschreibungen und diagnostische Leitlinien" [218] weichen in Bezug auf den Aufbau des Klassifikationssystems nicht voneinander ab. Während sich die Gliederung des DSM-5 maßgeblich am Gedanken von Lebensphasen orientiert und im DSM-5 auch kein eigenes Kapitel für psychische Störungen mit einer fassbaren organischen Ursache aufgeführt ist [5], bedient sich die ICD-10 noch einer wesentlich traditionelleren Gliederung.

So ist in der ICD-10 beispielsweise ein eigenes Kapitel für die *organischen Störungen* enthalten (vgl. für die folgenden Aussagen [216], [218]). Hier finden sich die Störungen mit einem fassbaren organischen Korrelat, insbesondere die Demenz und das Delir unterschiedlicher Ätiopathogenese. Somit findet sich im Gegensatz zum DSM-5 hier noch das traditionelle Syndrom der Demenz. Im nächsten Kapitel werden die Suchterkrankungen aufgeführt. Hierbei wird im Gegensatz zum DSM-5 zwischen *Missbrauch* und *Abhängigkeit* unterschieden. Anschließend folgen die Abschnitte für die schizophrenen Psychosen und die affektiven Störungen. Im Gegensatz zum DSM-5 sind unipolar und bipolar affektive Störungen in einem gemeinsamen Kapitel zusammengefasst. Im nächsten Kapitel, *Neurotische, Belastungs- und somatoforme Störungen,* werden Angststörungen, Zwangsstörungen, dissoziative und somatoforme Störungen mit Reaktionen auf Belastungen zusammengefasst. Hier findet sich noch ein klarer Bezug zu den früher als „Neurosen" bezeichneten Störungen, auch wenn die ICD-10 lediglich von „neurotisch" spricht. Im sich hieran anschließenden Kapitel werden Verhaltensauffälligkeiten aufgeführt, die mit körperlichen Faktoren in Zusammenhang stehen wie beispielsweise die Essstörungen. Es folgt der Abschnitt *Persönlichkeits- und Verhaltensstörungen*. Hier werden auch die Störungen der Impulskontrolle aufgeführt. Hieran schließen sich die Abschnitte für die *Intelligenzminderung*, die *Entwicklungsstörungen* und die *Störungen mit Beginn im Kindes- und Jugendalter* an.

Im Anhang der ICD-10 finden sich zum einen *vorläufige Kriterien für ausgewählte Störungen Ka-* *tegorien* wie beispielsweise die *saisonale affektive Störung* oder die *bipolare II Störung* [216]. Zum anderen wird hier aber auch noch auf *kulturspezifische Störungen* in verschiedenen Ländern eingegangen [216]. Hier zeigt sich der Anspruch der WHO, ein weltweit anwendbares Klassifikationssystem zur Verfügung zu stellen.

Ebenso wie im DSM-5 wird in der ICD-10 das *Komorbiditätsprinzip* betont. Dies bedeutet, dass im Bedarfsfall mehr als eine Diagnose zu stellen ist, um die Symptomatik des Patienten adäquat abzubilden.

Tab. 2.7 Überblick über die ICD-10.

Hauptgruppen	Untergruppen und einzelne Störungen
organische, einschließlich symptomatischer psychischer Störungen	Demenz bei Alzheimer-Krankheit, vaskuläre Demenz, Demenz bei sonstigen Krankheiten, organisches amnestisches Syndrom, Delir, sonstige psychische Störungen, Persönlichkeits- und Verhaltensstörungen
psychische und Verhaltensstörungen durch psychotrope Substanzen	Intoxikation, schädlicher Gebrauch, Abhängigkeitssyndrom, Entzugssyndrom, Entzugssyndrom mit Delir, psychotische Störung, amnestisches Syndrom, Restzustand und verzögert auftretende psychotische Störung (Alkohol, Opioide, Cannabinoide, Sedativa und Hypnotika, Kokain, sonstige Stimulanzien, Halluzinogene, Tabak, flüchtige Lösungsmittel, multipler Substanzgebrauch)
Schizophrenie, schizotype und wahnhafte Störungen	Schizophrenie, schizotype Störung, anhaltende wahnhafte Störung, akute vorübergehende psychotische Störungen, induzierte wahnhafte Störung, schizoaffektive Störungen
affektive Störungen	manische Episode, bipolar affektive Störung, depressive Episode, rezidivierende depressive Störung, anhaltende affektive Störungen
neurotische, Belastungs- und somatoforme Störungen	phobische Störungen, sonstige Angststörungen, Zwangsstörung, Reaktionen auf schwere Belastungen und Anpassungsstörungen, dissoziative Störungen (Konversionsstörungen), somatoforme Störungen
Verhaltensauffälligkeiten in Verbindung mit körperlichen Störungen und Faktoren	Essstörungen, nichtorganische Schlafstörungen, nichtorganische sexuelle Funktionsstörungen, psychische und Verhaltensstörungen im Wochenbett, Missbrauch von nicht abhängigkeitserzeugenden Substanzen
Persönlichkeits- und Verhaltensstörungen	Persönlichkeitsstörungen, kombinierte und sonstige Persönlichkeitsstörungen, andauernde Persönlichkeitsänderungen, abnorme Gewohnheiten und Störungen der Impulskontrolle, Störungen der Geschlechtsidentität, Störungen der Sexualpräferenz, psychische Verhaltensstörungen in Verbindung mit der sexuellen Reife und Orientierung
Intelligenzminderung	leichte, mittelgradige, schwere und schwerste Intelligenzminderung
Entwicklungsstörungen	umschriebene Entwicklungsstörungen des Sprechens und der Sprache, umschriebene Entwicklungsstörung schulischer Fertigkeiten, umschriebene Entwicklungsstörungen der motorischen Funktionen, kombinierte umschriebene Entwicklungsstörungen, tiefgreifende Entwicklungsstörungen
Verhaltens- und emotionale Störungen mit Beginn in Kindheit und Jugend	hyperkinetische Störungen, Störungen des Sozialverhaltens, kombinierte Störung des Sozialverhaltens und der Emotionen, emotionale Störungen des Kindesalters, Störung sozialer Funktionen mit Beginn in der Kindheit und Jugend, Ticstörungen

2.7 Entwürfe für die psychiatrische Diagnostik in der ICD-11

Nachdem die Klassifikation psychischer Störungen gemäß der ICD-10 vor über 20 Jahren herausgegeben wurde, laufen derzeit die Vorbereitungen für die ICD-11. Die Entwürfe für die ICD-11 *(ICD-11 Beta Draft)* sind bereits im Internet abrufbar [219]. Hierbei handelt es sich jedoch lediglich um vorläufige Konzepte, welche immer wieder aktualisiert werden. Aufbauend auf diesen Entwürfen werden derzeit noch Feldversuche durchgeführt. Die ICD-11 wird voraussichtlich 2017 erscheinen. Der Entwurf des Kapitels für die psychischen Störungen in der ICD-11 (Beta Draft) ist in ▶ Tab. 2.8

Tab. 2.8 Überblick über den Entwurf der ICD-11 (Beta Draft).

Hauptgruppen	Untergruppen und einzelne Störungen
Störungen der neuronalen und mentalen Entwicklung	Störungen der intellektuellen Entwicklung, Entwicklungsstörungen des Sprechens und der Sprache, Autismus-Spektrum-Störungen, desintegrative Störung des Kindesalters, Lernstörungen, motorische Störungen, Ticstörungen, Aufmerksamkeitsstörungen, stereotype Bewegungsstörungen, Verhaltensstörung aufgrund pränataler Schädigung durch Alkohol
Schizophrenie-Spektrum und andere primär psychotische Störungen	Schizophrenie, schizoaffektive Störung, akute vorübergehende psychotische Störung, wahnhafte Störung, psychotische Symptome
Katatonie	–
affektive Störungen	bipolare Störungen, depressive Störungen, sekundäre affektive Störungen
Angststörungen	generalisierte Angststörung, Panikstörung, Agoraphobie, spezifische Phobie, soziale Angststörung, Störung mit Trennungsangst, selektiver Mutismus, Hypochondrie, sekundäre Angststörungen
Zwangsstörungen	Tourette Syndrom, Zwangsstörung, körperdysmorphe Störung, geruchsbezogene Störung, pathologisches Horten, körperbezogenes repetitives Verhalten, sekundäre Zwangsstörungen
Störungen, die spezifisch mit Stress verbunden sind	posttraumatische Belastungsstörung, komplexe posttraumatische Belastungsstörung, verlängerte Trauerreaktion, Anpassungsstörung, reaktive Bindungsstörung des Kindesalters, Bindungsstörung des Kindesalters mit Enthemmung, akute Stressreaktion
dissoziative Störungen	dissoziative Störungen von Bewegung und Sensibilität, dissoziative Störungen der Kognition, gemischte dissoziative Störungen, sekundäre dissoziative Symptome
somatoforme Störungen	leichte, mittelgradige, schwere somatoforme Störung
Fütter- und Essstörungen	Anorexia nervosa, Bulimia nervosa, Binge-Eating-Disorder, restriktive Nahrungsaufnahme, Pica, Rumination-Regurgitationsstörung, Essprobleme in der Kindheit
Ausscheidungsstörungen	Enuresis, Enkopresis
Störungen in Folge von Substanzkonsum	Intoxikation, schädlicher Gebrauch, Abhängigkeit, Entzug, Delir, psychotische Störung, affektive Störung, Angststörung, sexuelle Dysfunktion, Schlafstörung, Demenz, amnestisches Syndrom (Alkohol, Opioide, Cannabinoide, Sedativa, Hypnotika und Anxiolytika, Kokain, Stimulanzien einschließlich Amphetamine, Koffein, Halluzinogene, Nikotin, flüchtige Lösungsmittel, Ecstasy, dissoziative Drogen einschließlich PCP und Ketamin
Impulskontrollstörungen	pathologisches Spielen, Pyromanie, Kleptomanie, zwanghaftes sexuelles Verhalten, intermittent explosive Disorder
dissoziale und Sozialverhaltensstörungen	Störung des Sozialverhaltens mit oppositionellem, aufsässigem Verhalten, dissoziale Verhaltensstörung
Persönlichkeitsstörungen	leichte, mittelgradige und schwere Persönlichkeitsstörung, Persönlichkeitsschwierigkeiten
paraphile Störungen	Exhibitionismus, Voyeurismus, Pädophilie, Sadismus, Frotteurismus
artifizielle Störungen	artifizielle Störung auf sich selbst bezogen, artifizielle Störung auf andere bezogen
neurokognitive Störungen	Delir, amnestisches Syndrom, milde Kognitive Störung, Demenz
psychische Störungen, die mit andernorts klassifizierten Störungen verbunden sind	psychotische Symptome, sekundäre affektive Störungen, sekundäre Angststörung, sekundäre Zwangsstörung, sekundäre dissoziative Symptome, sekundäre Impulskontrollstörung, Persönlichkeitsveränderung, sekundäre neurokognitive Symptome
Schlaf-Wach-Störungen	Insomnie, schlafbezogene Bewegungsstörungen, Hypersomnie, schlafbezogene Atmungsstörungen, Störungen des zirkadianen Schlaf-Wach-Rhythmus, Parasomnien

(nach [219]) dargestellt. Es handelt sich hierbei lediglich um die vorgesehene Gliederung der ICD-11. Die vorgesehenen Kriterien für die einzelnen Störungen sind derzeit noch nicht veröffentlicht.

Betrachtet man den Entwurf für die ICD-11, so wird deutlich, dass durchaus eine Angleichung an das DSM-5 geplant ist. Die Gliederung ist insgesamt gut mit dem DSM-5 vergleichbar. So wird voraussichtlich auch die ICD-11 auf ein eigenes Kapitel für die „organischen" psychischen Störungen verzichten. Ähnlich wie im DSM-5 ist hier ein Kapitel zu den *neurokognitiven Störungen* vorgesehen. Im Gegensatz zum DSM-5 wird die ICD-11 jedoch voraussichtlich am traditionellen Begriff der *Demenz* festhalten [219]. Auch wird die ICD-11 im Bereich der Suchterkrankungen im Gegensatz zu dem DSM-5 voraussichtlich die Konzept des *schädlichen Gebrauches* und der *Abhängigkeit* beibehalten.

Der Entwurf für die ICD-11 deutet aber vor allem auch darauf hin, dass man hier das kategoriale Konzept der Persönlichkeitsstörungen verlassen möchte und stattdessen auf ein eher dimensionales Modell setzt [219]. Konkret wird hier voraussichtlich lediglich eine Kategorisierung in leichte, mittelgradige und schwere Formen vorgenommen. Innerhalb dieser drei Kategorien ist dann vorgesehen, die im Vordergrund stehenden Persönlichkeitsmerkmale aufzuführen. Hierbei werden fünf Dimensionen genannt, welche auch in Kombination auftreten können:
- negative Affektivität
- dissoziale Merkmale
- Enthemmung
- zwanghafte Merkmale
- Verschlossenheit

Hier zeigen sich durchaus Parallelen zum „Hybridmodell" der Persönlichkeitsstörungen, welches im Anhang des DSM-5 aufgeführt ist [5]. Der Entwurf für die ICD-11 geht jedoch noch deutlich über den Ansatz im DSM-5 hinaus. Man darf durchaus gespannt darauf sein, ob sich diese Vorschläge in der endgültigen Version der ICD-11 durchsetzen werden. Hiermit wäre nämlich ein echter Paradigmenwechsel in der psychiatrischen Diagnostik hin zu einem dimensionalen Modell verbunden.

2.8 Charakteristika der operationalen Diagnosesysteme

2.8.1 Verwendung eines kategorialen Systems

DSM-5 und ICD-10 greifen weiterhin fast ausschließlich auf das Prinzip einer kategorialen Diagnostik zurück. Die beiden Diagnosesysteme gliedern sich jeweils in eine Reihe von Hauptgruppen und häufig auch in Untergruppen, die dann die einzelnen diagnostischen Kategorien enthalten. Diagnostik bedeutet die Einordnung der individuellen Beschwerden und Befunde des Patienten in eine oder auch mehrere dieser Kategorien.

Im DSM-5 wurden aber auch einige dimensionale Ansätze aufgenommen, welche jedoch gegenüber der kategorialen diagnostischen Einordnung deutlich im Hintergrund stehen. So findet sich im DSM-5 beispielsweise ein Beurteilungsinstrument für die psychotischen Störungen („Psychosis Symptom Severity Scale"), mit Hilfe derer acht verschiedene Symptomdimensionen (Halluzinationen, Wahn, desorganisierte Sprechweise, unnormale Psychomotorik, Negativsymptomatik, Kognitionsstörung, Depression, Manie) jeweils auf einer Skala von 0 bis 4 erfasst werden können. Weiterhin wird im DSM-5 ein alternatives Modell zur Diagnose der Persönlichkeitsstörungen aufgeführt, welches sich aus kategorialen und dimensionalen Elementen zusammensetzt (Kap. 2.5).

2.8.2 Deskriptiver Ansatz

Es stellt sich nun die Frage, auf welchen Grundlagen das kategoriale System von DSM-5 und ICD-10 aufgebaut ist und wie die einzelnen Einheiten des Systems konzipiert sind. Die Medizin ist weit davon entfernt, Krankheiten nach einheitlichen Gesichtspunkten zu klassifizieren. Vielmehr gibt es hier sehr unterschiedliche Ansätze. Klassifikationssysteme können auf ganz unterschiedlichen Prinzipien aufgebaut sein, beispielsweise Symptomatik, Verlauf, Ätiologie, Pathologie oder Pathophysiologie (Kap. 1.6). Was für die gesamte Medizin zutrifft, gilt insbesondere auch im Fach Psychiatrie und Psychotherapie. Wie in keinem anderen medizinischen Fach gibt es hier verschiedene Krankheitskonzepte und Modellvorstellungen (Kap. 5.4). Dies geht sogar soweit, dass der Psychiatrie immer wieder die Legitimation als medizinische Fachdisziplin abgesprochen wurde (Kap. 5.3).

Seit dem Erscheinen des DSM-III im Jahr 1980 zeichnen sich die psychiatrischen Diagnosesysteme wie aktuell ICD-10 und DSM-5 durch einen deskriptiven Ansatz aus. Dies bedeutet, dass auf Überlegungen zur Ätiopathogenese weitgehend verzichtet wird, wenn diese nicht ausreichend gesichert sind. So soll die Klassifikation möglichst frei von theoretischen Vorannahmen bezüglich Ätiologie und Pathogenese bleiben, da es hier sehr viele, divergierende Ansichten gibt. Gehen diesbezügliche Prämissen in die Konzeption der einzelnen diagnostischen Kategorien ein, lässt sich hier nur schwer eine Übereinstimmung zwischen verschiedenen Untersuchern erzielen. Das DSM-III war als Reaktion auf die niedrige Reliabilität der psychiatrischen Diagnosen entstanden (Kap. 2.4). Wenn nun eine Konzeption des Klassifikationssystems aufgrund von ätiopathogenetischen Faktoren als nicht sinnvoll erachtet wird, bleibt nur die Möglichkeit, sich auf die psychopathologische Symptomatik und den Verlauf zu stützen. Dies führt zu einem deskriptiven Ansatz, der den Vorteil hat, dass so eine Anwendung der Diagnosemanuale durch Kliniker und Forscher verschiedener theoretischer Schulen möglich ist.

2.8.3 Verzicht auf ein explizites Krankheitsmodell

Mit dem DSM-III wurde 1980 der Begriff der Krankheit aufgegeben und stattdessen der Terminus *Psychische Störungen („Mental Disorders")* eingeführt [2], welcher nun bis hin zu DSM-5 und ICD-10 erhalten geblieben ist. Hierdurch soll zum Ausdruck gebracht werden, dass sich die modernen Diagnosesysteme keiner bestimmten theoretischen Schule verpflichtet fühlen und sich auf kein bestimmtes Krankheitsmodell festlegen. Der Begriff der Krankheit ist hingegen fest mit dem „medizinischen Modell" verbunden, dessen Anwendung auf psychische Beschwerden durchaus umstritten ist (Kap. 5.3). Insbesondere kommt im Krankheitsbegriff auch oft eine ontologische Anschauung zum Ausdruck. Hierbei werden Krankheitseinheiten als eigenständige, klar abgrenzbare und unabhängig vom Patienten existierende Entitäten betrachtet, die sich meist durch spezifische Charakteristika in Hinblick auf Ätiologie, Pathogenese, Symptomatik und Verlauf auszeichnen (Kap. 1.6. und Kap. 5.4). Sowohl im DSM-5 als auch in der ICD-10 wird zwar versucht, eine allgemeine Definition für psychische Störungen zu geben (Kap. 2.5 und Kap. 2.6) diese Definitionsversuche bleiben jedoch recht vage. Da nun hinsichtlich des zugrunde liegenden Krankheits- oder Störungsmodelles keine expliziten Vorentscheidungen getroffen wurden, erscheinen sie in nosologischer Hinsicht interpretationsbedürftig. Diese Interpretation wird dem Nutzer selbst überlassen.

Die meisten Diagnosekategorien von DSM-5 und ICD-10 beziehen sich auf bereits in der traditionellen Psychiatrie konzipierte Einheiten. Diesen liegen häufig durchaus umfangreiche, historisch gewachsene konzeptuelle Überlegungen zugrunde, welche mit bestimmten theoretischen Vorannahmen verbunden sind. Dies ist beispielsweise bei Konzepten wie der Schizophrenie oder den schizoaffektiven Störungen klar zu erkennen (Kap. 3.2 und Kap. 3.3). In dieser Hinsicht sind DSM-5 und ICD-10 also keineswegs theoriefrei.

2.8.4 Verwendung von Ein- und Ausschlusskriterien

Während die Diagnose in der traditionellen Psychiatrie „klinisch-intuitiv" gestellt wurde, wird sie in den operationalen Diagnosesystemen nach explizit vorgegebenen diagnostischen Regeln gleichsam algorithmisch hergeleitet. Das klinisch intuitive Vorgehen entspricht am ehesten der *„Gestaltmethode"*, die algorithmische Herleitung hingegen einem *„hypothetiko-deduktiven"* Vorgehen, wie es beides vom Internisten Walter Siegenthaler (1923–2010) beschrieben wurde [182] (Kap. 1.4). So werden in DSM-5 und ICD-10 für jede diagnostische Kategorie klare Ein- und Ausschlusskriterien formuliert, die bei der diagnostischen Einordnung zu beachten sind. Solche Kriterien waren erstmals 1980 auf breiter Basis mit dem DSM-III eingeführt worden und hatten damals die psychiatrische Diagnostik erheblich verändert. Grund für einen solchen Ansatz war die bis zu diesem Zeitpunkt recht niedrige Reliabilität der psychiatrischen Diagnose gewesen (Kap. 2.4).

Bei den jeweiligen Ein- und Ausschlusskriterien handelt es sich zumeist um einzelne psychopathologische Symptome oder Angaben über deren zeitliche Dauer. Gelegentlich spielen auch ätiologische Faktoren wie das Vorhandensein eines organischen Befundes als mögliche Erklärung für die Symptomatik oder vorausgegangene psychosoziale Belastungsfaktoren eine Rolle. Die einzelnen Kriterien verbleiben zumeist auf einer deskriptiven Ebene. Es handelt sich fast ausschließlich um klar fassbare Einzelelemente (psychopathologische Symptome und Aussagen über die Dauer dieser Symptome), über deren An- und Abwesenheit eine ausreichend hohe intersubjektive Übereinstimmung erzielt werden kann. In DSM-5 und ICD-10 wird jedoch nicht verbindlich geregelt, was unter den einzelnen als diagnostische Kriterien verwendeten Symptomen zu verstehen ist und wie die An- oder Abwesenheit dieser Symptome untersucht werden soll. Im Anhang des DSM-5 findet sich zwar ein kleines Glossar mit den wichtigsten Fachbegriffen, die psychopathologische Befunderhebung bleibt jedoch dem Untersucher selbst überlassen.

Zeitkriterien, d. h. Aussagen über die Dauer einzelner psychopathologischer Symptome, spielen in den diagnostischen Kriterien von DSM-5 und ICD-10 häufig eine wichtige Rolle. Dies wird am Beispiel der Schizophrenie oder auch der schizoaffektiven Störungen deutlich (Kap. 3.2 und Kap. 3.3). Die Zeitkriterien sorgen im Wesentlichen dafür, dass die Diagnostik in DSM-5 und ICD-10 über eine rein querschnittsbezogene Syndromdiagnostik (Kap. 2.3) hinausgeht. Praktisch hat dies zur Folge, dass für die diagnostische Einordnung entscheidend sein kann, ob ein bestimmtes Symptom einen Tag länger oder einen Tag weniger vorhanden ist.

2.8.5 Elementaristischer psychopathologischer Ansatz

Die kriterienorientierte Diagnostik in DSM-5 und ICD-10 ist mit einem ausgeprägt elementaristischen psychopathologischen Zugangsweg verbunden. Das psychopathologische Gesamtbild wird hierbei in einzelne Elemente zerlegt, aufgrund deren An- oder Abwesenheit sich die Diagnose einer bestimmten psychischen Störung ableiten lässt. Auf diese Weise werden die einzelnen Symptome wie logische Elemente behandelt, die voneinander unabhängig sind. Die Beziehung zwischen den jeweiligen Symptomen und die Frage, wie verschiedene Symptome auseinander hervorgehen, spielen im diagnostischen Zuordnungsprozess von DSM-5 und ICD-10 so gut wie keine Rolle. Somit findet die Kontextabhängigkeit der einzelnen psychopathologischen Phänomene kaum eine Beachtung [84].

Der elementaristische Zugangsweg ist dadurch begründet, dass sich über die An- oder Abwesenheit einzelner, unmittelbar beobachtbarer oder erfragbarer Phänomene eher eine hohe Interrater-Reliabilität erzielen lässt, als dies bei komplexen psychischen Zusammenhängen möglich ist.

2.8.6 Prinzip der Komorbidität

In einem kategorialen diagnostischen System werden die individuellen Beschwerden und Befunde eines Patienten traditionell jeweils einer Kategorie eines medizinischen Begriffs- und Ordnungssystem zugeordnet. Hierbei ist man jedoch häufig mit dem Problem konfrontiert, dass die diagnostische Zuordnung zu nur einer Kategorie dem Fall nicht gerecht wird. Dies kann zum einen daran liegen, dass die Beschwerden und Befunde des Patienten so umfangreich und ausgeprägt sind, dass ihnen mehr als ein pathophysiologischer Prozess zugrunde liegen. Zum anderen ist auch die Möglichkeit denkbar, dass trotz eines einheitlichen zugrunde liegenden pathophysiologischen Prozesses keine der einzelnen diagnostischen Kategorien alleine das Beschwerdebild ausreichend abbildet. So hatte der Arzt und Epidemiologe Alvan R. Feinstein (1925–2001) darauf hingewiesen, dass ein Klassifikationssystem, welches wie üblicherweise in den Naturwissenschaften mit sich einander ausschließenden Kategorien arbeitet, in der Medizin nur bedingt hilfreich ist. Der Grund ist, dass man sich bei der medizinischen Klassifikation schwertut, klar voneinander abgrenzbare und sich nicht überlappende Kategorien zu identifizieren. Feinstein bemühte sich deshalb darum, die hier auftretenden Probleme mit Hilfe der Booleschen Algebra und der Mengenlehre (Venn-Diagramme) zu lösen [47].

Mit dem DSM-III wurde 1980 neben dem Prinzip der kriterienorientierten Diagnostik auch das Komorbiditätsprinzip in die Psychiatrie eingeführt. Dies bedeutet, dass eine diagnostische Zuordnung zu nicht nur einer, sondern zu mehreren Kategorien möglich bzw. sogar erwünscht ist. So wird heute in DSM-5 und ICD-10 ausdrücklich darauf hingewiesen, dass bei Bedarf *Mehrfachdiagnosen* zu stellen sind. Durch diese Vorgehensweise soll eine adäquate Abbildung der Symptomatik im kategorialen Klassifikationssystem ermöglicht werden. Diese Vorgehensweise steht in einem klaren Gegensatz zur traditionellen Psychiatrie. So wurde beispielsweise von Karl Jaspers eine klare diagnostische Hierarchie eingefordert [99] (Kap. 6.3).

Während im DSM-III eine mehrfache Diagnosevergabe noch durch zahlreiche hierarchische Regeln eingeschränkt war, wurden diese Regeln in

DSM-III-R, DSM-IV und DSM-5 zugunsten des Komorbiditätsprinzips immer weiter zurückgenommen So wurde etwa die ursprüngliche Geltung des Komorbiditätsprinzips für den Querschnittbefund auch auf die gesamte Lebensspanne des Patienten ausgeweitet. Auch in der ICD-10 wird eine mehrfache Diagnosevergabe prinzipiell ausdrücklich begrüßt. Dennoch gibt es in DSM-5 und ICD-10 weiterhin hierarchische Regeln bei der Diagnosevergabe. Diese betreffen beispielsweise Kategorien wie die Anpassungsstörungen (Kap. 3.5).

2.9 Strukturierte diagnostische Interviews

2.9.1 Strukturierte Interviews auf verschiedenen diagnostischen Ebenen

Ab den 1960er Jahren wurde zunehmend begonnen, die psychopathologische Befunderhebung – also die Diagnostik auf der Symptomebene – zu strukturieren bzw. zu standardisieren. Beispiele hierfür sind das AMDP-System, die Hamilton Depressionsskala und die Positive and negative Syndrome Scale (PANSS) (Kap. 2.2). Mit Hilfe von Daten solcher Rating-Skalen war dann auch eine gewisse Vereinheitlichung der Diagnostik auf der Syndromebene möglich. Auch bei der Verwendung solcher Symptomskalen bleibt jedoch die Art und Weise der Exploration dem Untersucher selbst überlassen. Mit dem DSM-III wurde 1980 das Prinzip einer kriteriengeleiteten bzw. operationalisierten Diagnostik auf breiter Basis in die Psychiatrie eingeführt. Hierbei werden klare Regeln aufgestellt, bei welchen Kombinationen von Symptomen unter Beachtung von Zeitkriterien eine bestimmte diagnostische Zuordnung erfolgen darf (Kap. 2.5). Auch hier bleibt die Art und Weise der Befunderhebung zunächst einmal dem Untersucher überlassen.

Auf beiden Ebenen (Symptomebene und noslogischer Ebene) wurden aber auch Instrumente entwickelt, mit Hilfe derer das diagnostische Interview strukturiert bzw. standardisiert erfolgen kann. Hierbei gilt es Verfahren zu unterscheiden, die nur von Experten wie zum Beispiel Ärzten oder Psychologen angewendet werden können, und Verfahren, die auch von trainierten Laieninterviewern einsetzbar sind. Letztere zeichnen sich durch ein erheblich größeres Maß an Standardisierung aus. Während beim *Experteninterview* alle wesentlichen Entscheidungen vom Anwender selbst getroffen werden, hängen im *Laieninterview* alle diagnostischen Entscheidungen von den Antworten der Testpersonen bzw. Patienten ab, welche auf die fest vorformulierten Fragen gegeben werden. Hier hat der Untersucher keinen Entscheidungsspielraum. Pointiert formuliert hat er lediglich die Aufgabe, die Fragen vorzulesen und die Antworten zu dokumentieren.

Auf der *Symptomebene* liegen etliche Interviewleitfäden vor, welche nur von den Experten angewandt werden können. So gibt es beispielsweise für die Erhebung des psychopathologischen Befundes mit dem *AMDP-System* (Kap. 2.2.2) einen *halbstrukturierten Interviewleitfaden* [43]. Eine historisch wichtige Rolle spielte die *Present State Examination (PSE)*, mit der sowohl eine Befunderfassung auf Symptomebene als auch mit Hilfe eines *Computerprogramms (CATEGO)* eine diagnostische Zuordnung zu deskriptiven Klassen möglich ist [210]. Dieses Instrument wurde inzwischen zu den *Schedules for Clinical Assessment in Neuropsychiatry (SCAN)* weiterentwickelt [211]. Mit der aktuellen Version können Diagnosen sowohl nach ICD-10 als auch nach DSM-IV auf der Grundlage von Algorithmen abgeleitet werden. Somit ist hier auch eine Diagnostik auf der nosologischen Ebene möglich. Diesem Instrument steht das *Strukturierte Klinische Interview für DSM-IV (SKID)* gegenüber [213]. Hierbei dürfte es sich um wohl das am häufigsten eingesetzte diagnostische Interview handeln. Wie bei SCAN handelt es sich auch bei SKID um ein Experteninterview. Neben diesen beiden recht ausführlichen Instrumenten, bei denen das Interview eine doch beträchtliche Zeit in Anspruch nehmen kann, gibt es kürzere Interviews wie das Diagnostische Kurz-Interview bei psychischen Störungen (Mini-DIPS) [129] oder das Mini Internationales Neuropsychiatrisches Interview (M.I.N.I.). [179]. Auch diese beiden Instrumente können nur von Experten eingesetzt werden.

Als Beispiel für ein auch von trainierten Laien anwendbaren Interviews sei das Composite International Diagnostic Interview (CIDI) genannt [212]. Dieses Instrument hat seinen Ursprung im Diagnostic Interview Schedule (DIS), welches vom National Institute of Mental Health (NIMH) in den Vereinigten Staaten als Instrument für das DSM-III entwickelt und in großen epidemiologischen Erhebungen eingesetzt wurde [159]. Ein ähnlich standardisiertes diagnostisches Interview stellt das DIA-X dar, mit welchem sowohl Diagnosen nach dem DSM-IV als auch nach der ICD-10 gestellt werden können [214]. Das DIA-X setzt sich aus drei Hauptbestandteilen zusammen: Screeningfragebögen (DIA-SSQ, DIA-ASQ, DIA-DSQ), dem eigentlichen Interview (DIA-X Interview) und einem computergestützten Expertensystem zur Unterstützung der diagnostischen Einordnung (DIA-CDE).

Aufgrund der sowohl konzeptuellen als auch praktischen Bedeutung soll im Folgenden zunächst auf PSE, CATEGO und SCAN und anschließend auf SKID näher eingegangen werden.

2.9.2 PSE, CATEGO und SCAN

Die PSE ist ein strukturiertes Interview zur psychopathologischen Befunderhebung. Das Instrument wurde in Großbritannien in den 1960er Jahren schrittweise für den Einsatz in epidemiologischen Forschungsprojekten entwickelt [210]. Die PSE ist ein vollstrukturiertes Interview, welches sich an der üblichen ärztlichen Explorationstechnik orientiert.

In der neunten Auflage der PSE wird in 18 Sektionen zunächst die An- oder Abwesenheit und dann gegebenenfalls der Schweregrad von 140 Symptomen beurteilt. Die Sektionen sind nach verschiedenen psychopathologischen Symptombereichen gegliedert, beispielsweise Denken, Konzentration (Sektion 4), Gedankenlesen, gemachte Gedanken, Gedankenecho, Gedankenausbreitung (Sektion 13), Halluzinationen (Sektion 14) und Wahninhalte (Sektion 15). Für jedes der 140 zu beurteilenden Symptome werden vorformulierte Fragen angeboten. Ist der Untersucher bei der Beurteilung eines Symptoms zu einem sicheren Entschluss gekommen, können weitere Fragen zu diesem Symptom übersprungen werden. Ausschlaggebend für die Entscheidung ist nicht die Antwort des Patienten, sondern die klinische Beurteilung des Untersuchers, der hierbei alle verfügbaren Informationsquellen einbeziehen soll. Für jedes als vorhanden gewertete Symptom sollte ein Beispiel dokumentiert werden. Darüber hinaus sind die Symptome in einem Glossar ausführlich definiert [210].

CATEGO heißt ein zugehöriges Computerprogramm, mit dessen Hilfe die Daten aus der PSE weiter verarbeitet werden können [210]. Zunächst können die insgesamt 140 Symptome zu 38 Syndromen zusammengefasst werden. Auf diese Weise ist auch eine syndromale Diagnostik im Sinne eines dimensionalen Modells möglich. Im nächsten Schritt kann dann die Einordnung in eine bestimmte CATEGO-Klasse erfolgen. Diese Klassen orientieren sich jedoch im Wesentlichen an den traditionellen nosologischen Kategorien. So werden hier beispielsweise schizophrene, manische und depressive Psychosen aufgeführt. Die diagnostische Zuordnung geschieht nicht auf der Grundlage von statistischen Verfahren, sondern durch die Simulation der klinischen Entscheidungsfindung. Bei der Schizophreniediagnose spielen hierbei die vom deutschen Psychiater und Psychopathologen Kurt Schneider (1887–1967) herausgearbeiteten Symptome 1. Ranges eine besondere Rolle (Kap. 6.4).

Das PSE/CATEGO-System wurde schließlich zu den *Schedules for Clinical Assessment in Neuropsychiatry (SCAN)* weiterentwickelt. Hierbei handelt es sich um ein offizielles Instrument der WHO, welches auch in einer deutschen Übersetzung vorliegt [217]. Neben den Manualen zur strukturierten Befunderhebung wie *PSE-10 (Present State Examination 10), CHS (Clinical History Schedule)* oder *Item Group Checklist (IGC)* gibt es hier auch ein Computerprogramm zur Auswertung (ISHELL), welches eine Ableitung von ICD-10- und DSM-IV-Diagnosen ermöglicht. Mit der SCAN ist neben einer kategorialen diagnostischen Einordnung nach den Kriterien der ICD-10 und DSM-IV auch eine dimensionale Diagnostik möglich [177].

2.9.3 Strukturiertes klinisches Interview für das DSM (SKID)

Das *Strukturierte Klinische Interview für DSM-III (SKID)* wurde von Robert L. Spitzer (geb. 1932) und seinen Mitarbeitern entwickelt. Spitzer war Vorsitzender des Arbeitsausschusses für das DSM-III. Es folgten die Überarbeitungen für das DSM-III-R und das DSM-IV. Die deutsche Version für das DSM-IV erschien schließlich im Jahre 1997 [213]. Ziel des SKID ist es, die Diagnosekriterien des DSM in konkrete Fragen eines klinischen Interviews zu übersetzen, um auf diese Weise die jeweilige diagnostische Einordnung algorithmisch ableiten zu können. Im Gegensatz zu anderen diagnostischen Interviews wie beispielsweise dem CIDI [212] kann das SKID, ähnlich wie die SCAN [216], nur von Experten eingesetzt werden. Während in der SCAN die Fragen nach psychopathologischen Symptom-

bereichen angeordnet sind, orientiert sich im SKID die Anordnung der Fragen nach den diagnostischen Kriterien im DSM. Während des Interviews werden somit fortwährend Diagnosen gestellt oder ausgeschlossen. SKID dürfte das weltweit am häufigsten eingesetzte klinische Interview sein. Insbesondere in Forschungsprojekten wird es häufig als eine Art von „Goldstandard" angesehen. Das SKID (DSM-IV) besteht aus zwei Teilen [213]:
- SKID-I (Psychische Störungen der Achse I)
- SKID-II (Psychische Störungen der Achse II: Persönlichkeitsstörungen)

Zum SKID-II (Persönlichkeitsstörungen) gibt es einen zusätzlichen Screening-Fragebogen, der von den Patienten vor dem Interview selbst ausgefüllt werden soll. Dies soll dazu dienen, dass das hierauf folgende Interview gezielter geführt werden kann. Keinesfalls darf jedoch die Selbstbeurteilung ohne weitere Wertung des Untersuchers in die Diagnostik eingehen. Der Aufbau des SKID-II orientiert sich an den im DSM-IV aufgeführten Persönlichkeitsstörungen [213]. Der Aufbau des SKID-I ist nachstehend dargestellt [213].

Aufbau des SKID-I

- Sektion A: affektive Syndrome
- Sektion B: psychotische und assoziierte Symptome
- Sektion C: Differenzialdiagnose psychotischer Störungen
- Sektion D: Differenzialdiagnose der Stimmungsstörungen
- Sektion E: Abhängigkeit und Missbrauch von psychotropen Substanzen
- Sektion F: Angststörungen
- Sektion G: somatoforme Störungen
- Sektion H: Essstörungen
- Sektion I: Anpassungsstörungen
- Sektion J: optionale Störungen

Im SKID sind zu den jeweiligen diagnostischen Kriterien des DSM konkrete Fragen formuliert, welche im Rahmen des Interviews eingesetzt werden können. Zu Beginn einer jeden Sektion werden darüber hinaus Screening-Fragen aufgeführt, um auf diese Weise unter Umständen auch einmal ganze Sektionen oder Abschnitte überspringen zu können. Diese Sprungregeln sollen die praktische Anwendung des SKID erleichtern und dabei helfen, das Instrument zeitökonomisch einzusetzen.

Kapitel 3

Praktisches Arbeiten mit DSM-5 und ICD-10

3.1	Verwendung von diagnostischen Algorithmen	55
3.2	Schizophrenie	55
3.3	Schizoaffektive Störungen	64
3.4	Depressive Störungen	70
3.5	Anpassungsstörungen	78
3.6	Dissoziative und somatoforme Störungen	81
3.7	Emotional-instabile bzw. Borderline-Persönlichkeitsstörungen	85
3.8	Komorbiditätsprinzip	90
3.9	Probleme bei der diagnostischen Entscheidungsfindung	92

3 Praktisches Arbeiten mit DSM-5 und ICD-10

3.1 Verwendung von diagnostischen Algorithmen

Das Charakteristikum der modernen operationalen Diagnosesysteme wie DSM-5 und ICD-10 ist die Verwendung von klaren Ein- und Ausschlusskriterien für die Diagnosevergabe. Auf diese Weise ist eine *algorithmische* Ableitung der jeweiligen diagnostischen Zuordnung möglich. Der diagnostische Prozess läuft hierbei in zwei Schritten ab:
- Entscheidung über An- oder Abwesenheit von einzelnen Symptomen
- Bewertung der einzelnen Symptome unter Berücksichtigung weiterer Informationen

Der erste Schritt beinhaltet die psychopathologische Befunderhebung (Kap. 2.2). Im zweiten Schritt erfolgt dann aufgrund der vorliegenden Symptome und weiterer Informationen die diagnostische Zuordnung zu einer Kategorie von DSM-5 oder ICD-10. Hierbei ist zunächst einmal die *zeitliche Dauer* der einzelnen Symptome von entscheidender Bedeutung. So unterscheiden sich manche diagnostische Kategorien voneinander lediglich aufgrund der Dauer der Symptomatik. Darüber hinaus muss an manchen Stellen eine Gewichtung von Symptomen bzw. Symptombereichen vorgenommen werden. Auch hierbei ist meist ganz entscheidend, in welchem zeitlichen Verhältnis die jeweiligen Symptome zueinander stehen. An einigen Stellen werden auch *diagnostische Hierarchien* vorgegeben. Schließlich gehen gelegentlich weitere Informationen in die diagnostische Entscheidungsfindung ein, etwa zugrunde liegende organische Faktoren, soziales Funktionsniveau oder vorausgegangene psychosoziale Stressoren. Auf diese Weise gehen ICD-10 und DSM-5 über eine rein syndromale Klassifikation hinaus (Kap. 2.3). Im Rahmen von strukturierten klinischen Interviews wie beispielsweise dem SKID können die beiden Schritte des diagnostischen Prozesses miteinander verbunden werden (Kap. 2.9).

Im Folgenden soll die praktische Anwendung von ICD-10 und DSM-5 verdeutlicht werden. Hierbei wird immer wieder auf Fallbeispiele zurückgegriffen. Auf diese Weise können die Anwendung der diagnostischen Algorithmen und die damit verbundenen Probleme anschaulich dargestellt werden. Die Fallberichte beziehen sich hierbei zum einen auf bereits publizierte Kasuistiken ([79], [88]). Zum anderen werden typische Fallkonstellationen dargestellt, die dem Autor aus langjähriger klinischer Tätigkeit bekannt sind. In einem Fall wird schließlich auf eine Kasuistik aus den klinischen Vorlesungen von Emil Kraepelin (1856–1926) zurückgegriffen [112]. Die Auswahl der Fälle ist sicherlich nicht repräsentativ für die Gesamtheit der Patienten, die beim Psychiater oder Psychotherapeuten um Hilfe suchen, sondern spiegelt vielmehr die spezielle klinische Erfahrung, aber auch das wissenschaftliche Interesse des Autors wider. So liegt hier auch der Schwerpunkt der Fallschilderungen auf Patienten und Patientinnen, die sich in stationär-psychiatrischer Krankenhausbehandlung befanden.

3.2 Schizophrenie

3.2.1 Konzeptuelle Grundlagen der Schizophrenie

Das aktuelle nosologische Konstrukt der *Schizophrenie* geht maßgeblich auf Emil Kraepelin zurück (Kap. 6.1). Dieser fasste in der bedeutenden 6. Auflage seines Lehrbuchs die von Ludwig Kahlbaum (1828–1899) beschriebene *Katatonie*, die von dessen Schüler Ewald Hecker (1843–1909) beschriebene *Hebephrenie* sowie die *Dementia paranoides* zu einer neuen Entität zusammen, der *Dementia praecox* [111]. Als Kennzeichen der Dementia praecox wurde von Kraepelin die Einmündung in „eigenartige Schwächezustände" angesehen, die sich durch Verstandesabnahme, Gemütsabstumpfung sowie Einbußen an Willensfestigkeit und Tatkraft auszeichnen [111]. Später wurde noch die von Otto Diem (1875–1950) beschriebene *Dementia simplex* zur Dementia praecox hinzugefügt.

Als Eugen Bleuler (1857–1939) anstatt von Dementia praecox von der *Gruppe der Schizophrenien* sprach, war damit keinesfalls nur eine Namensänderung verbunden [18]. Bleulers Konzept war deutlich weiter gefasst und nicht nur auf Störungen mit einem ungünstigen Verlauf eingeschränkt.

Karl Jaspers (1883–1969) verfolgte schließlich das Ziel, eine psychopathologische Methodenlehre zu etablieren (Kap. 6.3). Von ihm wurde auch ein kleines Diagnoseschema entworfen, in welchem zwischen *organischen Psychosen, Prozessen* (De-

mentia praecox oder Schizophrenie) und dem *degenerativen Irresein* unterschieden wird [99]. Unter „Prozessen" verstand Jaspers psychische Störungen ohne ein fassbares organisches Korrelat, bei denen es zu dauerhaften Veränderungen des Seelenlebens durch den Einbruch von etwas *„völlig Neuem"* kommt [99]. Mit Hilfe der von ihm herausgearbeiteten psychopathologischen Methoden versuchte Jaspers nun, das von ihm als *unverständlich* bzw. *uneinfühlbar* angesehene *schizophrene Seelenleben* näher zu beschreiben. Als ein wesentliches Charakteristikum wurden hierbei die Phänomene des Gemachten herausgearbeitet.

Die Psychopathologie von Karl Jaspers wurde maßgeblich durch Kurt Schneider (1887–1967) weitergeführt (Kap. 6.4). Schneider stellte das Postulat auf, dass der Schizophrenie ein organisches Korrelat zugrunde liegt, da hier die *„Geschlossenheit, die Sinngesetzlichkeit, die Sinnkontinuität der Lebensentwicklung"* zerrissen wird [174]. Er ging jedoch nicht davon aus, dass man in absehbarer Zeit das entsprechende organische Korrelat finden werde. So bemühte er sich um eine psychopathologische Diagnostik und arbeitete die so genannten *Symptome 1. und 2. Ranges* heraus. Treten bei einem Patienten, so Kurt Schneider, Symptome 1. Ranges auf, ohne dass eine körperliche Grunderkrankung diese erklären kann, so *„sprechen wir klinisch in aller Bescheidenheit von Schizophrenie"* [174]. Der Schizophreniebegriff wurde auf diese Weise zur begrifflichen Konvention. Diese Phänomene lassen sich ohne Zweifel von den *„unverständlichen"* und *„uneinfühlbaren"* Erlebnisweisen im Sinne von Karl Jaspers herleiten [99].

Zwei einander geradezu diametral entgegen gesetzte Konzepte wurden von Karl Leonhard (1904–1988) und Klaus Conrad (1905–1961) vertreten. Leonhard stellte eine differenzierte Klassifikation der endogenen Psychosen auf (Kap. 6.5). Der Schizophreniebegriff ist bei Leonhard immer mit einem ungünstigen Verlauf verbunden, wobei er zwischen unsystematischen und systematischen Formen unterscheidet [122]. Die *unsystematischen Schizophrenien* verlaufen zunächst oft episodisch, ähnlich wie die so genannten *zykloiden Psychosen*, hinterlassen jedoch im weiteren Verlauf einen immer deutlicher werdenden Defekt. Die *systematischen Schizophrenien* zeichnen sich demgegenüber schon zu Beginn durch einen chronischen und eher schleichenden Verlauf aus. Karl Leonhards Ansichten führen letztlich zur Auflösung des Schizophreniekonzeptes zugunsten einer Reihe unterschiedlicher psychopathologischer Subtypen. Klaus Conrad bemühte sich hingegen darum, gestaltpsychologische Konzepte in die Psychiatrie einzuführen (Kap. 6.6). Er stellte hierbei ein aus fünf Phasen (*Trema, Apophänie, Apokalypse, Konsolidierung, Residualzustand*) bestehendes Verlaufsmodell auf [31]. Die Bezeichnung „Schizophrenie" verwendete er als Beschreibung einer psychischen Erkrankung, die mindestens das Stadium der Apophänie erreicht. Conrads Ansatz führt jedoch letztlich zu einer Auflösung des Schizophreniebegriffs zugunsten eines einheitspsychotischen Modells mit einer eher dimensionalen Betrachtungsweise.

Weder im DSM-5 noch in der ICD-10 findet sich eine eingehende Auseinandersetzung mit dem Schizophreniebegriff und den hier ausgeführten historischen Konzepten. Beide Manuale sehen es vielmehr als ihre Aufgabe an, für die jeweilige diagnostische Einordnung des individuellen Falles geeignete Kriterien zur Verfügung zu stellen. In beiden Diagnosesystemen ist die Schizophrenie die Hauptkategorie eines darüber hinaus gehenden Schizophreniespektrums ([5], [216]).

Schizophreniespektrum in DMS-5 und ICD-10

DMS-5
- Schizophrenie
- wahnhafte Störung
- kurze psychotische Störung
- schizophreniforme Störung
- schizoaffektive Störung
- substanzinduzierte psychotische Störung
- psychotische Störung aufgrund eines medizinisches Krankheitsfaktors

ICD-10
- Schizophrenie
- schizotype Störung
- anhaltende wahnhafte Störungen
- akute vorübergehende psychotische Störungen
- induzierte wahnhafte Störungen
- schizoaffektive Störungen

3.2.2 Diagnostik der Schizophrenie im DSM-5

Im DSM-5 werden zunächst fünf Leitsymptome für das gesamte Schizophreniespektrum angegeben, an denen sich die diagnostischen Kriterien aller Kategorien in dieser Hauptgruppe orientieren:
- Wahn
- Halluzinationen
- desorganisiertes Sprechen und Denken
- grob desorganisiertes oder katatones Verhalten
- Negativsymptome

Die speziellen diagnostischen Kriterien für die Schizophrenie sind in der folgenden Übersicht aufgeführt [5]. Ausgangspunkt für die Schizophreniediagnose ist das Vorhandensein von mindestens zwei der fünf Leitsymptome für einen Zeitraum von mindestens einem Monat. Kommt es lediglich zu einem isolierten Auftreten eines Wahns, kann keine Schizophrenie diagnostiziert werden. Vielmehr ist dann zu prüfen, ob die Kriterien für eine *wahnhafte Störung* erfüllt sind. Weiterhin wird gefordert, dass die Zeichen des Störungsbildes (einschließlich Prodromal- und Residualphase) mindestens sechs Monate andauern. Auf diese Weise erfolgt ganz wesentlich die Abgrenzung von der *kurzen psychotischen Störung* und der *schizophreniformen Störung*. Darüber hinaus wird im DSM-5 explizit eine Abgrenzung von den *schizoaffektiven, depressiven und bipolaren Störungen* gefordert. Dies erfolgt aufgrund des Fehlens einer gleichzeitig mit floriden psychotischen Symptomen auftretenden depressiven oder manischen Episode. Falls eine solche doch auftritt, wird für die Diagnose einer Schizophrenie gefordert, dass diese nur von kurzer Dauer im Vergleich zur floriden und residualen Phase der Schizophrenie ist. Weitere diagnostische Kriterien betreffen die Abgrenzung einer *Autismus-Spektrum-Störung* sowie die Forderung von deutlichen sozialen oder beruflichen Leistungseinbußen.

Alle Störungen des Schizophreniespektrums sind durch die fünf genannten Leitsymptome charakterisiert. Die Abgrenzung der Schizophrenie von den anderen Störungsbildern des Schizophreniespektrums erfolgt im DSM-5 letztlich ganz maßgeblich aufgrund von Zeitkriterien:
- Bei der *kurzen psychotischen Störung* dauert die Symptomatik höchstens einen Monat an.
- Bei der *schizophreniformen Störung* dauert die Symptomatik zwischen einem und sechs Monaten an.
- Bei der *schizoaffektiven Störung* tritt zur psychotischen Symptomatik eine manische oder depressive Episode von nicht nur kurzer Dauer auf.

Im Gegensatz zum DSM-IV wird im DSM-5 auf eine Einteilung der Schizophrenie in die klassischen Subtypen (z. B. paranoider, katatoner oder hebephrener bzw. desorganisierter Typus) verzichtet. Es besteht vielmehr die Möglichkeit, das Vorliegen katatoner Symptome nach den folgenden Kriterien als Spezifier zu kodieren [5]. Hierbei werden insgesamt zwölf typische Symptome aufgelistet.

Diagnostische Kriterien der Schizophrenie im DSM-5

- Vorliegen von mindestens zwei der folgenden Symptome, jedes bestehend für einen erheblichen Teil einer einmonatigen Zeitspanne (oder kürzer, wenn erfolgreich behandelt), mindestens eines dieser Symptome muss 1., 2. oder 3. sein:
  1. Wahn
  2. Halluzinationen
  3. desorganisiertes Sprechen oder Denken
  4. grob desorganisiertes oder katatones Verhalten
  5. Negativsymptome
- deutliche Einbußen in zentralen Funktionsbereichen wie Arbeit, zwischenmenschliche Beziehungen oder Selbstfürsorge für eine erhebliche Zeitspanne seit Beginn der Erkrankung
- Zeichen des Störungsbildes für mindestens sechs Monate
- Ausschluss einer schizoaffektiven Störung oder einer depressiven bzw. bipolaren Störung mit psychotischen Merkmalen (keine depressive bzw. manische Episode gemeinsam mit floriden psychotischen Symptomen oder nur von kurzer Dauer im Vergleich zur floriden und residualen Phase der Schizophrenie)
- Ausschluss von Substanzeinfluss oder eines medizinischen Krankheitsfaktors als Ursache
- bei Vorgeschichte einer Autismus-Spektrum-Störung Vergabe einer zusätzlichen Schizophreniediagnose nur im Falle ausgeprägter Wahnphänomene oder Halluzinationen

Kriterien für den Katatonie-Spezifier im DSM-5

Kennzeichnung des klinischen Bildes durch mindestens drei der folgenden Symptome
- Stupor
- Katalepsie
- wächserne Biegsamkeit
- Mutismus
- Negativismus
- Verharren
- Manierismen
- Stereotypien
- Agitation
- Grimassieren
- Echolalie
- Echopraxie

Verlaufs-Spezifier für die Schizophrenie im DSM-5

- erste Episode, gegenwärtig akut
- erste Episode, gegenwärtig teilremittiert
- erste Episode, gegenwärtig vollremittiert
- multiple Episoden, gegenwärtig akut
- multiple Episoden, gegenwärtig teilremittiert
- multiple Episoden, gegenwärtig vollremittiert
- kontinuierlich
- nicht näher bezeichnet

Dieser *Katatonie-Spezifier* kann nicht nur bei der Schizophrenie, sondern auch bei anderen diagnostischen Kategorien vergeben werden. Die Katatonie wird somit nicht als ein spezieller Subtyp der Schizophrenie, sondern vielmehr als ein nosologisch unspezifisches psychopathologisches Syndrom angesehen.

Als weitere Spezifier wird im DSM-5 eine Reihe von Verlaufsformen angeführt [5]. Hierbei wird auf der einen Seite zwischen einzelnen und mehrfachen Episoden und auf der anderen Seite zwischen Akutphase, Teilremission und Vollremission unterschieden. Darüber hinaus gibt es die Möglichkeit, einen kontinuierlichen Verlauf zu kodieren. Das von Emil Kraepelin aufgestellte Postulat eines ungünstigen Verlaufs mit der Einmündung in *„eigenartige Schwächezustände"* [111] ist nicht in die Konzeption des DSM-5 eingegangen. Vielmehr wird hier auf eine ausgeprägte Heterogenität des Verlaufes hingewiesen, welche auch einzelne Episoden mit einer Vollremission einschließt. Weiterhin wird auf die Verwendung der „Psychosis Symptom Severity Scale" hingewiesen, mit deren Hilfe der aktuelle Schweregrad der Störung spezifiziert werden kann und eine syndromale Einordnung auf acht Dimensionen möglich ist (Kap. 2.5).

3.2.3 Diagnostik der Schizophrenie in der ICD-10

In der ICD-10 stellt die *Schizophrenie* die wichtigste Störung innerhalb des Kapitels *Schizophrenie, schizotype und wahnhafte Störungen* dar. Die speziellen diagnostischen Kriterien für die Schizophrenie sind nachstehend aufgeführt [216].

Diagnostische Kriterien der Schizophrenie in der ICD-10

Vorhandensein von mindestens einem unter 1. aufgezählten Symptom oder von mindestens zwei der unter 2. aufgezählten Symptome während der meisten Zeit innerhalb eines Zeitraums von mindestens einem Monat.

1.
- Gedankenlautwerden, Gedankeneingebung, Gedankenentzug oder Gedankenausbreitung
- Kontrollwahn, Beeinflussungswahn, Gefühl des Gemachten, deutlich bezogen auf Körper- oder Gliederbewegungen oder bestimmte Gedanken, Tätigkeiten oder Empfindungen; Wahnwahrnehmung
- kommentierende oder dialogische Stimmen, die über die Patienten reden, oder andere Stimmen, die aus bestimmten Körperteilen kommen
- anhaltender, kulturell unangemessener, bizarrer Wahn (beispielsweise das Wetter kontrollieren zu können oder von Außeridischen gesteuert zu sein)

2.
- anhaltende Halluzinationen jeder Sinnesmodalität, undeutlich ausgebildete Wahngedanken
- Neologismen, Gedankenabreißen oder Einschiebungen in den Gedankenfluss
- katatone Symptome wie Erregung, Haltungsstereotypien oder wächserne Biegsamkeit (Flexibilitas cerea), Negativismus, Mutismus und Stupor
- „negative" Symptome wie auffällige Apathie, Sprachverarmung, verflachte oder inadäquate Affekte

Ausschlusskriterien
- Falls ebenfalls die Kriterien für eine manische oder eine depressive Episode erfüllt sind, müssen die aufgelisteten Kriterien vor der affektiven Störung aufgetreten sein.
- Die Störung kann nicht einer organischen oder einer substanzinduzierten Gehirnerkrankung zugeordnet werden.

Im Vergleich zum DSM-5 fallen zwei wesentliche Unterschiede auf:
- In der ICD-10 wird eine zeitliche Dauer der Symptomatik von lediglich einem Monat gefordert, während im DSM-5 eine Dauer der gesamten Symptomatik von sechs Monaten erforderlich ist.
- In der ICD-10 sind die Beschreibungen der Symptome wesentlich differenzierter, wobei sich ein besonderer Bezug zu den Symptomen 1. Ranges im Sinne von Kurt Schneider (Kap. 6.4) findet.

So kann gemäß den diagnostischen Kriterien der ICD-10 bereits nach vier Wochen eine Schizophrenie diagnostiziert werden. Während nach den Kriterien des DSM-5 mindestens zwei Symptome aus unterschiedlichen Bereichen zur Diagnose erforderlich sind, genügt in der ICD-10 unter Umständen schon ein Symptom wie beispielsweise Gedankeneingebung, Wahnwahrnehmung oder kommentierende Stimmen. Hierbei handelt es sich um Symptome, die auf sich von den auf Kurt Schneider zurückgehenden Symptomen 1. Ranges ableiten [174].

Im Gegensatz zum DSM-5 werden in der ICD-10 noch die traditionellen Subtypen der Schizophrenie aufgeführt [216].

Subtypen der Schizophrenie in der ICD-10
- paranoide Schizophrenie
- hebephrene Schizophrenie
- katatone Schizophrenie
- undifferenzierte Schizophrenie
- postschizophrene Depression
- schizophrenes Residuum
- Schizophrenia simplex

Neben den drei von Emil Kraepelin [111] beschriebenen Formen (paranoider, hebephrener und katatoner Subtypus) finden sich hier noch Konzepte wie die *postschizophrene Depression* oder das *schizophrene Residuum*. Unklar ist hierbei allerdings, ob hier verlaufsstabile Typen oder lediglich verschiedene Erkrankungsphasen beschrieben werden sollen.

Die Möglichkeiten einer Verlaufskodierung sind hingegen wieder gut mit denen des DSM-5 vergleichbar, weshalb auf eine ausführliche Darstellung hier bewusst verzichtet wird. Auch in der ICD-10 ist das Konzept Emil Kraepelins von einer definitionsgemäß chronisch verlaufenden Erkrankung nicht in die Konzeptbildung eingegangen. Ähnlich wie im DSM-5 wird somit auch in der ICD-10 von einer Heterogenität des Verlaufs ausgegangen.

Die Differenzialdiagnose gegenüber den *akuten vorübergehenden psychotischen Störungen* erfolgt in erster Linie aufgrund der zeitlichen Dauer der Symptomatik (mindestens vier Wochen im Falle einer Schizophrenie) und lediglich in zweiter Linie aufgrund eines charakteristischen Symptombildes [81]. Die Abgrenzung gegenüber den *schizoaffektiven Störungen* erfolgt hingegen aufgrund des Fehlens einer ausgeprägten manischen oder depressiven Symptomatik.

Auch in der ICD-11 wird es voraussichtlich diagnostische Kriterien für *Schizophrenie, schizoaffektive Störung, akute vorübergehende psychotische Störung* und *wahnhafte Störung* innerhalb eines *Schizophreniespektrums* geben. Die aktuellen Entwürfe deuten aber darauf hin, dass ähnlich wie im DSM-5 auf die Einteilung in die traditionellen Subtypen verzichtet wird. Unklar ist jedoch noch, wie die diagnostischen Kriterien für die Schizophrenie aussehen und ob die Symptome 1. Ranges im Sinne von Kurt Schneider weiterhin eine so wesentliche Rolle wie in der ICD-10 spielen werden.

3.2.4 Fallbeispiele zur Diagnostik der Schizophrenie

Die Anwendung der diagnostischen Kriterien soll zunächst an einem Fall verdeutlicht werden, bei denen die Entscheidungsfindung keine Schwierigkeiten bereitet (**Fallbeispiel 1**) [79]. Die diagnostische Entscheidungsfindung nach den Kriterien des DSM-5 ist in ▶ Tab. 3.1 dargestellt.

Aufgrund des deutlich ausgeprägten Wahns sowie der akustischen Halluzinationen lässt sich mit Hilfe des DSM-5 unschwer eine Schizophrenie diagnostizieren. Das Zeitkriterium von sechs Monaten ist bei dem insgesamt zweijährigen Krankheitsverlauf erfüllt. Nach Abschluss der Krankenhausbehandlung lässt sich der Verlaufsspezifier „Erste Episode, gegenwärtig teilremittiert" hinzufügen. Aus dem Gesamtbild wird man keinen Zweifel haben, dass es sich hier um einen ausgeprägten Verfolgungswahn handelt. Am Beginn der Erkrankung, wo sich die Patientin lediglich von ihrem geschiedenen Mann verfolgt und überwacht gefühlt hatte, dürfte jedoch diese Einschätzung viel schwerer zu treffen gewesen sein.

Fallbeispiel 1

Eine 48-jährige Frau wird nach sechsmonatiger ambulanter Behandlung stationär in einer psychiatrischen Klinik aufgenommen. Sie berichtet, dass sie seit etwa zwei Jahren von ihrem geschiedenen Mann überwacht und verfolgt werde. Dieser habe es auf ihr gemeinsames Kind abgesehen. Durch das Radio und das Telefon werde sie abgehört. Sie glaube aber auch, dass sie von einem ehemaligen Arbeitskollegen geliebt werde. Aufgrund von Problemen am Arbeitsplatz sei ihr jedoch inzwischen gekündigt worden. In den letzten Tagen habe sich die Situation zugespitzt. Nun seien auch Ausländer hinter ihr her, die sie umbringen wollten. Nachts höre sie in der Wohnung Lärm, der sie fertig machen solle. Außerdem spüre sie oft durch einen äußeren Einfluss ein Druckgefühl im Rücken. Von einer Liege, die aus ihrer ehemaligen Wohnung stamme, gehe eine unklare Kraft aus. Hinter allem stecke ihr Mann, der Mitglied der Mafia sei. Dieser wolle den gemeinsamen Sohn, der ihr nach der Scheidung zugesprochen worden sei, wiederbekommen, um ihn zu verkaufen.

Im psychopathologischen Befund zeigte sich ein Verfolgungswahn (ihr geschiedener Mann, Ausländer und die Mafia seien hinter ihr her) sowie ein Liebeswahn (ein Arbeitskollege sei in sie verliebt). Es fanden sich deutliche Wahnwahrnehmungen (viele Sendungen im Fernsehen würden sich mit ihrer Situation und ihrer Person befassen), akustische Halluzinationen (sie habe mehrfach eine Stimme in der Nacht schreien hören) sowie taktile Halluzinationen in Form eines Schmerz- und Druckgefühls. Das formale Denken war deutlich eingeengt.

Körperliche Untersuchung und apparative Zusatzdiagnostik ergaben keinen wegweisenden Befund. Unter einer antipsychotischen Therapie kam es zu einer langsamen Besserung des Befundes, so dass eine Entlassung aus der stationären Behandlung erfolgen konnte.

Tab. 3.1 Diagnostische Entscheidungsfindung nach den Kriterien des DSM-5 im Fallbeispiel 1.

Diagnosekriterien für die Schizophrenie	Anwendung auf das Fallbeispiel
mindestens zwei der fünf Hauptsymptome für die Dauer von mindestens einem Monat	Wahn (Verfolgungswahn und Liebeswahn), Halluzinationen (akustisch und taktil)
deutliche Einbußen in zentralen Funktionsbereichen	Kündigung aufgrund von Problemen am Arbeitsplatz
Dauer des Störungsbildes von mindestens sechs Monaten	Beginn der Symptomatik vor zwei Jahren
Ausschluss einer schizoaffektiven, depressiven oder bipolaren Störung	keine Symptome einer manischen oder depressiven Episode
Ausschluss eines medizinischen Krankheitsfaktors oder von Substanzeinfluss	Zusatzdiagnostik ohne wegweisenden Befund, regelmäßiger Alkoholkonsum ohne Abhängigkeit, kein Drogenkonsum
Bezug zu einer Autismus-Spektrum-Störung	kein Hinweis für Autismus-Spektrum-Störung

Auch nach den diagnostischen Kriterien der ICD-10 kann hier eine Schizophrenie diagnostiziert werden. Zu diskutieren ist allerdings, ob der Wahn als *„bizarr"* bzw. *„kulturell unangemessen"* bezeichnet werden kann [216]. Allerdings finden sich klare Wahnwahrnehmungen, welchen in Anlehnung an Kurt Schneider [174] in der ICD-10 bei der Schizophreniediagnose ein besonderes Gewicht zukommt. Darüber hinaus bestehen auch akustische Halluzinationen. Somit stimmen hier DSM-5 und ICD-10 in der diagnostischen Einordnung miteinander überein. Auf eine tabellarische Darstellung der diagnostischen Entscheidungsfindung gemäß der ICD-10 wird deshalb verzichtet. Gemäß den ICD-10-Kriterien lässt sich eine *paranoide* Schizophrenie diagnostizieren, während das DSM-5 auf eine solche Subtypisierung verzichtet.

Der nächste Fall soll als Beispiel dafür dienen, dass die diagnostische Einordnung in DSM-5 und ICD-10 durchaus voneinander abweichen können (**Fallbeispiel 2**) [79]. Die diagnostische Entscheidungsfindung nach den Kriterien der ICD-10 ist in ▶ Tab. 3.2 dargestellt.

Es lässt sich hier in der ICD-10 ohne Probleme eine Schizophrenie diagnostizieren, die dem paranoiden Subtypus zugeordnet werden kann. Mit den akustischen Halluzinationen in Form von kommentierenden Stimmen sowie den Wahnwahrnehmungen sind sogar zwei der „erstrangigen" Symptome der ICD-10 für diese Diagnose erfüllt. Die Steigerung von Antrieb und Psychomotorik können hier zunächst auch an eine manische Symptomatik denken lassen. Wären die Kriterien für eine manische Episode erfüllt, käme nach den Kriterien der ICD-10 differenzialdiagnostisch eine schizoaffektive Störung infrage. Der Affekt war jedoch nicht euphorisch oder gereizt, sondern vielmehr ratlos und ängstlich. Aus diesem Grund sind die Kriterien für eine manische Episode nicht erfüllt. Es zeigt sich hier allerdings aufgrund der deutlichen Angstsymptomatik ein starker Bezug zum nosologischen Konzept der *Angst-Glücks-Psychose* im Sinne von Karl Leonhard (Kap. 6.5.3). Auch der Verlauf mit Vollremissionen nach den einzelnen Episoden wäre gut mit diesem Konzept vereinbar. Aufgrund des eher günstigen Verlaufes wurde die „Angst-Glücks-Psychose" von Leonhard nicht zu den Schizophrenien, sondern zu den *zykloiden Psychosen* gezählt [122]. Tatsächlich handelt es sich bei der hier geschilderten Patientin um einen episodischen Krankheitsverlauf mit der aktuell zweiten Episode.

Fallbeispiel 2

Eine 43-jährige kaufmännische Angestellte wird von ihrem Ehemann zur stationären Aufnahme gebracht, nachdem sie stundenlang aufgeregt durch die Wohnung gelaufen war und hierbei die ganze Zeit nur laut gelacht und völlig unverständlich gesprochen hatte. Etwa zwei Wochen vor der Aufnahme habe sie angefangen, nachts mit der Kriminalpolizei zu telefonieren und über Abhörgeräte in der Wohnung zu klagen. Sie sei der festen Überzeugung gewesen, dass in der Wohnung Wanzen aufgestellt seien, um sie abzuhören und sie zu filmen. Im Restaurant habe sie geglaubt, dass die anderen Leute über sie reden. Zum Zeitpunkt der Aufnahme war eine geordnete Exploration nicht möglich. Wenige Tage später berichtete sie, dass sie unter einer großen Angst gelitten habe. Sie vermute, dass die Kriminalpolizei ein Sprechband ins Telefon eingebaut habe, da sie dort unbekannte Stimmen mit dem Wortlaut „bitte melden Sie sich" und „Sie werden abgehört" vernommen habe. Vor etwa sieben Jahren sei sie bereits einmal in ambulanter Behandlung gewesen, da sie sich verfolgt gefühlt habe. Die Symptomatik sei jedoch rasch wieder abgeklungen.

Im psychopathologischen Befund zeigen sich ein ausgeprägter Verfolgungswahn mit Wahnwahrnehmungen (die Polizei habe Wanzen installiert, am Telefon werde sie abgehört) und akustische Halluzinationen (Stimmen am Telefon, die sagten, dass sie abgehört werde). Im formalen Denken war sie stark zerfahren (sie sagte, sie fürchte die Baader-Meinhof-Bande und fragte im gleichen Satz, ob AOK, Depression und Frau T. für die Ärztin ein Begriff sei). Im Affekt war sie deutlich ratlos und ängstlich. Antrieb und Psychomotorik waren gesteigert.

Unter einer antipsychotischen Therapie verschwand die Symptomatik nach vier Wochen. Nach fünf Wochen konnte sie in einem vollremittierten Zustandsbild entlassen werden.

Tab. 3.2 Diagnostische Entscheidungsfindung nach den Kriterien der ICD-10 im Fallbeispiel 2.

Diagnosekriterien für die Schizophrenie	Anwendung auf das Fallbeispiel
mindestens ein Symptom aus Gruppe 1 oder zwei aus Gruppe 2 für die Dauer von einem Monat	akustische Halluzinationen in Form von Stimmenhören, Verfolgungswahn in Form von Wahnwahrnehmungen, Dauer der Symptomatik von ungefähr sechs Wochen
Ausschluss einer manischen oder depressiven Episode	ratloser und ängstlicher Affekt mit Steigerung von Antrieb und Psychomotorik, Kriterien für eine manische Episode werden nicht erfüllt, kein Hinweis auf depressive Symptomatik
Ausschluss von Substanzeinfluss oder einer organischen Störung	Zusatzdiagnostik ohne wegweisenden Befund, kein Alkohol- oder Drogenkonsum

Nach den diagnostischen Kriterien des DSM-5 lässt sich jedoch im Gegensatz zur ICD-10 im Fallbeispiel 2 keine Schizophrenie diagnostizieren. Der Grund dafür liegt nicht in der hier geschilderten Symptomatik, sondern vielmehr in der Dauer der Erkrankung. Die Symptomatik hatte etwa zwei Wochen vor der stationären Aufnahme begonnen. Hinweise auf eine Prodromalphase gibt es nicht. Nach fünf Wochen stationärer Behandlung konnte die Patientin wieder in einem vollremittierten Zustand entlassen werden. Somit ist von einer Krankheitsepisode mit etwa sechs Wochen Dauer auszugehen. Im DSM-5 wird für die Diagnose einer Schizophrenie jedoch eine Dauer der Symptomatik (einschließlich Prodromal- und Residualphase) von sechs Monaten gefordert. Das Schizophreniekonzept ist somit im DSM-5 deutlich enger gefasst als dies in der ICD-10 der Fall ist. So ist hier nach den diagnostischen Kriterien des DSM-5 keine Schizophrenie, sondern eine *schizophreniforme Störung* zu diagnostizieren. Diese ist durch die gleiche Symptomatik wie die Schizophrenie charakterisiert, die zeitliche Dauer der Symptomatik liegt jedoch zwischen einem und sechs Monaten.

Im nächsten Fall fällt die diagnostische Entscheidungsfindung hingegen deutlich schwerer (**Fallbeispiel 3**) [79]. Die diagnostische Entscheidungsfindung nach den Kriterien des DSM-5 ist in ▶ Tab. 3.3 dargestellt.

Fallbeispiel 3

Eine 22-jährige Frau wird mit einem gehemmt-apathischen Bild notfallmäßig stationär in einer psychiatrischen Klinik aufgenommen. Fremdanamnestisch war zu erfahren, dass sie in den letzten Wochen immer verschlossener geworden sei. Seit dem Tod ihrer Schwester vor zwei Jahren leide sie an Schuldgefühlen, sie habe über depressive Stimmung und Insuffizienzgefühle geklagt. Die zuvor lebenslustige junge Frau habe zunehmend ihre sozialen Kontakte abgebrochen. Nachdem sich nach einigen Tagen das gehemmt-apathische Bild gebessert hatte, war eine geordnete Exploration möglich. Die Patientin berichtete, dass sie unter der großen Angst gelitten habe, ihre Familie ins Unglück zu stürzen. Sie habe die Stimme ihres Chefs gehört, der mit ihr unzufrieden gewesen sei. Nach dem Treffen mit einem Bekannten habe sie gedacht, dass er sie im Auftrag ihres Arbeitgebers ausspionieren und vergiften wolle. Seit etwa einem Jahr höre sie Stimmen, die sich abfällig über ihre Person äußerten.

Psychopathologisch zeigte sich ein Verfolgungswahn und ein Vergiftungswahn (ein Bekannter wolle sie ausspionieren und habe sie vergiftet) sowie akustische Halluzinationen (sie höre Stimmen, die über sie abfällige Bemerkungen machen). Weiterhin fiel ein ängstlich-ratloser, aber auch deutlich depressiver Affekt („müde, schlapp, traurig und ängstlich") auf. Die Patientin war deutlich antriebsgemindert und psychomotorisch verlangsamt. Sie klagte über Schuld- und Insuffizienzgefühle sowie über Schlafstörungen. Während des Aufenthaltes kam es auch zu suizidalem Verhalten (sie wollte sich eine Schere in den Bauch rammen).

Körperliche Untersuchung und apparative Zusatzdiagnostik ergaben keinen wegweisenden Befund. Wahn und Halluzination besserten sich nach zwei Wochen, der ängstlich-depressive Affekt hielt vier Wochen lang an.

Tab. 3.3 Diagnostische Entscheidungsfindung nach den Kriterien des DSM-5 im Fallbeispiel 3.

Diagnosekriterien für die Schizophrenie	Anwendung auf das Fallbeispiel
Mindestens zwei der fünf Hauptsymptome für die Dauer von mindestens einem Monat	Wahn (Verfolgungswahn und Vergiftungswahn), Halluzinationen (Stimmenhören), katatones Verhalten (gehemmt-apathisches Bild für einige Tage), Negativsymptome (sozialer Rückzug, Antriebsmangel)
deutliche Einbußen in zentralen Funktionsbereichen	Erfordernis einer stationären Behandlung
Dauer des Störungsbildes von mindestens sechs Monaten	Symptomatik seit etwa zwei Jahren
Ausschluss einer schizoaffektiven, depressiven oder bipolaren Störung	Vorliegen einer Major Depression (depressive Verstimmung, Interessenverlust, Schlaflosigkeit, psychomotorische Verlangsamung, Energieverlust, Gefühl der Wertlosigkeit, Suizidalität), jedoch nur von kurzer Dauer im Vergleich zur floriden und residualen Phase der Schizophrenie
Ausschluss eines medizinischen Krankheitsfaktors oder von Substanzeinfluss	Zusatzdiagnostik ohne wegweisenden Befund, geringer Alkoholkonsum, kein Drogenkonsum
Bezug zur einer Autismus-Spektrum-Störung	kein Hinweis für Autismus-Spektrum-Störung

Die psychopathologische Symptomatik ist dadurch geprägt, dass sowohl *typische Symptome einer Schizophrenie* vorkommen (Wahn, Halluzinationen, katatones Verhalten, Negativsymptome) als auch die *Kriterien für eine Major Depression* (Kap. 3.4) erfüllt sind (depressive Verstimmung, Interessenverlust, Schlaflosigkeit, psychomotorische Verlangsamung, Energieverlust, Gefühl der Wertlosigkeit, Suizidalität). Gemäß den diagnostischen Kriterien des DSM-5 ist nun zu beurteilen, ob die Episode der Major Depression nur von kurzer Dauer im Vergleich zur floriden und residualen Phase der Schizophrenie war. Aus den hier zur Verfügung stehenden Informationen wird deutlich, dass die Patientin seit etwa zwei Jahren unter Schuldgefühlen und depressiven Verstimmungen litt. Es ist schwierig zu beurteilen, ob bereits zu diesem Zeitpunkt die Kriterien für eine Major Depression 5erfüllt waren. Weiterhin ist zu erfahren, dass die Patientin schon seit etwa einem Jahr vor der stationären Aufnahme Stimmen hörte und sich mit Suizidgedanken beschäftige. In dieser Zeit sei die zuvor als lebenslustig beschriebene junge Frau still und kontaktarm geworden. Auch hier ist nicht sicher zu beurteilen, ob die Kriterien für eine Major Depression erfüllt waren.

Man kann sich nun dazu entscheiden, die Symptomatik im Jahr vor dem stationären Aufenthalt als Major Depression einzuordnen oder sie andererseits als Prodromalphase einer Schizophrenie mit vorwiegender Negativsymptomatik auffassen. Im ersten Fall käme man zur Diagnose einer *depressiven Störung mit psychotischen Merkmalen*, im zweiten Fall würde der Fall hingegen als *Schizophrenie* eingeordnet werden. Eine schizoaffektive Störung scheidet aus, da es im ersten Fall darüber hinaus keinen Hinweis darauf gibt, dass Wahn und Halluzinationen für mindestens zwei Wochen auftraten, ohne dass die Kriterien für eine Major Depression erfüllt waren (Kap. 3.3). Die differenzialdiagnostische Entscheidung fällt in diesem Fall also einerseits aufgrund der Bewertung einzelner Symptome (depressive Symptomatik vs. Negativsymptomatik) und andererseits aufgrund der Einschätzung ihrer zeitlicher Dauer. Bei den hier zu treffenden diagnostischen Entscheidungen kann man sich nur bedingt auf klare Kriterien stützen, vielmehr ist hier maßgeblich auch das klinische Urteil gefragt. Im klinischen Alltag wird es immer schwierig sein, die genaue zeitliche Dauer und Abfolge der einzelnen Symptome zu bestimmen. Die hier auftretenden diagnostischen Schwierigkeiten sind nicht nur durch mangelnde Informationen in diesem speziellen Fall bedingt, sondern weisen auch auf grundsätzliche Probleme hin, die bei der Verwendung von Zeitkriterien entstehen.

Aufgrund des klinischen Gesamtbilds spricht einiges dafür, die Veränderungen im Jahr vor der stationären Aufnahme (sozialer Rückzug, Gleichgültigkeit) als *Negativsymptomatik* und nicht als Episode einer Major Depression zu werten. Die akustischen Halluzinationen in Form von Stimmenhören, die ausgeprägten Wahnideen und nicht zuletzt das Alter von 22 Jahren als typisches Erstmanifestationsalter schizophrener Psychosen sind eher mit einer Schizophrenie als mit einer depressiven Erkrankung vereinbar. Somit wird hier die Entscheidung getroffen, den sozialen Rückzug, und den Interessenverlust als Negativsymptomatik einzuordnen und somit die Dauer der Major Depression als kurz im Vergleich zur Dauer der psychotischen Symptomatik anzusehen. Somit kommt man hier zur Diagnose einer Schizophrenie.

Bei Verwendung der Kriterien der ICD-10 stößt man hier im Fallbeispiel 3 auf die gleichen Probleme, welche für die diagnostische Entscheidungsfindung mit Hilfe des DSM-5 beschrieben wurden. Auch hier muss klinisch abgewogen werden, ob es sich um eine depressive oder um eine Negativsymptomatik handelt. Im Gegensatz zum DSM-5 kann hier allerdings noch die Diagnose einer schizoaffektiven Störung erwogen werden, da diese in der ICD-10 weiter als im DSM-5 gefasst ist (Kap. 3.3). Schließt man sich jedoch den zuvor angeführten Überlegungen an und geht von einer im Vordergrund stehenden Negativsymptomatik aus, so kommt man auch bei Verwendung der ICD-10-Kriterien zur Diagnose einer Schizophrenie.

3.2.5 Probleme bei der Schizophreniediagnose

Die Schizophreniekonzepte in DSM-5 und ICD-10 haben das Problem, dass sie ein sehr heterogenes Spektrum von verschiedenen Störungen umfassen, insbesondere auch in Hinblick auf die psychopathologische Symptomatik und den Verlauf [118]. Die Fallbeispiele 1, 2 und 3 können bereits einen Eindruck von dieser Heterogenität geben. Es gibt jedoch durchaus auch Fälle, welche noch weiter von den hier dargestellten Beispielen abweichen. Gelegentlich können auch Symptome wie Wahn und Halluzinationen fehlen. Dann muss sich die Diagnose auf desorganisiertes Sprechen oder Denken, katatones Verhalten und Negativsymptomatik stützen [117]. Insbesondere können das Erkennen und das differenzierte Erfassen von katatonen Symptomen manchmal erhebliche Schwierigkeiten bereiten.

Im DSM-5 wird ausdrücklich auf die traditionelle Unterteilung schizophrener Psychosen in paranoide, katatone und hebephrene Formen verzichtet, da sich diese Subtypisierung bisher nur als bedingt hilfreich erwiesen hat. Auch die ICD-11 wird vermutlich diesen Weg einschlagen. Das DSM-5 verfolgt vielmehr das Ziel, das Problem der Heterogenität durch Spezifier zu lösen. Hierbei wird jedoch auf eine früher etablierte psychopathologische Charakterisierung verschiedener Erkrankungsformen verzichtet.

Letztlich muss kritisch gefragt werden, was die diagnostische Kategorie der Schizophrenie heute überhaupt noch rechtfertigt, nachdem hier doch sehr unterschiedliche Konzepte zusammengefasst werden. So kann ein Schizophreniekonstrukt, welches sich weder auf klare neurobiologische Befunde noch auf verbindende psychopathologische Charakteristika stützt, auf Dauer nicht überzeugen [87].

3.3 Schizoaffektive Störungen

3.3.1 Konzeptuelle Grundlagen der schizoaffektiven Störungen

Auf Emil Kraepelin geht die dichotome Aufteilung der nicht-organischen Psychosen mit der Dementia praecox auf der einen und dem manisch-depressiven Irresein auf der anderen Seite zurück [111] (Kap. 6.1). Die Dementia praecox wurde hierbei mit einer ungünstigen und das manisch-depressive Irresein mit einer günstigen Prognose verbunden. Eugen Bleuler wich jedoch später deutlich von diesem Konzept ab und versuchte, die aus der Dementia praecox abgeleitete Schizophrenie durch spezifische Symptome im Querschnittbefund zu charakterisieren [18]. So bemühten sich im weiteren verschiedene Autoren um geeignete Konzepte für diejenigen Patienten, welche im Querschnitt Bleulers Gruppe der Schizophrenien zugeordnet werden können, jedoch einen eher günstigen Krankheitsverlauf im Sinne von Kraepelins manisch-depressivem Irresein aufweisen (▶ Tab. 3.4). Einige dieser Konzepte sind auch in die modernen Diagnosesysteme eingegangen.

In Zusammenhang mit den dargestellten historischen nosologischen Konzepten ist auch eine wichtige Arbeit der sogenannten *Neo-Kraepelinianer* aus dem Jahre 1970 erwähnenswert (Kap. 6.11). Eli Robins (1921–1994) und Samuel Guze (1923–

Tab. 3.4 Nosologische Konzepte im intermediären Bereich zwischen Schizophrenie und affektiven Psychosen.

Nosologisches Konzept	Erstbeschreiber
Degenerationspsychose	Paul Schröder, Karl Kleist
Bouffée délirante	Valentin Mangan
schizoaffektive Psychose	Jacob Kasanin
schizophreniforme Psychose	Gabriel Langfeldt
psychogene Psychosen	August Wimmer
reaktive Psychose	Erik Strömgren
zykloide Psychose	Karl Kleist, Karl Leonhard

2000) versuchten hierbei aufzuzeigen, dass die schizophrenen Psychosen aufgrund empirischer Untersuchungen in eine Form mit ungünstigem und eine mit günstigem Verlauf unterteilt werden können, wobei es sich um jeweils eigenständige nosologische Entitäten handelt [158].

Eine wichtige Rolle spielt in diesem Zusammenhang das Konzept der *schizoaffektiven Psychose*, welches maßgeblich auf Jacob Kasanin (1897–1946) zurückgeht. Dieser hatte in einer Fallserie neun Patienten beschrieben, die bei einem guten prämorbiden Funktionsniveau eine akute Psychose mit einer Mischung von psychotischen und affektiven Symptomen zeigten, welche nach kurzer Zeit wieder vollständig remittierte [103]. Aufgrund des gleichzeitigen Auftretens einer psychotischen und einer affektiven Symptomatik wurde von Kasanin die Bezeichnung schizoaffektive Psychose gewählt. Die ursprüngliche Intention dieses nosologischen Konzepts war es, Psychosen mit einer eher günstigen Prognose von Schizophrenien mit einem chronischen Verlauf abzugrenzen. Und solche Psychosen mit eher günstigem Verlauf zeichnen sich erfahrungsgemäß eben häufig durch ein gleichzeitiges Auftreten von psychotischen und affektiven Symptomen aus.

Während im Würzburger Diagnoseschema die funktionellen Psychosen lediglich dem *schizophrenen* und *manisch-depressiven Formenkreis* zugeordnet werden konnten [208], waren in der ICD-8 und ICD-9 die schizoaffektiven Psychosen als eine Untergruppe der Schizophrenie enthalten. In der ICD-10 wurden die schizoaffektiven Störungen als eigenständige Diagnosekategorie eingeführt. Ebenso konnten sich die schizoaffektiven Störungen im DSM etablieren. Während sie im DSM-III noch den Stellenwert einer Restkategorie ohne spezifische diagnostische Kriterien innehatten, stellen sie ab dem DSM-III-R eine vollwertige Diagnosekategorie dar.

3.3.2 Diagnostik der schizoaffektiven Störungen im DSM-5

Auch im DSM-5 wird die schizoaffektive Störung als eigenständige Kategorie aufgeführt [5]. Die wesentlichen diagnostischen Kriterien sind das gleichzeitige Vorliegen einer *depressiven oder manischen Episode* sowie *typischer Symptomen einer Schizophrenie*:

Diagnostische Kriterien der schizoaffektiven Störung im DSM-5

- Ununterbrochene Krankheitsperiode, während der entweder eine depressive oder manische Episode besteht, gleichzeitig mit Kriterium A der Schizophrenie (mindestens zwei der folgenden Symptome: Wahn, Halluzinationen, desorganisiertes Sprechen und Denken, grob desorganisiertes oder katatones Verhalten, Negativsymptome)
- Auftreten von Wahnphänomenen oder Halluzinationen für mindestens zwei Wochen bei gleichzeitiger Abwesenheit einer affektive Episode (depressiv oder manisch) während der Lebenszeitdauer der Erkrankung
- Symptome, welche die Kriterien für eine affektive Episode erfüllen, bestehen die meiste Zeit der Gesamtdauer der floriden und residualen Phase der Erkrankung
- Ausschluss eines Substanzeinflusses oder eines medizinischen Krankheitsfaktors als Ursache

Das bedeutet eine *Ko-Syndromalität* affektiver und psychotischer Symptomatik. Darüber hinaus wird im DSM-5 aber auch eine *zeitliche Dissoziation* zwischen affektiver und psychotischer Symptomatik gefordert. Konkret wird in den Kriterien vorgegeben, dass Wahn und Halluzinationen für mindestens zwei Wochen auftreten, ohne dass die Kriterien für eine depressive oder manische Episode erfüllt sind. Die schizoaffektive Störung ist im DSM-5 in zwei Subtypen unterteilt:
- bipolarer Typ
- depressiver Typ

Hier wird darauf hingewiesen, dass der bipolare Typus eher bei jungen Erwachsenen auftritt, während der depressive Typus eher ältere Menschen betrifft. Darüber hinaus stellt das DSM-5 heraus, dass die schizoaffektive Störung bei Frauen häufiger vorkommt als dies bei Männern der Fall ist. Überdies besteht die Möglichkeit, das Vorliegen von katatonen Symptomen als Spezifier zu kodieren. Dies verdeutlicht noch einmal, dass die Katatonie im DSM-5 als nosologisch unspezifisches Syndrom aufgefasst wird.

In Hinblick auf den Verlauf findet sich im DSM-5 kein Bezug mehr zum ursprünglichen Konzept von Jacob Kasanin. Dessen Intention war es gewesen, episodisch verlaufende und voll remittierende Psychosen von chronischen Schizophrenien abzugrenzen. Im DSM-5 finden sich für die schizoaffektive Störung die gleichen Verlaufs-Spezifier wie für die Schizophrenie. Auf diese Weise wird hier ausdrücklich auch die Möglichkeit eines chronischen Verlaufes oder eines Residualzustands eingeschlossen. Das DSM-5 weist allerdings darauf hin, dass bei der schizoaffektiven Störung im Vergleich zur Schizophrenie die Negativsymptomatik im Regelfall weniger ausgeprägt und weniger andauernd ist.

3.3.3 Diagnostik der schizoaffektiven Störungen in der ICD-10

Hinsichtlich der schizoaffektiven Störungen gibt es erhebliche Unterschiede zwischen DSM-5 und ICD-10. Im Folgenden wird ein Überblick über die Kriterien der ICD-10 gegeben [216].

> **Diagnostische Kriterien der schizoaffektiven Störung in der ICD-10**
>
> - Kriterien für eine mittelgradige oder schwere affektive Störung sind erfüllt
> - Symptome aus mindestens einer der folgenden Symptomgruppen für mindestens zwei Wochen
>   - Gedankenlautwerden, Gedankeneingebung, Gedankenentzug, Gedankenausbreitung
>   - Kontrollwahn, Beeinflussungswahn, Gefühl des Gemachten
>   - kommentierende oder dialogische Stimmen
>   - kulturell unangemessener und bizarrer Wahn
>   - Danebenreden, deutlich zerfahrene Sprache, Neologismen
>   - katatone Symptome
> - Gleichzeitiges Auftreten von schizophrenen und affektiven Symptomen während derselben Störungsepisode
> - Ausschluss einer organischen Ursache oder von Substanzeinfluss

Ähnlich wie im DSM-5 wird auch in der ICD-10 gefordert, dass gleichzeitig affektive und „schizophrene" Symptome auftreten. Konkret müssen zum einen die Kriterien für eine mittelgradige oder schwere affektive Störung (manische oder depressive Episode) erfüllt sein. Zum anderen wird aber auch das Vorliegen von „typisch schizophrenen Symptomen" für einen Zeitraum von mindestens zwei Wochen gefordert. Bei einigen der hier aufgeführten Symptome lässt sich unschwer Kurt Schneiders Konzept der Symptome 1. Ranges erkennen (Kap. 6.4). Es sollte hierbei allerdings eine „relative Balance" zwischen affektiven und „schizophrenen" Symptomen bestehen.

Im Gegensatz zum DSM-5 ist jedoch in der ICD-10 keine zeitliche Dissoziation zwischen affektiven und „schizophrenen" Symptomen nötig. So findet sich hier kein Kriterium, welches das Vorhandensein von Wahn und Halluzinationen für einen bestimmten Zeitraum in Abwesenheit von ausgeprägten affektiven Symptomen fordert. Somit ist hier das Konzept der schizoaffektiven Störungen weiter gefasst, als dies im DSM-5 der Fall ist. In der ICD-10 wird im Gegensatz zum DSM-5 ausdrücklich darauf hingewiesen, dass es sich bei den schizoaffektiven Störungen in der Regel um episodische Erkrankungen mit vollständiger Remission zwischen den jeweiligen Phasen handelt. An dieser Stelle findet sich also durchaus noch ein Bezug zum ursprünglichen Konzept von Kasanin [102]. Die schizoaffektiven Störungen werden in der ICD-10 in folgende Subtypen unterteilt:
- schizomanische Störung
- schizodepressive Störung
- gemischte schizoaffektive Störung

Auch die Entwürfe für die ICD-11 sehen eine diagnostische Kategorie für die schizoaffektiven Störungen vor. Wie die diesbezüglichen Kriterien jedoch konkret aussehen werden und ob es zu einer Angleichung an das Konzept des DSM-5 kommen wird, ist derzeit noch nicht absehbar.

3.3.4 Fallbeispiele zur Diagnostik schizoaffektiver Störungen

Zunächst soll die Anwendung der diagnostischen Kriterien der ICD-10 anhand von **Fallbeispiel 4** gezeigt werden [79]. Die diagnostische Entscheidungsfindung ist in ▶ Tab. 3.5 dargestellt. Bei der hier geschilderten Patientin sind zum einen die Kriterien für eine manische Episode erfüllt, zum anderen treten auch „typisch schizophrene" Symptome auf, wobei hier die formalen Denkstörungen sowie die psychomotorischen Auffälligkeiten im Sinne von katatonen Phänomenen zu nennen sind. Der geschilderte Beziehungswahn und der Verfolgungswahn können nicht als „typisch schizophrenes" Symptom im Sinne der ICD-10 angesehen werden. Lediglich ein kulturell un-

3.3 Schizoaffektive Störungen

angemessener und bizarrer Wahn würde nämlich dieses Kriterium erfüllen [216]. Da beide Symptomgruppen gleichzeitig für eine Dauer von etwa sieben Wochen auftraten und es keinen Hinweis für eine organische Ursache oder Substanzeinfluss gab, kann nach den diagnostischen Kriterien der ICD-10 eine schizomanische Störung diagnostiziert werden.

Wendet man hier jedoch die Kriterien des DSM-5 an, so kommt man zur Diagnose einer *Bipolar I Störung mit psychotischen Merkmalen*. Eine schizoaffektive Störung kann hier nicht diagnostiziert werden, da keine zeitliche Dissoziation zwischen „schizophrener" und affektiver Symptomatik bestand. Es kam hier ausschließlich zu einem gleichzeitigen Auftreten beider Symptomgruppen. Eine Zeit, in der Wahn und Halluzinationen bestanden hätten, ohne dass gleichzeitig die Kriterien für eine manische Episode erfüllt waren, gab es im Fallbeispiel 4 nicht. So wird hier auch deutlich, dass die bipolar affektiven Störungen im DSM-5 wesentlich weiter gefasst sind, als dies in der ICD-10 der Fall ist.

Fallbeispiel 4

Eine 32-jährige Krankenpflegehelferin wird zur stationären Aufnahme gebracht, nachdem es auf einer Fortbildungsveranstaltung der Kneipp-Akademie zu erheblichen Auffälligkeiten gekommen war. Nach Angaben der Leiterin der Veranstaltung sei die Patientin bereits seit etwa zehn Tagen unverständlich euphorisch gewesen und habe sich für Einzelaufgaben immer aufgedrängt. Später habe sie immer mehr gesprochen, einen improvisierten Solotanz vor den übrigen Teilnehmern praktiziert und Bücher verschenkt. Schließlich habe sich die Symptomatik zugespitzt und die Patientin sei völlig durcheinander und verstört gewesen. Zum Aufnahmezeitpunkt war aufgrund einer formalgedanklichen Inkohärenz keine geordnete Exploration möglich. Später gab sie an, dass in der Klinik ein Film über die Auferstehung gedreht werde.

Im psychopathologischen Befund zeigten sich katatone und desorganisierte Verhaltensweisen (parakinetische Phänomene, teils segnende und teils betende Armbewegungen). Das formale Denken war inkohärent und assoziativ gelockert („Die Sonne ist … vielleicht morgen … in Ewigkeit Amen"; „Rosemarie – das Röschen – die Rose"). Im inhaltlichen Denken zeigte sich ein Beziehungswahn in Form von Wahneinfällen und Wahnwahrnehmungen (sie hatte das Gefühl, als ob alles, was geschah, Teil eines Filmes sei, der über sie gedreht werde), darüber hinaus klangen auch Verfolgungsideen an (möglicherweise stehe da auch jemand hinter der ganzen Angelegenheit: vielleicht derjenige Mann, der sie als Kätzchen verkleidet beim Karneval gesehen habe). Der Affekt war deutlich euphorisch und gehoben, Selbstwertgefühl und Selbsteinschätzung waren deutlich gesteigert. Es zeigte sich auch eine deutliche Steigerung von Antrieb und Psychomotorik mit einer Logorrhoe.

Unter einer antipsychotischen Behandlung kam es innerhalb von etwa sechs Wochen zu einer deutlichen Besserung der Symptomatik.

Tab. 3.5 Diagnostische Entscheidungsfindung nach den Kriterien der ICD-10 im Fallbeispiel 4.

Diagnosekriterien für die schizoaffektive Störung	Anwendung auf das Fallbeispiel
Kriterien für eine manische Episode sind erfüllt	euphorischer und gehobener Affekt, Steigerung von Selbstwertgefühl und Selbsteinschätzung, gesteigerte Gesprächigkeit (Logorrhoe), Steigerung von Aktivität und motorische Ruhelosigkeit, Verlust sozialer Hemmungen (Aufführung eines Solotanzes), Verursachung einer schweren Störung der Lebensführung, Dauer der Symptomatik von ungefähr acht Wochen
Auftreten von typisch schizophrenen Symptomen	deutlich zerfahrene Sprache, katatone Symptome (parakinetische Phänomene, teils segnende und teils betende Armbewegungen)
gleichzeitiges Auftreten von schizophrenen und affektiven Symptomen während derselben Störungsepisode	gleichzeitiges Auftreten der Symptome
Ausschluss einer organischen Ursache oder von Substanzeinfluss	Zusatzdiagnostik ohne wegweisenden Befund, kein Alkohol- oder Drogenkonsum

Die diagnostische Entscheidungsfindung nach den Kriterien des DSM-5 wird nun am Beispiel eines historischen Falles aus den klinischen Vorlesungen von Emil Kraepelin dargestellt (**Fallbeispiel 5**) [112]. Diese Kasuistik wurde deshalb ausgewählt, weil sie in englischer Übersetzung im Fallbuch zum DSM-IV-TR zu finden ist und dort als eines von lediglich zwei Beispielen für die Diagnose einer schizoaffektiven Störung dient [188]. Die sich hieran orientierende diagnostische Einschätzung ist in ▸ Tab. 3.6 dargestellt.

Fallbeispiel 5

Eine 23-jährige Fabrikarbeiterin sei seit zwei Jahren zunehmend ängstlich geworden. Sie habe graue Männer und Frauenköpfe gesehen. Weiterhin habe sie Klopfgeräusche und sie beschimpfende Stimmen gehört. Aufgrund eines Liebesbriefes an ihren Arbeitgeber sei ihr gekündigt worden. Man habe sie auf der Straße gefunden und schließlich in eine Anstalt gebracht. Dort sei es regelmäßig zu kurzzeitigen Erregungszuständen gekommen, in denen sie sich entkleidet und um sich geschlagen habe. Weiterhin sei sie abweisend und unzufrieden gewesen und habe zu Stereotypien und triebhaftem Handeln geneigt. Außerdem habe man eine Echopraxie beobachtet. Sie habe beispielsweise im Garten stundenlang dieselben Wege wie eine „8" zurückgelegt. Man habe sie lange Zeit isolieren müssen, da sie anderen Kranken gegenüber „bei völliger Besonnenheit und ohne gemütliche Erregung" gefährlich geworden sei. Dies habe sich jedoch in letzter Zeit gelegt.

Während der Patientenvorstellung im Rahmen der Vorlesung zeigen sich Verfolgungs- und Beeinträchtigungswahn („Ferner beklagt sie sich über geschlechtliche Angriffe, denen sie ausgesetzt gewesen sei; Lunge, Herz und Leber seien ihr herausgenommen worden"), Größenwahn („aus ihren Reden geht hervor, dass sie sich als Herrin des Hauses betrachtet; sie bezahlt die Wärterinnen und stellt sie an, will sich bessere Ärzte anschaffen; ihren Namen nennt sie mit dem Zusatz „von""), katatones Verhalten mit Negativismus („Aufforderungen befolgt sie nicht (...); sie schreibt nicht, sondern lehnt alles mit schnippischen Worten ab"), Stereotypien und Manierismen („Alle ihre Bewegungen und Gebärden sind plump, eckig, steif, sehr ausgiebig, aber einförmig") und eine desorganisierte Sprechweise („redet wie ein Kind in unvollkommener Satzbildung, verdreht die Wörter, streut sinnlose Flickwörter und Wortneubildungen ein"). Im Affekt fällt eine gehobene, aber auch teilweise gereizte Stimmung auf („läppisch, heiter, bisweilen erotisch, dazwischen wieder gereizt"). Weiterhin zeigen sich Rededrang („sie schwatzt fortwährend, lässt niemanden zu Wort kommen"); psychomotorische Unruhe („sie hüpft herum, verneigt sich, klatscht in die Hände, schneidet Gesichter") und sexuelle Indiskretionen („sie gefällt sich in höchst unflätigen geschlechtlichen Anspielungen").

Tab. 3.6 Diagnostische Entscheidungsfindung nach den Kriterien des DSM-5 im Fallbeispiel 5.

Diagnosekriterien für die schizoaffektive Störung	Anwendung auf das Fallbeispiel
gleichzeitiges Auftreten einer manischen oder depressiven Episode und Symptomen einer Schizophrenie	Symptome einer Schizophrenie wie Wahn (Verfolgungswahn und Größenwahn), akustische Halluzinationen, desorganisierte Sprechweise und katatones Verhalten (Negativismus, Stereotypien) gleichzeitig mit einer manischen Episode mit Symptomen wie gehobener und gereizter Affekt, Größenideen, Rededrang, psychomotorischer Unruhe und sexuellen Indiskretionen
Wahn oder Halluzination für mindestens zwei Wochen bei gleichzeitiger Abwesenheit einer affektiven Episode	Wahn und Halluzinationen (z. B. Stimmenhören) ohne ausgeprägte manische Symptomatik zum Zeitpunkt des Krankheitsbeginns
Symptome einer affektiven Episode während eines erheblichen Anteils an der gesamten Dauer der Erkrankung	Symptome der manischen Episode während eines erheblichen Zeitraums der Erkrankung (laut Kraepelin unverändertes Bild seit einem Jahr)
Ausschluss eines Substanzeinflusses oder eines medizinischen Krankheitsfaktors	kein Hinweis auf entsprechende Faktoren in der Fallschilderung bei Kraepelin

Hier ist zunächst festzustellen, dass Symptome einer Schizophrenie vorliegen und gleichzeitig die Kriterien für eine manische Episode erfüllt sind. So ist hier nach den Kriterien des DSM-5 zwischen einer *Schizophrenie, schizoaffektiven Störung* und einer *bipolar affektiven Störung mit psychotischen Merkmalen* zu unterscheiden. Diese Entscheidung hängt maßgeblich von der zeitlichen Dauer der jeweiligen Symptome ab. Hierbei muss zunächst entschieden werden, ob die Dauer der manischen Symptomatik in Vergleich zu den Symptomen einer Schizophrenie kurz ist.

Die Autoren des Fallbuchs zum DSM-IV-TR verneinen dies, wodurch eine Schizophrenie ausgeschlossen wird. Diese Entscheidung wird mit der Bemerkung Kraepelins begründet, die Patientin biete seit über einem Jahr dasselbe klinische Bild dar wie zum Zeitpunkt der Untersuchung [188]. Somit ist nun zwischen einer schizoaffektiven Störung und einer bipolaren Störung mit psychotischen Merkmalen zu differenzieren. Die entscheidende Frage hierbei lautet, ob es einen Zeitraum von mindestens zwei Wochen gab, in dem psychotische Merkmale auftraten, ohne dass die Kriterien für eine manische Episode erfüllt waren. Die Autoren des Fallbuches zum DSM-IV-TR bejahen diese Frage, da sie die erste Zeit der Erkrankung als eine solche Phase ansehen, und kommen somit zur Diagnose einer *schizoaffektiven Störung* [188].

Zuzustimmen ist der Einschätzung, dass es bei der Patientin einen Zeitraum von mindestens zwei Wochen gab, in dem Wahn und Halluzinationen ohne ausgeprägte manische Symptomatik auftraten. So ist zu erfahren, dass sie zunächst zunehmend ängstlich geworden sei und beschimpfende Stimmen gehört habe. Zweifelhaft erscheint jedoch, ob die Symptome der manischen Episode während eines erheblichen Anteil an der gesamten Dauer der Erkrankung vorhanden waren. So lässt sich kritisch diskutieren, ob Symptome wie Rededrang und psychomotorische Unruhe eher als katatone Symptome anzusehen und somit eher nicht Ausdruck einer manischen Episode sind. Somit fällt hier eine wichtige diagnostische Entscheidung bereits auf der Symptomebene. Wenn man nun die Störungen von Psychomotorik und Antrieb nicht einer möglichen manischen Episode zurechnet, könnte man auch zum Schluss kommen, dass eben keine manische Episode vorlag oder diese nur kurz im Vergleich zu den Symptomen einer Schizophrenie war. Dann käme man zur Diagnose einer *Schizophrenie*, was auch der ursprünglichen Einschätzung Emil Kraepelins als Dementia praecox entspricht [112]. Unabhängig von dieser Entscheidung kann in diesem Fallbeispiel der *Katatonie-Spezifier* des DSM-5 vergeben werden.

Die diagnostische Entscheidungsfindung nach den Kriterien der ICD-10 soll hier nicht eigens dargestellt werden, da man auch hier ähnliche Überlegungen wie bei der diagnostischen Einordnung gemäß dem DSM-5 anstellen müsste. Auch hier wäre eine klinische Abwägung zwischen den einzelnen Symptomgruppen zu treffen. Ebenfalls müsste hier klinisch eingeschätzt werden, ob es sich um katatone Phänomene oder um Symptome einer manischen Episode handelt.

3.3.5 Probleme bei der Diagnostik von schizoaffektiven Störungen

Die schizoaffektiven Störungen stellen eine anhaltende Herausforderung für die psychiatrische Nosologie dar [85]. Dies beginnt bereits damit, dass die diagnostischen Kategorien von DSM-5 und ICD-10 deutlich voneinander abweichen. So wird im DSM-5 im Gegensatz zur ICD-10 eine zeitliche Dissoziation zwischen psychotischer und affektiver Symptomatik gefordert. Die Interrater-Reliabilität der diagnostischen Zuordnung zu den schizoaffektiven Störungen ist auch nicht besonders hoch, selbst wenn die vorgegebenen diagnostischen Kriterien verwendet werden [85].

Überdies scheint es hier eine erhebliche Diskrepanz zwischen den offiziellen diagnostischen Kriterien und der Diagnosevergabe im klinischen Alltag zu geben. So wurde beispielsweise untersucht, ob die routinemäßig in zwei dänischen Universitätskliniken gestellten ICD-10-Diagnosen einer schizoaffektiven Störung auch wirklich den hierbei geforderten diagnostischen Kriterien entsprechen [201]. Obwohl in Dänemark schon seit 1994 Diagnosen nach ICD-10 gestellt werden und dort regelmäßige Ratertrainings stattfinden, erfüllten von den 59 Patienten mit der klinischen ICD-10-Diagnose einer schizoaffektiven Störung nur sechs tatsächlich die von der ICD-10 vorgegebenen Kriterien. In keinem einzigen Fall wurden die diagnostischen Kriterien für eine schizoaffektive Störung des DSM-IV erfüllt, was doch auf die erhebliche Differenz zwischen ICD-10 und DSM-IV an dieser Stelle hinweist. Festzuhalten bleibt jedoch vor allem, dass in beiden Diagnosesystemen Kriterien für die schizoaffektiven Störungen aufgeführt sind, welche sich von den gängigen klinischen Konventionen anscheinend deutlich unterscheiden.

Darüber hinaus wird die ursprüngliche Intention des Konzeptes, welche im Sinne von Jacob Kasanin auf den Verlaufsaspekt abzielte, heute in der ICD-10 und vor allem im DSM-5 kaum mehr berücksichtigt. Vielmehr wird hier nun versucht, eine Art von „Kosyndromalität" von affektiven und psychotischen Symptomen abzubilden. Ob dies auf die Dauer zu einem tragfähigen diagnostischen Konzept führt, muss derzeit offen bleiben.

3.4 Depressive Störungen

3.4.1 Konzeptuelle Grundlagen der depressiven Störungen

Die Geschichte der depressiven Störungen geht bis in die Antike zurück [176]. Hierbei stand über lange Zeit der Begriff der Melancholie im Vordergrund. In der Viersäftelehre der griechischen Antike wurde die *Melancholie* mit einem Übergewicht der schwarzen Galle in Verbindung gebracht. Im Laufe des 19. Jahrhunderts wurde das Melancholiekonzept jedoch zunehmend durch den *Depressionsbegriff* ersetzt [176]. Bei Emil Kraepelin wurden depressive Syndrome ohne ein fassbares organisches Korrelat im Wesentlichen der neu geschaffenen Krankheitsgruppe des *manisch-depressiven Irreseins* zugeordnet (Kap. 6.1) [111]. Die Bezeichnung „Melancholie" blieb jedoch als eigenständige Krankheitsentität für depressive Syndrome im Rückbildungsalter erhalten. Weiterhin wurden von Kraepelin „depressive Syndrome bei constitutionellen Verstimmungen" beschrieben sowie auf eher kurz dauernde und schnell wechselnde depressiven Verstimmungen im Rahmen von „*hysterischen Erkrankungen*" hingewiesen.

In dem von Karl Jaspers aufgestellten Diagnoseschema lassen sich depressive Syndrome vor allem dem *degenerativen Irresein* zuordnen. Unter diesem Begriff werden *abnorme Phasen (manisch-depressives Irresein), abnorme Reaktionen (reaktive Psychosen)* und *abnorme Persönlichkeiten und Entwicklungen (Psychopathien)* zusammengefasst [99]. Bei dieser Differenzierung spielt die von ihm etablierte psychopathologische Methodenlehre eine wichtige Rolle (Kap. 6.3). So ist beispielsweise eine *reaktive Psychose* vor allem dadurch charakterisiert, dass deren Inhalt in einem *verständlichen Zusammenhang* mit dem vorausgehenden Erlebnis steht [99].

Bei Kurt Schneider findet sich eine scharfe Unterscheidung zwischen *Krankheiten* auf der einen Seite und *abnormen Spielarten seelischen Wesens* auf der anderen Seite (Kap. 6.4). Die krankheitsbedingten depressiven Syndrome werden hierbei vor allem der Zyklothymie zugeordnet, welche sich aus dem manisch-depressiven Irresein Kraepelins ableitet [174]. Bei den depressiven Syndromen im Rahmen von abnormen Spielarten seelischen Wesens wird von Schneider zwischen *depressiven* und *stimmungslabilen Psychopathien* sowie den *reaktiven Depressionen* unterschieden [174]. Die *reaktiven Depressionen* stellen die häufigste Form der *abnormen Erlebnisreaktionen* dar. Unter expliziter Berufung auf Karl Jaspers wird hier für eine reaktive Depression ein kausaler, zeitlicher und psychopathologisch verständlicher Zusammenhang zwischen auslösendem Ereignis und klinischer Symptomatik gefordert. Darüber hinaus finden sich bei den abnormen Spielarten seelischen Wesens auch die Konzepte der *Hintergrunddepression* und der *Untergrunddepression* [174].

Von Kurt Schneider wird im weiteren versucht, die verschiedenen Arten der depressiven Verstimmung psychopathologisch näher zu charakterisieren. In diesem Zusammenhang hatte er bereits in einer früheren Arbeit unter expliziter Berufung auf Max Scheler (1974–1928) von einer *Schichtung des emotionalen Lebens* gesprochen und zwischen sinnlichen Gefühlen, Vitalgefühlen, seelischen Gefühlen und geistigen Gefühlen differenziert [173]. Hieran anknüpfend unterscheidet er dann verschiedene depressive Syndrome (▶ Tab. 3.7) Von einem krankhaften Vorgang wird bei Kurt Schneider nur bei Verstimmung im Rahmen von Zyklothymien gesprochen, welche psychopathologisch einen *vitalen Charakter* zeigt [174]. Hier kommt es zu einem *Zerreißen der Sinnkontinuität,* wobei auch wahnhaftes Erleben auftreten kann. Die häufigen Wahnthemen wie Versündigung, Hypochondrie und Verarmung werden von Kurt Schneider nicht als direkte Symptome der Erkrankung, sondern vielmehr als *Urängste des Menschen* aufgefasst, welche durch die Depression gleichsam *aufgedeckt* werden [174].

Tab. 3.7 Charakteristika depressiver Verstimmungen bei Kurt Schneider. (Quelle: [91]).

Art der Verstimmung	Psychopathologische Charakteristika
reaktive Verstimmung	Verstimmung über etwas
Hintergrunddepression	reaktive, meist reizbare Verstimmung auf dem Hintergrund von seelischen Spannungen oder körperlichen Missempfindungen wie Migräne, Menstruation oder toxischen Nachwirkungen
Untergrunddepression	freistehendes Auftreten von seelischen depressiven Gefühlen, Stimmungsschwankungen des normalen und psychopathischen Lebens
Verstimmung bei Zyklothymien	vitale Verstimmung, die in Kopf, Brust oder Magengegend lokalisiert wird, massive Störungen der Vitalgefühle, Hemmungen, Agitiertheit, ausgesprochene Wahneinfälle, wodurch die Geschlossenheit der Lebensentwicklung zerrissen wird

Während sich Kurt Schneider maßgeblich auf die Vorarbeiten von Karl Jaspers und Emil Kraepelin bezog, führte Karl Leonhard (1904–1988) die psychopathologischen Konzepte von Carl Wernicke (1848–1905) und Karl Kleist (1879–1960) weiter (Kap. 6.5). Auch Leonhard unterscheidet bei der Differenzierung depressiver Syndrome, ähnlich wie vor ihm Kurt Schneider, zwischen *endogenen Psychosen* auf der einen und *abnormen Persönlichkeitsstrukturen und neurotischen Entwicklungen* auf der anderen Seite [121]. In der zweiten Gruppe wird zwischen *zyklothymer Persönlichkeit* und *subdepressivem Temperament* sowie *depressiver Neurose* und *reaktiver Depression* differenziert.

Bei den endogenen Psychosen findet sich zunächst eine Unterscheidung zwischen *bipolaren Störungen (manisch-depressiver Krankheit)* und *unipolar verlaufenden Depressionen*. Neben der *reinen Melancholie* werden in der letzten Gruppe verschiedene Formen von *reinen Depressionen aufgeführt*, die jeweils als Erkrankung einer spezifischen Gefühlsschicht angesehen werden [120]. Die reine Melancholie ist durch die Trias von *gedrückter Stimmung, Denkhemmung* und *psychomotorischer Hemmung* charakterisiert. Die „Biopsychologie" wird in einer Störung des Temperamentes gesehen, wobei von Leonhard über ein Übergewicht des Sympathikus gegenüber dem Parasympathikus spekuliert wird [120]. Die fünf verschiedenen Formen der reinen Depressionen *(gehetzte, hypochondrische, selbstquälerische, argwöhnische* und *teilnahmsarme Depression)* werden hingegen einer jeweils isolierten Störung einer bestimmten Gefühlsschicht zugeordnet. Hierdurch kommt es zu recht charakteristischen psychopathologischen Bildern. Die manisch-depressive Erkrankung kann hingegen all diese Gefühlschichten in *wechselnder Verteilung* betreffen, weshalb hier oft vielgestaltige klinische Bilder auftreten [120].

Ausdrücklich wird von Karl Leonhard auf die Bedeutung der Persönlichkeitsstruktur bei der Genese depressiver Syndrome hingewiesen. So entwickeln sich depressive Neurosen oft auf dem Boden einer depressiven oder zyklothymen Persönlichkeit. Durch ein Wechselspiel der Gefühle kommt es hierbei oft zu einer *Vertiefung der Depression* [121]. Aber auch zwischen den endogenen Psychosen und den beschriebenen Persönlichkeiten wird von Leonhard ein enger Zusammenhang gesehen. So zeigen beispielsweise viele Menschen, die später an einer Melancholie erkranken, zuvor ein subdepressives Temperament. Karl Leonhard wies erstmals klar auf die Trennung von unipolaren und bipolaren affektiven Störungen hin. Diese Differenzierung wurde später vor allem durch Arbeiten von Jules Angst (geb. 1926) und Carlo Perris (geb. 1928) unabhängig voneinander bestätigt ([8], [149]).

Die psychopathologischen Anschauungen von Hans-Jörg Weitbrecht (1909–1975) waren deutlich von Kurt Schneider, seinem Onkel, geprägt. Auch Weitbrecht unterscheidet zwischen *endogenen Psychosen* auf der einen und *abnormen Persönlichkeiten, Reaktionen und Entwicklungen* auf der anderen Seite [204]. Weitbrecht geht jedoch an einigen Stellen deutlich über die Vorarbeiten von Kurt Schneider hinaus. So wird von ihm die vitalisierte depressive Reaktion beschrieben, welche von einer psychoreaktiv ausgelösten endogenen Psychose abzugrenzen ist. Insbesondere ist jedoch das Konzept der *endo-reaktiven Dysthymie* zu erwähnen, deren psychopathologische Charakteristika eingehend herausgearbeitet werden [91].

> **Merkmale der endo-reaktiven Dysthymie bei Hans-Jörg Weitbrecht**
> - erhebliche vegetative Störungen
> - Gefühl des vom Leben Misshandelt- und Gekränktseins
> - Apathie, Sich-nicht-mehr-aufschwingen-können, deutliche morose Note
> - ausgesprochenes Krankheitsgefühl
> - Fehlen von Schuld- und Versündigungsideen
> - vorausgegangene seelische oder körperliche Überbeanspruchung

Die zunächst widersprüchlich erscheinende Bezeichnung endo-reaktive Dysthymie lässt sich dadurch erklären, dass das klinische Bild deutlich „endogen" bzw. „krankhaft" erscheint, bei der Genese jedoch *„psycho- und somato-reaktive Faktoren"* eine große Rolle spielen [204]. So finden sich häufig vorausgehende psychische Belastungen, beispielsweise berufliche Probleme oder Tod von Angehören, aber auch somatische Belastungen wie Aborte oder schwere körperliche Erkrankungen.

Hubertus Tellenbach (1914–1994) näherte sich dem Problem der Differenzierung depressiver Syndrome aus Sicht der anthropologisch-phänomenologischen Psychiatrie. Hierbei wird anhand von psychopathologischen Verlaufskasuistiken zunächst versucht, prämorbide Persönlichkeitsmerkmale von Menschen herauszuarbeiten, die später an einer monopolaren Depression erkranken. Solch ein *Typus melancholicus* ist vor allem durch ein *Festgelegtsein auf Ordentlichkeit* charakterisiert, welches gleichzeitig mit einem hohen Anspruch an die eigene Leistung verbunden ist [195]. Die betroffenen Menschen erscheinen *„genau, ordentlich, penibel und gewissenhaft"* [195], was sowohl im Arbeitsleben als auch in den zwischenmenschlichen Beziehungen zum Ausdruck kommt.

Im Weiteren wird von Tellenbach beschrieben, wie es bei auf solche Weise prädisponierten Menschen unter dem Einfluss bestimmter Lebensereignisse zur Entwicklung einer schweren depressiven Symptomatik kommen kann. Hierbei spielen die Begriffe der *Inkludenz (In-Sich-Eingeschlossensein)* und *Remanenz (Hinter-Sich-Selbst-Zurückbleiben)* eine wichtige Rolle [195]. Eine sich hieraus ableitende Melancholie wird als „Kennzeichnung psychotischer Depressivität" angesehen [195]. Die auf diese Weise phänomenologisch charakterisierte endogene Melancholie kann nach den Anschauungen Tellenbachs klar von einer depressiven Reaktion oder depressiven Neurose abgegrenzt werden. Bei differenzialdiagnostischen Schwierigkeiten spielt die typologische *Bestimmung der prämorbiden Wesensart* eine wichtige Rolle, da nur im Falle eines Typus melancholicus von einer „endogenen Melancholie" auszugehen ist [195].

3.4.2 Diagnostik depressiver Störungen im DSM-5

Im DSM-5 findet sich eine klare Trennung zwischen *unipolaren Depressionen* auf der einen und *bipolaren affektiven Störungen* auf der anderen Seite, welche auch die unipolaren Manien einschließen [5]. Im Gegensatz zum DSM-IV kommt diese Unterscheidung nun auch durch zwei verschiedene Hauptgruppen zum Ausdruck. Im Folgenden wird ein Überblick über das Spektrum der depressiven Störungen gegeben.

> **Depressives Spektrum im DSM-5**
> - Major Depression
> - persistierende depressive Störung (Dysthymie)
> - disruptive Affektregulationsstörung
> - prämenstruelle dysphorische Störung
> - substanzinduzierte depressive Störung
> - depressive Störung aufgrund eines medizinischen Krankheitsfaktors

Nicht aufgeführt sind hier die reaktiven Depressionen, die in der DSM-5 als *Anpassungsstörungen* eingeordnet werden können (Kap. 3.5). Gemeinsame Kennzeichen aller hier aufgeführten Kategorien sind gemäß dem DSM-5 die Leitsymptome *traurige oder reizbare Stimmung* sowie *Gefühl der Leere*, welche von somatischen und kognitiven Symptomen begleitet sein können. Das DSM-5 weist darauf hin, dass sich die einzelnen Störungen vor allem hinsichtlich der zeitlichen Dauer sowie von vermuteten ätiologischen Faktoren voneinander unterscheiden. Neu im Vergleich zum DSM-IV ist im DSM-5 die *disruptive Affektregulationsstörung*. Diese ist durch schwere und wiederkehrende Gefühlsausbrüche gekennzeichnet. Ebenfalls neu ist die *persistierende depressive Störung*, welche an die Stelle der früheren Dysthymie tritt und im Gegensatz zum DSM-IV nun auch die chronisch verlaufenden Formen der Major Depression umfasst.

3.4 Depressive Störungen

Diagnostische Kriterien der Major Depression im DSM-5

- Auftreten von mindestens 5 der folgenden Symptome während derselben 2-Wochen-Periode mit einer Änderung des zuvor bestehenden Funktionsniveaus. Mindestens eines der Symptome ist: depressive Verstimmung oder Verlust an Interesse oder Freude:
  - depressive Verstimmung
  - deutlich vermindertes Interesse oder Freude
  - deutlicher Gewichtsverlust ohne Diät oder Gewichtszunahme
  - Insomnie oder Hypersomnie an fast allen Tagen
  - psychomotorische Unruhe oder Verlangsamung
  - Müdigkeit oder Energieverlust
  - Gefühl von Wertlosigkeit oder übermäßige bzw. unangemessene Schuldgefühle
  - Denk- oder Konzentrationsstörungen
  - wiederkehrende Gedanken an den Tod
- klinisch bedeutsames subjektives Leiden oder Beeinträchtigung in sozialen, beruflichen oder anderen wichtigen Funktionsbereichen
- Ausschluss von Substanzeinfluss oder eines medizinischen Krankheitsfaktors als Ursache
- keine bessere Erklärung der Symptomatik durch eine Schizophrenie bzw. schizoaffektive, schizophreniforme oder wahnhafte Störung bzw. durch eine andere Störung des Schizophreniespektrums
- Ausschluss einer manischen oder hypomanen Episode in der Vorgeschichte

Spezifier für die Major Depression im DSM-5

- leichtgradig
- mittelgradig
- schwergradig
- mit psychotischen Merkmalen
- teilremittiert
- vollremittiert
- mit Angst
- mit gemischten Merkmalen
- mit melancholischen Merkmalen
- mit atypischen Merkmalen
- mit stimmungskongruenten psychotischen Merkmalen
- mit stimmungsinkongruenten psychotischen Merkmalen
- mit Katatonie
- mit peripartalem Beginn
- mit saisonalem Muster

Innerhalb des depressiven Spektrums im DSM-5 kommt der *Major Depression* eine besondere Bedeutung zu [5]. Sie kann deshalb auch als die zentrale Störung dieser Gruppe bezeichnet werden.

Das entscheidende Kriterium ist das Auftreten von bestimmten Symptomen für einen Zeitraum vom mindestens zwei Wochen, wobei die Symptome entweder eine *depressive Verstimmung* oder einen *Verlust an Interesse und Freude* enthalten müssen. Neben diesen beiden Symptomen wird im DSM-5 eine Liste von weiteren sieben Symptomen aufgeführt. Für die Diagnose einer Major Depression ist erforderlich, dass mindestens fünf der insgesamt neun Symptome vorhanden sind. Darüber hinaus wird eine Auswirkung auf die Leistungsfähigkeit sowie ein klinisch bedeutsames subjektives Leiden gefordert. Weitere Kriterien betreffen den Ausschluss einer substanzinduzierten bzw. durch einen medizinischen Krankheitsfaktor verursachten Störung sowie die Abgrenzung zu Schizophrenie und schizoaffektiver Störung (Kap. 3.2 und 3.3).

Zur Kodierung von Schweregrad und Verlauf einer depressiven Störung stehen im DSM-5 Spezifier zur Verfügung [5].

Darüber hinaus gibt es weitere Spezifier, mit welchen die jeweilige Störung näher charakterisiert werden können, wie beispielsweise der Katatonie-Spezifier oder der Melancholie-Spezifier. Ähnlich wie bei der Schizophrenie (Kap. 3.2) und den schizoaffektiven Störungen (Kap. 3.3) wird hierbei die Katatonie als nosologisch unspezifisches Syndrom aufgefasst. Auch das historisch wichtige Konzept der *Melancholie* findet sich in Form eines Spezifiers wieder [5].

> **Diagnostische Kriterien des Melancholie-Spezifier im DSM-5**
>
> - Mindestens eines der folgenden Symptome während des Höhepunkts der aktuellen Episode
>   - Verlust der Freude an allen oder nahezu allen Aktivitäten
>   - Verlust der affektiven Reagibilität auf normalerweise angenehme Stimuli
> - Mindestens drei der folgenden Symptome
>   - besondere Qualität der depressiven Verstimmung
>   - Morgentief
>   - morgendliches Früherwachen
>   - deutliche psychomotorische Unruhe oder Verlangsamung
>   - deutliche Appetitlosigkeit oder Gewichtsverlust
>   - übermäßige oder unangemessene Schuldgefühle

3.4.3 Diagnostik depressiver Störungen in der ICD-10

Im Gegensatz zum DSM-5 werden in der ICD die depressiven Störungen mit den manischen und bipolar affektiven Störungen im Kapitel *Affektive Störungen* zusammengefasst [216]. Die depressiven Störungen lassen sich hierbei im Wesentlichen in drei Gruppen zusammenfassen:
- depressive Episode
- rezidivierende depressive Störung
- anhaltende affektive Störung im Sinne einer Dysthymia

Im Gegensatz zum DSM-5 werden die organischen sowie die substanzinduzierten depressiven Störungen in jeweils eigenen Kapiteln (organische, einschließlich symptomatischer psychischer Störungen bzw. psychische und Verhaltensstörungen durch psychotrope Substanzen) behandelt. Ähnlich wie die *Major Depression* im DSM-5 nimmt in der ICD-10 das Konzept der *depressiven Episode* eine zentrale Stellung ein. Eine depressive Episode kann entweder in Form einer einzelnen Episode oder einer *rezidivierenden depressiven Störung* vorkommen. Hierbei wird noch zwischen *leichter, mittelgradiger und schwerer* depressiver Episode unterschieden. Letztere kann ohne oder auch mit psychotischen Symptomen auftreten. Die Dysthymia im Sinne einer anhaltenden depressiven Störung ist der depressiven Episode diagnostisch untergeordnet. Die diagnostischen Kriterien der ICD-10 für eine *mittelgradige depressive Episode* sind nachstehend dargestellt [216].

Hierbei wird deutlich, dass die Kriterien von DSM-5 und ICD-10 recht gut miteinander übereinstimmen. Im Gegensatz zum DSM-5 wird in der ICD-10 jedoch versucht, den Schweregrad der depressiven Episode (leicht, mittelgradig oder schwer) mit Hilfe der Anzahl der vorhandenen Einzelsymptome zu operationalisieren. Anstelle des Melancholie-Spezifiers des DSM-5 findet sich in der ICD-10 das Konstrukt des *somatischen Syndroms* [216].

> **Diagnostische Kriterien einer mittelgradigen depressiven Episode in der ICD-10**
>
> - Dauer von mindestens zwei Wochen
> - keine manischen oder hypomanischen Symptome in der Anamnese, welche die Kriterien für eine manische oder hypomanische Episode erfüllen
> - Ausschluss einer organischen Störung oder von Substanzeinfluss
> - Vorliegen von mindestens zwei der drei folgenden Symptome
>   - depressive Verstimmung
>   - Interessen- oder Freudeverlust an angenehmen Aktivitäten
>   - verminderter Antrieb oder gesteigerte Ermüdbarkeit
> - Weitere Symptome bis zu einer Gesamtzahl von mindestens sechs Symptomen
>   - Verlust von Selbstvertrauen oder Selbstwertgefühl
>   - unbegründete Selbstvorwürfe oder unangemessene Schuldgefühle
>   - wiederkehrende Gedanken an den Tod oder suizidales Verhalten
>   - Klagen oder Nachweis von verminderter Denk- oder Konzentrationsfähigkeit
>   - psychomotorische Agitiertheit oder Hemmung
>   - Schlafstörungen
>   - Appetitverlust oder gesteigerter Appetit

Diagnostische Kriterien für ein somatisches Syndrom in der ICD-10

Mindestens vier der folgenden Symptome
- deutlicher Interessenverlust oder Verlust an Freude
- mangelnde Fähigkeit, auf Ereignisse oder Aktivitäten emotional zu reagieren
- Früherwachen
- Morgentief
- ausgeprägte psychomotorische Hemmung oder Agitiertheit
- deutlicher Appetitverlust
- Gewichtsverlust
- deutlicher Libidoverlust

Die Entwürfe für die ICD-11 deuten darauf hin, dass hier weiterhin unipolare und bipolare affektive Störung in einem gemeinsamen Kapitel zusammengefasst werden sollen. Hier werden sich also DSM-5 und ICD-11 vermutlich voneinander unterscheiden. Ähnlich wie im DSM-5 ist jedoch auch in der ICD-11 die Einführung einer diagnostischen Kategorie für die *prämenstruelle dysphorische Störung* geplant. Außerdem soll es hier eine Kategorie für eine *Angst und depressive Störung gemischt* geben, wie sie bisher in der ICD-10 im Kapitel für die neurotischen Störungen zu finden war. Wie die diagnostischen Kriterien in der ICD-11 konkret aussehen werden, ist derzeit noch unklar.

3.4.4 Fallbeispiele zur Diagnostik depressiver Störungen

Die diagnostische Entscheidungsfindung zunächst am **Fallbeispiel 6** verdeutlicht werden [79]. Die Einordnung nach den Kriterien des DSM-5 ist in ▶ Tab. 3.8 dargestellt. Es treten hier keine Probleme auf, die Diagnose einer Major Depression ist eindeutig. Aufgrund der anamnestischen Angaben ist anzunehmen, dass es sich um die vierte Episode der Erkrankung handelt. Für die aktuelle Phase kann der Spezifier mit *melancholischen Merkmalen* vergeben werden. Die Symptomatik ist durch einen Verlust von Freude an fast allen Aktivitäten sowie eine fehlende Reaktivität auf normalerweise angenehme Außenreize geprägt. Darüber hinaus finden sich Symptome wie Morgentief, Appetitlosigkeit und Schuldgefühle.

Fallbeispiel 6

Eine 62-jährige Hausfrau wird von ihrer Nervenärztin zur stationären Behandlung eingewiesen, nachdem sie seit etwa einem Jahr erfolglos mit Antidepressiva behandelt wurde. Die Patientin berichtete, dass es erstmals im Alter von 21 Jahren nach einer Fehlgeburt zu depressiven Verstimmungen gekommen sei, die sich jedoch ohne ärztliche Behandlung wieder gebessert hätten. Im Alter von 27 Jahren sei es in Zusammenhang mit ihrer Vertreibung aus Schlesien wiederum zu einem depressiven Einbruch gekommen. Mit 57 Jahren sei es dann zu einer erneuten depressiven Verstimmung gekommen, die sich nach einigen Wochen unter einer ambulanten Therapie mit Antidepressiva gebessert habe. Nun sei sie nach dem Tod ihrer Mutter wieder depressiver geworden. Sie sei ständig unruhig und zittrig, habe Angst und könne nicht schlafen. Auch habe sie keinen Antrieb mehr und ständig das Gefühl, dass sie ihre Arbeit nicht mehr schaffen würde. Der Appetit sei sehr schlecht.

Im psychopathologischen Befund zeigte sich ein stark deprimierter Affekt. Darüber hinaus war sie ängstlich und hoffnungslos. Es bestanden ein deutlicher Interessenverlust sowie Insuffizienz- und Schuldgefühle. Der Antrieb war deutlich vermindert, die Psychomotorik hingegen im Sinne einer deutlichen Unruhe gesteigert. Es bestanden deutliche Schlaf- und Appetitstörungen. Die Symptomatik zeigte eine deutliche zirkadiane Rhythmik im Sinne eines Morgentiefs. Die Konzentration war deutlich gestört.

Die depressive Symptomatik bildete sich trotz Behandlung erst nach etwa sechs Wochen langsam zurück, so dass die Patientin schließlich nach acht Wochen aus der stationären Behandlung entlassen werden konnte.

Tab. 3.8 Diagnostische Entscheidungsfindung nach den Kriterien des DSM-5 im Fallbeispiel 6.

Diagnosekriterien für die Major Depression	Anwendung auf das Fallbeispiel
mindestens fünf typische Symptome für die Dauer von zwei Wochen mit Änderung des Funktionsniveaus	depressive Verstimmung, Interessenverlust, Schlaflosigkeit, psychomotorische Unruhe, Schuldgefühle, Konzentrationsstörungen für mehr als sechs Monate
subjektives Leiden oder deutliche Beeinträchtigung	Erfordernis einer stationären Aufnahme
Ausschluss eines Substanzeinflusses oder eines medizinischen Krankheitsfaktors	Zusatzdiagnostik ohne wegweisenden Befund, regelmäßiger Alkoholkonsum ohne Abhängigkeit, kein Drogenkonsum
keine bessere Erklärung durch andere Störung	kein Hinweis auf Symptome einer Schizophrenie
Ausschluss einer manischen oder hypomanen Episode	kein Hinweis auf manische Symptomatik in der Vorgeschichte

Tab. 3.9 Diagnostische Entscheidungsfindung nach den Kriterien der ICD-10 im Fallbeispiel 6.

Diagnosekriterien für die mittelgradige depressive Episode	Anwendung auf das Fallbeispiel
Dauer von mindestens zwei Wochen	Besserung der Symptomatik erst nach sechswöchiger stationärer Behandlung
keine manischen oder hypomanischen Symptome in der Anamnese	kein Hinweis auf manische Symptomatik in der Vorgeschichte
Ausschluss einer organischen Störung oder von Substanzeinfluss	Zusatzdiagnostik ohne wegweisenden Befund, regelmäßiger Alkoholkonsum ohne Abhängigkeit, kein Drogenkonsum
Vorliegen von mindestens zwei von drei Kernsymptomen	depressive Verstimmung, Interessenverlust
weitere Symptome bis zu einer Gesamtzahl von mindestens sechs Symptomen	Schlaflosigkeit, psychomotorische Unruhe, Schuldgefühle, Konzentrationsstörungen

Auch bei Anwendung der diagnostischen Kriterien der ICD-10 kommt man hier zur Diagnose einer depressiven Episode, die aufgrund der Anzahl der vorhandenen Symptome als mittelgradig einzustufen ist (▶ Tab. 3.9). Für die aktuelle Phase kann aufgrund eines deutlichen Interessenverlustes, des Morgentiefs, der psychomotorischen Agitiertheit sowie des Appetitverlustes zusätzlich ein *somatisches Syndrom* diagnostiziert werden.

Die diagnostische Entscheidungsfindung bereitet im Fallbeispiel 6 weder im DSM-5 noch in der ICD-10 Schwierigkeiten. Es gibt jedoch etliche Fälle, in denen dies keineswegs so einfach ist. So wurde im Fallbeispiel 3 die Problematik der Unterscheidung zwischen depressiver Symptomatik und Negativsymptomatik aufgezeigt (Kap. 3.2).

Anhand von **Fallbeispiel 7** soll hingegen dargestellt werden, wie weit das Konzept der Major Depression im DSM-5 bzw. der depressiven Episode in der ICD-10 gefasst ist. Die diagnostische Entscheidungsfindung nach den Kriterien des DSM-5 ist in ▶ Tab. 3.10 dargestellt. Auch hier lässt sich rein formal die Diagnose einer Major Depression stellen. Der Melancholie-Spezifier lässt sich hier jedoch nicht vergeben. Zusätzlich besteht jedoch der Verdacht auf einen *Alkoholmissbrauch* sowie eine *emotional-instabile* bzw. Borderline-Persönlichkeitsstörung.

Auch nach den Kriterien der ICD-10 kommt man im Fallbeispiel 7 zu einer ähnlichen diagnostischen Einordnung. Auf eine ausführliche tabellarische Darstellung soll hier jedoch verzichtet werden. Es lässt sich eine depressive Episode diagnostizieren. Hier ist das Konzept der depressiven Episode ähnlich weit gefasst wie das der Major Depression im DSM-5. Die Kriterien für ein somatisches Syndrom der ICD-10 sind hingegen im Fallbeispiel 7 nicht erfüllt.

Fallbeispiel 7

Ein 43-jähriger arbeitsloser Mann wird zur stationären Aufnahme gebracht, nachdem er im Rahmen eines Streites gegenüber seiner Ehefrau angedroht hatte, sich das Leben zu nehmen. Der Patient selbst berichtete, dass er vor etwa zwei Monaten seine Arbeit als Lagerist nach erheblichen Problemen mit seinen Kollegen verloren habe. In diesem Zusammenhang sei es auch zu Wutausbrüchen gekommen, unter denen er bereits seit seiner Jugend leide. Auch in der Ehe habe es immer wieder Handgreiflichkeiten gegeben. Seit seiner Kündigung fühle er sich depressiv, müde und schlapp. Er habe das Interesse an fast allen Aktivitäten verloren. Er fühle sich wertlos und könne nicht mehr richtig schlafen. Von der Ehefrau war zu erfahren, dass er seit über zehn Jahren regelmäßig etwa zwei Bier pro Tag trinke. In den letzten Wochen habe sich der Alkoholkonsum deutlich gesteigert. Es sei nun zunehmend zu Meinungsverschiedenheiten gekommen, bei denen ihr Mann deutlich gereizt reagiert und mit Suizid gedroht habe. Sie wolle sich nun von ihm trennen.

Zum Aufnahmezeitpunkt war der Patient mit 1,3 Promille alkoholisiert. Psychopathologisch zeigte sich ein depressiver Affekt. Er klagte über deutliche Hoffnungslosigkeit und Insuffizienzgefühle, wirkte hierbei allerdings sehr theatralisch. Antrieb und Psychomotorik waren gesteigert, der Schlaf war gestört. Es zeigten sich deutliche Konzentrationsstörungen. Im formalen Denken war er umständlich und auf seine aktuelle soziale Situation eingeengt.

Im weiteren Verlauf beklagte sich der Patient mehrfach, dass man ihm in der Klinik nicht richtig helfe. Er wolle viele Gespräche, um sein Leben wieder in den Griff zu bekommen. Nachdem seine Ehefrau ihm versichert hatte, sich doch nicht von ihm trennen zu wollen, besserte sich seine Stimmung deutlich und er wurde auf eigenen Wunsch hin aus der stationären Behandlung entlassen.

Tab. 3.10 Diagnostische Entscheidungsfindung nach den Kriterien des DSM-5 im Fallbeispiel 7.

Diagnosekriterien für die Major Depression	Anwendung auf das Fallbeispiel
mindestens fünf typische Symptome für die Dauer von zwei Wochen mit Änderung des Funktionsniveaus	depressive Verstimmung, Verlust an Interesse und Freude, Schlaflosigkeit, Psychomotorische Unruhe, Gefühl der Wertlosigkeit, Suizidgedanken für etwa zwei Monate
subjektives Leiden oder deutliche Beeinträchtigung	Erfordernis einer stationären Aufnahme
Ausschluss eines Substanzeinflusses oder eines medizinischen Krankheitsfaktors	Zusatzuntersuchungen ohne wegweisenden Befund, Alkoholmissbrauch, keine Abhängigkeit, keine Entzugssymptomatik
keine bessere Erklärung durch andere Störung	kein Hinweis auf Symptome einer Schizophrenie
Ausschluss einer manischen oder hypomanen Episode	kein Hinweis auf manische Symptomatik in der Vorgeschichte

3.4.5 Probleme bei der Diagnostik von depressiven Störungen

Die Orientierung an den in DSM-5 und ICD-10 aufgestellten diagnostischen Kriterien führt dazu, dass eine Differenzierung fast ausschließlich aufgrund des Schweregrads der Symptomatik vorgenommen wird. Dies wird auch an den beiden Fallbeispielen 6 und 7 deutlich. In beiden Fällen lässt sich zwar formal die Diagnose einer Major Depression stellen, inhaltlich gibt es jedoch erhebliche Unterschiede.

Eine psychopathologische Differenzierung, wie sie sich in verschiedenen historischen Konzepten findet, wird in DSM-5 und ICD-10 weitgehend außer Acht gelassen. Dies kann in eine *nivellierende Betrachtung depressiver Syndrome* münden [172]. So droht die Gefahr, dass viele wertvolle Ansätze in Vergessenheit geraten, die sich um eine Differenzialtypologie depressiven Erlebens und Verhaltens bemüht haben. Hier sind insbesondere die Ansätze von Kurt Schneider, Karl Leonhard, Hans-Jörg Weitbrecht oder Hubertus Tellenbach zu nennen. Im Zentrum der Kritik steht hierbei das weit gefasste und psychopathologisch unspezifische Konzept der Major Depression bzw. der depressiven Episode, das sogar schon als *nosologische Katastrophe* bezeichnet wurde [181]. In diesem Zusammenhang wird immer wieder eine differenzierte Subgruppenbetrachtung depressiver Störungen gefordert und auch auf das Konzept der Melancholie verwiesen [91]. Das DSM-5 versucht dieses Problem der Heterogenität durch die Anwendung von Spezifiern zu lösen. Ob sich dieser doch eher unübersichtliche Ansatz auf die Dauer durchsetzten wird, muss die Zukunft zeigen.

Es besteht zudem die Gefahr, dass viele Ansätze einer psychopathologischen Differenzierung durch die aktuelle Diagnostik in DSM-5 und ICD-10 in Vergessenheit geraten. Als Beispiel sei die psychopathologische Charakterisierung der zyklothymen Depression von Kurt Schneider genannt, welche sich durch eine *vitale Verstimmung* auszeichnet, die in *„Kopf, Brust oder Magengegend lokalisiert wird"* [174]. Hier finden sich durchaus deutliche Parallelen zum Konzept der reinen Melancholie bei Karl Leonhard [122]. Überzeugend sind bei Leonhard die Beschreibungen von verschiedenen Formen der reinen Depression, welche im Gegensatz zu seiner heute allgemein anerkannten Unterscheidung zwischen uni- und bipolaren Formen affektiver Störungen bisher nur wenig Beachtung fanden [122]. Durchaus erwähnenswert ist das Konzept der endo-reaktiven Dysthymie, welches von Hans-Jörg Weitbrecht anschaulich charakterisiert wurde [204]. Kennt man solche klar umschriebenen psychopathologischen Querschnittsbilder und deren typischen Verlauf, lassen sich hiervon depressive Verstimmungen abgrenzen, die lediglich als Reaktionen auf bestimmte Lebensereignisse aufzufassen sind. So sollten die dargestellten psychopathologischen Konzepte nicht in Vergessenheit geraten, sondern auch für die Zukunft erhalten werden.

3.5 Anpassungsstörungen

3.5.1 Konzeptuelle Grundlagen der Anpassungsstörungen

In der traditionellen Psychiatrie finden sich zahlreiche Konzepte für Störungen, die als *Reaktion auf belastende Lebensereignisse* auftreten. So wurde beispielsweise von Hermann Oppenheim (1857–1919) der Begriff der *traumatischen Neurose* geprägt [141]. Sigmund Freud (1856–1939) setzte sich insbesondere in seinen frühen Arbeiten mit der Bedeutung traumatischer Lebensereignisse für die Genese psychischer Erkrankungen auseinander [23]. Diese Arbeiten wirkten sich nachhaltig auf die psychoanalytische Theoriebildung aus. Maßgebliche Vorarbeiten wurden auch von Karl Jaspers geleistet, welcher von den *bloß ausgelösten Psychosen* die echten Reaktionen abtrennte. Für die echten Reaktionen wurde von Jaspers gefordert, dass deren Inhalt in einem klaren Zusammenhang mit dem auslösenden Erlebnis steht. Weiterhin wies er auf einen kausalen sowie auf einen zeitlichen Zusammenhang mit dem auslösenden Ereignis hin [99].

Kurt Schneider lehnte sich mit seinem Konzept der *abnormen Erlebnisreaktionen* an die Überlegungen von Karl Jaspers an und formulierte hierbei drei Merkmale [174].

> **Merkmale der abnormen Erlebnisreaktion bei Kurt Schneider**
>
> - Der reaktive Zustand wäre nicht ohne das verursachende Erlebnis aufgetreten.
> - Der Inhalt und das Thema des Zustandes stehen in einem verständlichen Zusammenhang mit seiner Ursache.
> - Der Zustand ist in seinem Verlauf abhängig von seiner Ursache, insbesondere hört er auf, wenn die Ursache wegfällt.

Eine solche Reaktion sah Schneider als eine *sinnvoll motivierte gefühlsmäßige Antwort auf ein Erlebnis* an [174]. Deshalb hielt er die abnormen Erlebnisreaktionen auch nicht für Krankheiten, sondern lediglich für *abnorme Spielarten seelischen Wesens* [174]. Hinsichtlich der im Vordergrund stehenden Symptomatik wurde von Kurt Schneider zwischen Traurigkeit, Schreck und Angst unterschieden. Darüber hinaus nahm Schneider eine Differenzierung zwischen inneren Konfliktreaktionen vor, die ganz an bestimmte Persönlichkeiten gebunden sind, und abnormen Reaktionen auf äußere Erlebnisse, welche übercharakterliche Reaktionsformen darstellen. Mehr noch als von Kurt Schneider wurde von Karl Leonhard auf die Bedeutung von spezifischen Persönlichkeitsstrukturen bei der Entstehung von abnormen Reaktionen hingewiesen [119].

Während im Würzburger Diagnoseschema noch der Begriff abnorme Reaktionen enthalten war, wurde in der ICD-8 die Bezeichnung *passagere, situationsabhängige psychische Störungen* verwendet. In der ICD-9 findet sich erstmals der Begriff *Anpassungsstörung*. Mit dem DSM-III wurde dann der Begriff der Anpassungsstörung eingeführt. Für diese diagnostische Kategorie wurden spezifische

3.5 Anpassungsstörungen

Kriterien formuliert. Dieses Konzept wurde dann bis zu DSM-5 und ICD-10 weitergeführt.

3.5.2 Diagnostik der Anpassungsstörungen im DSM-5

Die Anpassungsstörungen sind im DSM-5 der Hauptgruppe *Trauma- und belastungsbezogene Störungen* zugeordnet [5]. Das entscheidende Merkmal der gesamten Gruppe ist, dass die Betroffenen einem traumatischen oder stressvollen Ereignis exponiert waren. Neben der Anpassungsstörung ist hier sicherlich *die posttraumatische Belastungsstörung (PTSD)* von größter Bedeutung.

Diagnostische Kriterien der Anpassungsstörungen im DSM-5

- Entwicklung von emotionalen oder behavioralen Symptomen als Reaktion auf einen identifizierbaren Belastungsfaktor, die innerhalb von drei Monaten nach Beginn der Belastung auftreten
- Klinische Bedeutsamkeit der Symptome oder Verhaltensweisen aufgrund eines deutlichen Leidens oder aufgrund einer Beeinträchtigung in sozialen, beruflichen oder anderen wichtigen Funktionsbereichen
- Ausschluss einer anderen psychischen Störung (spezifische Kriterien einer solchen Störung werden nicht erfüllt)
- Ausschluss einer gewöhnlichen Trauerreaktion
- Abklingen der Symptomatik spätestens nach sechs Monaten nach Ende der Belastung

Entscheidend hierbei ist, dass es nach einer identifizierbaren Belastung innerhalb von drei Monaten zu emotionalen oder verhaltensbezogenen Symptomen in einem klinisch bedeutsamen Ausmaß kommt. Diese Symptomatik muss spätestens sechs Monate nach Ende der Belastung wieder abklingen. So ist diese Kategorie eine der wenigen Ausnahmen, bei denen Überlegungen zur Ätiopathogenese in die diagnostischen Kriterien der DSM-5 eingehen. Ansonsten beschränken sich die Diagnosekriterien des DSM-5 gemäß dem deskriptiven Ansatz weitgehend auf die Auflistung von psychopathologischen Symptomen sowie Angaben über deren zeitliche Dauer.

Die Anpassungsstörung im DSM-5 stellt jedoch eine Art von *Ausschlussdiagnose* dar. Die Symptomatik darf nicht besser durch eine andere, spezifische psychische Störung erklärt werden, beispielsweise eine depressive Störung oder eine Angsterkrankung. Die Anpassungsstörung wird im DSM-5 in verschiedene Subtypen unterteilt [5].

Subtypen der Anpassungsstörung im DSM-5

- mit depressiver Stimmung
- mit Angst
- mit Angst und depressiver Stimmung
- mit Störungen des Sozialverhaltens
- mit Störung von Emotion und Sozialverhalten

3.5.3 Diagnostik der Anpassungsstörungen in der ICD-10

Die Anpassungsstörungen finden sich in der ICD-10 im Kapitel *Neurotische, Belastungs- und somatoforme Störungen* [216].

Diagnostische Kriterien der Anpassungsstörungen in der ICD-10

- Identifizierbare psychosoziale Belastung von nicht außergewöhnlichem oder katastrophalem Ausmaß
- Beginn der Symptome innerhalb eines Monats nach Auftreten der Belastung
- Symptome und Verhaltensstörungen (außer Wahngedanken und Halluzinationen), wie sie bei anderen Störungen vorkommen, ohne dass jedoch die Kriterien der einzelnen Störungen erfüllt werden
- Dauer der Symptome nicht länger als sechs Monate (bei der längeren depressiven Reaktion nicht länger als zwei Jahre) nach Ende der Belastung oder deren Folgen

Hierbei wird deutlich, dass es nur wenige Unterschiede zwischen ICD-10 und DSM-5 gibt. Während im DSM-5 das Auftreten der Symptomatik innerhalb von drei Monaten nach Beginn der Belastung gefordert wird, liegt in der ICD-10 die zeitliche Grenze bei lediglich einem Monat. Darüber hinaus wird in der ICD-10 im Gegensatz zum DSM-5 kein deutlicher Leidensdruck mit einer bedeutsamen Beeinträchtigung des sozialen oder beruflichen Funktionsniveaus, ferner keine explizite Abgrenzung von einer einfachen Trauer gefordert. Die Subtypen der Anpassungsstörungen in der ICD-10 sind im Folgenden aufgeführt [216].

Subtypen der Anpassungsstörung in der ICD-10

- kurze depressive Reaktion
- längere depressive Reaktion
- Angst und depressive Reaktion gemischt
- mit vorwiegender Beeinträchtigung von anderen Gefühlen
- mit vorwiegender Störung des Sozialverhaltens
- mit gemischter Störung von Gefühlen und Sozialverhalten

Auch in der ICD-11 wird das Konzept der Anpassungsstörungen vermutlich beibehalten. Es ist jedoch geplant, diese diagnostische Kategorie dem neu geschaffenen Kapitel von Störungen, *„die spezifisch mit Stress verbunden sind"*, zuzuordnen [216]. Dies würde eine Angleichung an das DSM-5 bedeuten.

3.5.4 Fallbeispiel zur Diagnostik von Anpassungsstörungen

Die diagnostische Entscheidungsfindung soll am **Fallbeispiel 8** verdeutlicht werden. Die Einordnung nach den Kriterien des DSM-5 ist in ▶ Tab. 3.11 dargestellt. In diesem Fall sind zwei Belastungsfaktoren zu eruieren, der Verlust des Arbeitsplatzes und der Streit mit der Ehefrau. Als Folge haben sich depressive Verstimmung, Insuffizienzgefühle und Suizidgedanken entwickelt. Schließlich war sogar eine Krankenhauseinweisung erfolgt. Die Kriterien für eine Major Depression werden nicht erfüllt, da an psychopathologischen Symptomen lediglich depressive Verstimmung, Insuffizienzgefühle und Suizidgedanken vorliegen. Der geschilderte Fall lässt sich klar dem Subtyp der Anpassungsstörungen *mit depressiver Verstimmung* zuordnen.

Auch nach den Kriterien der ICD-10 kann ohne Probleme eine Anpassungsstörung diagnostiziert werden. Auf eine ausführliche tabellarische Darstellung der Entscheidungsfindung soll verzichtet werden.

Es lässt sich kritisch fragen, worin nun der wesentliche Unterschied zwischen dem hier geschilderten Fall 8 und dem als Beispiel für eine Major Depression angeführten Fall 7 liegt (Kap. 3.4.). Beim im Fallbeispiel 7 geschilderten Patienten lagen mehrere depressive Symptome vor, so dass die Kriterien für eine Major Depression formal erfüllt waren. Ob dies jedoch eine Zuordnung der beiden Fälle zu ganz verschiedenen diagnostischen Kategorien des DSM-5 rechtfertigt, bleibt dahingestellt.

Fallbeispiel 8

Ein 45-jähriger arbeitsloser Mann wird zur stationären Aufnahme gebracht, nachdem er gegenüber seiner Lebensgefährtin angedroht hatte, sich das Leben zu nehmen. Er berichtete, dass er vor etwa einem Monat seine Arbeit als Programmierer verloren habe, da die Firma aufgrund der niedrigen Auftragslage geschlossen habe. Dies mache ihm ziemlich zu schaffen, er fühle sich sehr niedergeschlagen. Seine Lebensgefährtin mache ihm Vorwürfe, da er noch keine neue Arbeit gefunden habe. Er trinke nun regelmäßig etwa zwei Bier pro Tag. Aktuell sei es nun zu einem Streit mit der Lebensgefährtin gekommen. Er habe dann gedacht, dass alles sinnlos sei und er sich deswegen das Leben nehmen könne.

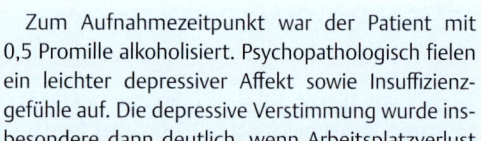

Zum Aufnahmezeitpunkt war der Patient mit 0,5 Promille alkoholisiert. Psychopathologisch fielen ein leichter depressiver Affekt sowie Insuffizienzgefühle auf. Die depressive Verstimmung wurde insbesondere dann deutlich, wenn Arbeitsplatzverlust und Zukunftsplanung zur Sprache kamen. Auffassung, Konzentration, formales Denken, Antrieb und Psychomotorik waren ungestört. Von Suizidalität war er glaubhaft distanziert.

Nach einer kurzen Krisenintervention und einem Gespräch mit der Lebensgefährtin konnte der Patient bereits am nächsten Tag auf eigenen Wunsch wieder aus der stationären Behandlung entlassen werden. Es zeigte sich bei Entlassung ein unauffälliger psychopathologischer Befund.

Tab. 3.11 Diagnostische Entscheidungsfindung nach den Kriterien des DSM-5 im Fallbeispiel 8.

Diagnosekriterien für die Anpassungsstörung	Anwendung auf das Fallbeispiel
Entwicklung von emotionalen oder behavioralen Symptomen als Reaktion auf einen identifizierbaren Belastungsfaktor	depressive Verstimmung und Insuffizienzgefühle nach dem Verlust des Arbeitsplatzes vor einem Monat; Suizidgedanken nach einem Streit mit der Lebensgefährtin
subjektives Leiden oder deutliche Beeinträchtigung	Krankenhauseinweisung aufgrund einer Suizidankündigung
Ausschluss einer anderen psychischen Störung	Kriterien für eine depressive Episode oder eine andere Störung werden nicht erfüllt
Ausschluss einer gewöhnlichen Trauerreaktion	kein Trauerfall in der Vorgeschichte
Abklingen der Symptomatik spätestens sechs Monaten nach Ende der Belastung	Abklingen der Symptomatik nach kurzer stationärer Krisenintervention

3.5.5 Probleme bei der Diagnostik von Anpassungsstörungen

Die Konzepte der Anpassungsstörung von DSM-5 und ICD-10 teilen das Problem, dass sie nach Ansicht vieler Autoren zu eng gefasst sind und letztlich lediglich eine Art Ausschlussdiagnose darstellen [81]. So wird jeweils spezifischeren Störungen wie beispielsweise Angststörungen und depressiven Störungen der diagnostische Vorrang eingeräumt. Dies ist selbst dann der Fall, wenn es einen klaren Bezug zu einem auslösenden Ereignis gibt. In diesem Zusammenhang sei auf das Fallbeispiel 7 verwiesen (Kap. 3.4). Da hier formal die Kriterien einer depressiven Episode erfüllt sind, kann keine Anpassungsstörung diagnostiziert werden, auch wenn es hier doch einen klaren Bezug zu vorausgegangenen belastenden Lebensereignissen gibt.

Die diagnostischen Kriterien scheinen offenbar im klinischen Alltag deutliche Schwierigkeiten zu bereiten, ähnlich wie dies bereits bei den schizoaffektiven Störungen beschrieben wurde (Kap. 3.3). In einer eigenen Untersuchung wurden die Methode, welche Vollmer-Larsen und Mitarbeiter bei den schizoaffektiven Störungen einsetzten [201], auf die Anpassungsstörungen angewendet [89]. Hierbei wurden insgesamt 142 Krankenakten von Patienten mit der klinischen Diagnose einer Anpassungsstörung nachuntersucht. Wurden die diagnostischen Kriterien der ICD-10 konsequent angewandt, so ließ sich lediglich in 91 Fällen, d. h. in 64 %, die klinische Diagnose einer Anpassungsstörung bestätigen. Grund hierfür war zumeist, dass von den Klinikern die Regel, zunächst eine spezifischere psychische Störung auszuschließen, nicht ausreichend beachtet wurde. Hieran anschließend stellt sich die Frage, ob sich die klinische Diagnostik den Vorgaben der offiziellen Diagnosemanuale anzupassen hat oder ob nicht umgekehrt die Diagnosesysteme auch die Aufgaben haben, sich an den klinischen Bedürfnissen zu orientieren. Ersteres wäre mit umfangreichen Schulungen, letzteres mit einer Veränderung der diagnostischen Kriterien erreichbar.

3.6 Dissoziative und somatoforme Störungen

3.6.1 Konzeptuelle Grundlagen der dissoziativen und somatoformen Störungen

Als maßgeblicher Ursprung derjenigen Phänomene und Störungen, welche heute als *dissoziativ* und *somatoform* bezeichnet werden, kann das bereits bis in die Antike zurückgehende Konzept der Hysterie angesehen werden [132]. Ganz wesentliche Beiträge wurden hierbei von der französischen Psychiatrie des 19. Jahrhunderts geleistet, wobei hier vor allem Paul Briquet (1796–1881) und Jean-Martin Charcot (1825–1893) zu nennen sind. Charcots Namen dürfte hierbei auch eng mit dem klinischen Einsatz der Methode der Hypnose verbunden sein. Sein Schüler Pierre Janet (1859–1947) brachte schließlich das Konzept der *Dissoziation* ein, welches eine Abspaltung von bestimmten psychischen Phänomenen aus dem Bewusstseins bezeichnete [95].

Die Hypnoseversuche von Charcot in Paris zogen auch Sigmund Freud (1956–1939) an, der schließlich gemeinsam mit Josef Breuer (1842–1925) die berühmten *Studien über Hysterie* veröffentlichte [23]. Diese Arbeit kann sicherlich als ein wesentlicher Ausgangspunkt der Psychoanalyse angesehen werden. Die hierbei vertretende Grundthese lautet, dass sich hysterische Phänomene auf dem Boden von psychischen Traumata entwickeln, welche nicht ausreichend „abreagiert" werden können [23]. Die hier auftretenden intrapsychischen Spannungen werden dann durch den Mechanismus der *hysterischen Konversion* in somatische Symptome umgewandelt [23]. Die jeweiligen Symptome haben dabei einen symbolischen Charakter. Diese ursprünglichen Konzepte wurden von Freud weiterentwickelt. Er brachte hysterische Phänomene vor allem mit ödipalen Konflikten in Zusammenhang, wobei die Verdrängung als maßgeblicher Abwehrmechanismus angesehen wurde. Einen anderen Ansatz verfolgte hingegen Karl Bonhoeffer (1868–1948), welcher als Charakteristikum der Hysterie „*die Abspaltung der psychischen Komplexe unter dem Einfluss einer inhaltlich gearteten Willensrichtung*" ansah [19]. Das „*Durchscheinen einer Willensrichtung in der Krankheitsdarstellung*" und insbesondere „*der Wille zur Krankheit*" seien, so Bonhoeffer, das eigentlich Spezifische bei hysterischen Phänomenen [19].

Das Konzept der Hysterie als eigenständige nosologische Entität war schon immer umstritten und gilt heute als überholt. Stattdessen wird heute von hysterischen Phänomenen ausgegangen, welche sich nach Stavros Mentzos (geb. 1930) im Wesentlichen drei verschiedenen Gruppen zuordnen lassen [132]. Eine ähnliche Einteilung war zuvor bereits von Karl Jaspers vorgenommen worden [99].
- körperliche Funktionsstörungen (Konversionssymptome)
- psychische Funktionsstörungen (dissoziative Symptome)
- hysterische Charakterzüge

Der Psychoanalytiker Mentzos spricht sich jedoch durchaus dafür aus, den Hysteriebegriff beizubehalten. Dieser wird aber nicht als nosologische Einheit, sondern vielmehr als ein spezieller *Modus der Konfliktverarbeitung* aufgefasst [132]. Das wesentliche Charakteristikum ist hierbei für Mentzos eine *zielgerichtete* neurotische Konfliktentlastung in Form einer *tendenziösen Inszenierung* [132]. So zeigen sich durchaus Parallelen zum Konzept von Karl Bonhoeffer, welcher von einer *Willensrichtung in der Krankheitsdarstellung* gesprochen hatte [19].

Es wurde immer wieder versucht, die auf der Grundlage eines hysterischen Mechanismus entstandenen körperlichen Beschwerden (Konversionssymptome) von so genannten psychovegetativen Störungen abzugrenzen, bei denen andere psychodynamische Mechanismen vermutet wurden. So stellte beispielsweise der Psychoanalytiker Franz Alexander (1891–1964) der Konversionshysterie die vegetativen Neurose gegenüber, bei welcher die auftretenden körperlichen Symptome nicht als symbolischer Ausdruck, sondern als Affektkorrelate aufgefasst werden können [1]. Eine durchaus vergleichbare Unterscheidung findet sich auch bei Karl Leonhard mit der *hysterischen Neurose* auf der einen und der *hypochondrischen Neurose* auf der anderen Seite, wobei Leonhard allerdings von völlig anderen ätiopathogenetischen Grundannahmen ausging [121].

3.6.2 Diagnostik von dissoziativen und somatoformen Störungen im DSM-5

Im DSM-5 werden die *dissoziativen Störungen* in einem eigenen Kapitel zusammengefasst. Als Charakteristikum wird hierbei die Störung der normalen Integration von Bewusstsein, Gedächtnis, Identität, Emotion, Wahrnehmung, Körpererleben, Motorik sowie Verhalten angesehen. Im Wesentlichen werden hierbei drei verschiedene Störungen unterschieden, welche sich durch die Beeinträchtigung von bestimmten psychischen Funktionen auszeichnen:
- dissoziative Identitätsstörung
- dissoziative Amnesie
- Depersonalisations-/Derealisationsstörung

Hiervon abgegrenzt werden die somatoformen Störungen in einem weiteren Kapitel behandelt (*somatische Belastungsstörungen und verwandte Störungen*), wobei neben der *Konversionsstörung* auch die *somatische Belastungsstörung* und die *Krankheitsangststörung* aufgeführt werden. Kennzeichen dieser neuen Hauptgruppe des DSM-5 sind somatische Symptome, die mit ausgeprägten Leiden und Beeinträchtigungen einhergehen.

Überlegungen zu psychodynamischen Aspekten, beispielsweise im Sinne des Hysteriekonzeptes finden sich in keinem der beiden Kapitel. Dies steht im Einklang mit dem deskriptiven Ansatz des DSM-5, welcher bewusst auf Hypothesen hinsichtlich der Ätiopathogenese verzichtet.

3.6.3 Diagnostik von dissoziativen und somatoformen Störungen in der ICD-10

In der ICD-10 werden die dissoziativen und somatoformen Störungen im Kapitel *Neurotische, Belastungs- und somatoforme Störungen* behandelt. Im Gegensatz zum DSM-5, wo die Konversionsstörungen unter die somatoformen Störungen subsumiert sind, wird in der ICD-10 die gesamte Gruppe der dissoziativen Störungen auch als *Konversionsstörungen* bezeichnet. Weiterhin nimmt die ICD-10 hier eine erheblich feinere Differenzierung vor, während sich das DSM-5 mit lediglich drei Kategorien begnügt. Ähnliches gilt auch für die somatoformen Störungen. Überlegungen zur Psychodynamik spielen jedoch auch in der ICD-10 keine Rolle [5], [216].

Dissoziative Störungen (Konversionsstörungen) und somatoforme Störungen in der ICD-10

Dissoziative Störungen
- dissoziative Anmesie
- dissoziative Fugue
- dissoziativer Stupor
- Trance- und Besessenheitszustände
- dissoziative Bewegungsstörungen
- dissoziative Krampfanfälle
- dissoziative Sensibilitäts- und Empfindungsstörungen
- sonstige dissoziative Störungen (Konversionsstörungen): z. B. Ganser-Syndrom, multiple Persönlichkeitsstörungen

Somatoforme Störungen
- Somatisierungsstörung
- undifferenzierte Somatisierungsstörung
- hypochondrische Störung
- somatoforme autonome Funktionsstörung
- anhaltende somatoforme Schmerzstörung

Als Beispiel soll nun der *dissoziative Stupor* näher behandelt werden. Die diagnostischen Kriterien der ICD-10 sind im folgenden Überblick dargestellt [216]. Wichtig ist hierbei darauf hinzuweisen, dass hier durchaus ein postulierter ätiologischer Faktor enthalten ist, was ansonsten in DSM-5 und ICD-10 eher die Ausnahme ist. So muss ein *überzeugender zeitlicher Zusammenhang* zwischen belastenden Lebensereignissen und der psychopathologischen Symptomatik nachweisbar sein. Das bloße Auftreten von bestimmten Symptomen und der Ausschluss einer körperlichen Krankheit, welche diese Symptome erklären könnte, sind somit zur Diagnose eines dissoziativen Stupors nicht ausreichend. Es wird jedoch ausdrücklich von einem *zeitlichen* Zusammenhang und nicht von einem psychodynamisch ableitbaren Zusammenhang gesprochen.

Diagnostische Kriterien des dissoziativen Stupors in der ICD-10

- kein Nachweis einer körperlichen Krankheit, welche die Symptome erklären kann
- überzeugender zeitlicher Zusammenhang zwischen den dissoziativen Symptomen und belastenden Ereignissen
- beträchtliche Verringerung oder Fehlen willkürlicher Bewegungen und der Sprache sowie der Reaktion auf Licht, Geräusche und Berührung
- normaler Muskeltonus, aufrechte Haltung und Atmung sind erhalten

Die Entwürfe für die ICD-11 sehen, ähnlich wie im DSM-5, jeweils eigene Kapitel für die dissoziativen und die somatoformen Störungen vor. So wird es hier voraussichtlich auch zu einer Angleichung der beiden Diagnosesysteme kommen. Innerhalb der dissoziativen Störungen soll dann zwischen Störungen der Motorik bzw. Sensorik und Störungen der Kognition unterschieden werden. Bei den somatoformen Störungen ist derzeit keine weitere Subtypisierung vorgesehen. So besteht die Gefahr, dass die feine Differenzierung der ICD-10 in diesem Bereich verloren geht.

3.6.4 Fallbeispiel zur Diagnose eines dissoziativen Stupors

Exemplarisch soll hier die diagnostische Einordnung am Beispiel des *dissoziativen Stupors* veranschaulicht werden (**Fallbeispiel 9**), da hier doch erhebliche Probleme auftreten können. Insbesondere ist die Abgrenzung von einer katatonen Schizophrenie bzw. von einer akuten, vorübergehenden psychotischen Störung von Interesse. Die diagnostische Entscheidungsfindung nach den Kriterien der ICD-10 ist in ▶ Tab. 3.12 dargestellt.

Fallbeispiel 9

Ein 18-jähriger Schüler wird von einer internistischen Notaufnahme zur stationären Aufnahme übernommen. Dort war er von seiner Mutter vorgestellt worden, nachdem er seit etwa einem Tag nichts mehr gesprochen und die Nahrungs- und Flüssigkeitsaufnahme verweigert habe. Er habe sich schon einige Tage zuvor zurückgezogen und sei ruhiger geworden. In etwa einem Monat stünden die Abiturprüfungen an. Ihr Sohn sei hochbegabt und immer der Beste im Jahrgang gewesen. Er habe eine große Karriere vor sich, da er eine „Genie" sei. Es habe ihn aber sehr bedrückt, als er in den letzten Monaten einige nur „gute" und nicht „sehr gute" Leistungen erbracht habe. Die Mutter berichtete weiterhin, dass sie selbst die wichtigste Bezugsperson für ihren Sohn sei. Zu Gleichaltrigen habe er aufgrund seiner Hochbegabung nur wenig Kontakt.

Die psychopathologische Befunderhebung war dadurch eingeschränkt, dass der Patient mutistisch war und deshalb keine Angaben machten konnte. Er zeigte keine Reaktion auf Außenreize. Die Psychomotorik war stark vermindert. So lag er die meiste Zeit im Bett und zeigte keine Willkürbewegungen. Zwischendurch war es ihm jedoch möglich, das Bett in aufrechter Körperhaltung zu verlassen. In diesen Situationen wirkte das Verhalten deutlich maneriert und theatralisch. Der Antrieb war deutlich vermindert. Nahrungs- und Flüssigkeitsaufnahme wurden verweigert. Im Affekt wirkte er deutlich ratlos.

Die durchgeführten apparativen Untersuchungen (MRT, EEG, EKG, Routinelabor, Liquoruntersuchung) zeigten keine auffälligen Befunde. Die Vitalfunktionen waren ungestört. Es wurde eine orale Medikation mit Benzodiazepinen begonnen und eine intravenöse Flüssigkeitssubstitution durchgeführt. Die Mutter saß die meiste Zeit während des stationären Aufenthalts am Bett ihres Sohnes, hielt dessen Hand und übernahm die Körperpflege. Nach drei Tagen kam es innerhalb einer Stunde zu einer schlagartigen Besserung der Symptomatik. Der stuporöse Zustand war vollständig abgeklungen. Es zeigten sich keine formalen und inhaltlichen Denkstörungen. Im Affekt war er noch leicht ratlos. Es war ihm nicht möglich, über die Ereignisse der letzten Tage zu sprechen. Auf Drängen der Mutter wurde er noch am selben Tag entlassen.

Tab. 3.12 Diagnostische Einordnung nach den Kriterien der ICD-10 im Fallbeispiel 9.

Diagnosekriterien für den dissoziativen Stupor	Anwendung auf das Fallbeispiel
Fehlen einer körperlichen Erkrankung als Erklären der Symptome	keine wegweisenden somatischen Befunde (MRT, EEG, EKG, Routinelabor, Liquoruntersuchung)
Zusammenhang der Symptome mit belastenden Lebensereignissen	anstehende Abiturprüfung mit hohen Erwartungen an die eigene Leistung seitens der Mutter als Belastungsfaktoren, fehlende soziale Kontakte zu Gleichaltrigen
beträchtliche Verringerung oder Fehlen willkürlicher Bewegungen und der Sprache sowie der Reaktion auf Licht, Geräusche und Berührung	fehlende Sprachproduktion, erheblich verminderte Willkürbewegungen, kaum Reaktion auf Außenreize
normaler Muskeltonus, aufrechte Haltung und Atmung sind erhalten	erhaltene Vitalfunktionen, normaler Muskeltonus, kurzzeitiger aufrechter Gang möglich

Besondere Probleme bereitet hier die Unterscheidung von *dissoziativen* und *katatonen* Phänomenen. So können Stupor im Sinne einer „*eindeutigen Verminderung der Reaktion auf die Umgebung sowie Verminderung spontaner Bewegungen und Aktivität*" [216] und Mutismus wesentliche Zeichen einer Katatonie darstellen. Weitere Symptome einer psychotischen Störung finden sich jedoch nicht, so dass nach den Kriterien der ICD-10 weder eine Schizophrenie noch eine akute vorübergehende psychotische Störung diagnostiziert werden kann. Für eine Schizophrenie wäre darüber hinaus eine zeitliche Dauer der Symptomatik von mindestens einem Monat zu fordern. Wegweisend für die hier vertretende diagnostische Einordnung als *dissoziativer Stupor* ist jedoch vor allem auch das spezielle Interaktionsmuster mit der Mutter, die ihren Sohn sehr ausgeprägt idealisierte und ihn mehrfach als „Genie" bezeichnete. Hierbei kann man die psychodynamische Hypothese vertreten, dass sich die Symptomatik vor dem Hintergrund dieser Konstellation unter dem Druck der anstehenden Abiturprüfung entwickelt hat.

Noch größere Schwierigkeiten als die Diagnose nach den Kriterien der ICD-10 bereitet jedoch die diagnostische Einordnung im DSM-5. Die diagnostische Kategorie des dissoziativen Stupors hat hier keine direkte Entsprechung. Am ehesten kommt im DSM-5 die Diagnose einer Konversionsstörung infrage. Allerdings ist auch darauf hinzuweisen, dass im Fallbeispiel 9 die diagnostischen Kriterien des DSM-5 für den Katatonie-Spezifier (Kap. 3.2.2) erfüllt werden, da das klinische Bild durch die Symptome Stupor, Mutismus und Manierismus geprägt ist. So könnte man hier auch darüber diskutieren, ob im DSM-5 anstatt einer Konversionsstörung die Diagnose einer *nicht näher bezeichneten Katatonie* zu vergeben ist. Die genannten psychodynamischen Überlegungen würden dann keine Rolle mehr spielen.

3.6.5 Probleme bei der Diagnose von dissoziativen und somatoformen Störungen

Die Konzepte und diagnostischen Kriterien von DSM-5 und ICD-10 verbleiben auf einer deskriptiven Ebene. Man kann hier durchaus zu Recht von einer Orientierung am „diagnostischen Oberflächenmaterial" sprechen [161]. So wird komplett auf das Hysteriekonzept verzichtet, welches eine wichtige historische Wurzel der heute als dissoziativ oder somatoform bezeichneten Störungen darstellt. Darüber hinaus wird insbesondere im DSM-5 eine fehlende psychopathologische Differenzierung der Phänomene deutlich. Die Entwürfe für das ICD-11 deuten darauf hin, dass man sich dieser Tendenz dort wohl anschließen wird. Somit dürfte in absehbarer Zeit der *dissoziative Stupor* aus den psychiatrischen Diagnosemanualen verschwinden.

Es ist jedoch unklar, wie in Zukunft ähnliche Fallkonstellationen wie die im Fallbeispiel 9 diagnostisch eingeordnet werden sollen. Eine Möglichkeit wäre, den Katatoniebegriff weiter auszudehnen. So findet sich in den Entwürfen für die ICD-11 bereits eine eigenständige Hauptgruppe für die Katatonie. Psychodynamische Überlegungen würden aber dann für die diagnostische Einordnung keine Rolle mehr spielen. Hiermit ist die Gefahr verbunden, dass diesbezügliche Überlegungen auch bei der Therapie-Entscheidung nicht mehr berücksichtigt werden.

3.7 Emotional-instabile bzw. Borderline-Persönlichkeitsstörungen

3.7.1 Konzeptuelle Grundlagen der Persönlichkeitsstörungen

Obwohl der Begriff der Persönlichkeitsstörung eher neu ist, haben die in diesem Zusammenhang maßgeblichen psychopathologischen Konzepte eine lange Geschichte. Hierbei lassen sich eine französische, eine angelsächsische und eine deutsche Tradition unterscheiden [66]. Bezüglich der französischen Tradition ist zunächst die *Monomanielehre* von Jean-Étienne Esquirol (1772–1840) von Bedeutung. In der Monomanielehre wurden umschriebene Verhaltensstörungen als eigenständige psychiatrische Krankheitsbilder angesehen, wobei sich Begriffe wie Pyromanie oder Kleptomanie bis heute erhalten haben. Hierbei wurden psychische Auffälligkeiten beschrieben, welche heute durchaus dem Konzept der Persönlichkeitsstörungen zuzurechnen sind [66].

Weiterhin spielte die auf Bénédict Augustin Morel (1809–1873) und Valentin Mangan (1835–1916) zurückgehende *Degenerationstheorie* eine wichtige Rolle. Bezüglich der angelsächsischen Tradition ist aus historischer Sicht das Konzept der *moral insanity* von James Cowles Prichard (1786–1848) hervorzuheben. In dessen Folge stand vor allem sozial deviantes Verhalten im Fokus, auch wenn hierbei das ursprüngliche Konzept von Prichard oft nur verkürzt wiedergegeben wurde [66]. In dieser Tradition steht auch das Konzept der *psychopathy* von Robert D. Hare (geb. 1934), das sich vor allem auf antisoziale Verhaltensweisen bezieht. In der deutschen Tradition wurde zunächst der Begriff Psychopathie verwendet, welcher jedoch im Vergleich zum angelsächsischen Konzept der „psychopathy" deutlich weiter gefasst war.

Kurt Schneider bemühte sich darum, eine differenzierte psychopathologische Typologie aufzustellen [174]:

> **Persönlichkeitstypologie bei Kurt Schneider**
> - hyperthymisch
> - depressiv
> - selbstunsicher
> - fanatisch
> - geltungsbedürftig
> - explosibel
> - gemütlos
> - willenlos
> - asthenisch

Diese Psychopathien wurden von Schneider nicht als Krankheiten, sondern lediglich als *abnorme Spielarten seelischen Wesens* angesehen (Kap. 6.4). Während sich die Typologie von Kurt Schneider als psychopathologisch-deskriptiv verstand, wurde von Seiten der Psychoanalyse ätiopathogenetische Modellvorstellungen entwickelt. Hierbei sind nicht zuletzt Heinz Kohut (1913–1981) und Otto F. Kernberg (geb. 1928) zu nennen, welche die Konzepte der *narzisstischen Persönlichkeitsstörung* bzw. der *Borderline-Störung* nachhaltig prägten.

Im Bereich der Persönlichkeitsstörungen wurde immer wieder die Anwendung von dimensionalen diagnostischen Konzepten empfohlen (Kap. 6.9). Solche Modelle gehen inhaltlich von einem Kontinuummodell verschiedener Persönlichkeitseigenschaften aus. Persönlichkeitsstörungen werden hierbei als extreme Ausprägungen bestimmter Eigenschaften aufgefasst. Im DSM-5 wird jedoch weiterhin ein kategorialer Ansatz favorisiert. Neben diesem klassischen Modell wird jedoch im DSM-5 ein alternatives *Hybridmodell* vorgestellt, das auch dimensionale Aspekte enthält (Kap. 2.5). Auch die Entwürfe für die ICD-11 sehen für den Bereich der Persönlichkeitsstörungen ein eher dimensionales Modell vor (Kap. 2.7).

DSM-5 und ICD-10 stützen sich jedoch noch vorwiegend auf einen kategorialen Ansatz. In der Box wird ein Überblick über die verschiedenen Kategorien der Persönlichkeitsstörungen in DSM-5 und ICD-10 gegeben ([5], [216]). Im DSM-5 werden die Persönlichkeitsstörungen in drei Cluster unterteilt:
- Cluster A (paranoide, schizoide, schizotype Persönlichkeitsstörung)
- Cluster B (antisoziale, Borderline, histrionische, narzisstische Persönlichkeitsstörung)
- Cluster C (vermeidende, dependente, zwanghafte Persönlichkeitsstörung)

> **Persönlichkeitsstörungen in DMS-5 und ICD-10**
>
> **DMS-5**
> - paranoide Persönlichkeitsstörung
> - schizoide Persönlichkeitsstörung
> - schizotype Persönlichkeitsstörung
> - antisoziale Persönlichkeitsstörung
> - Borderline-Persönlichkeitsstörung
> - histrionische Persönlichkeitsstörung
> - narzisstische Persönlichkeitsstörung
> - vermeidende Persönlichkeitsstörung
> - dependente Persönlichkeitsstörung
> - zwanghafte Persönlichkeitsstörung
>
> **ICD-10**
> - paranoide Persönlichkeitsstörung
> - schizoide Persönlichkeitsstörung
> - dissoziale Persönlichkeitsstörung
> - emotional-instabile Persönlichkeitsstörung
> - histrionische Persönlichkeitsstörung
> - anankastische Persönlichkeitsstörung
> - ängstliche (vermeidende) Persönlichkeitsstörung
> - abhängige Persönlichkeitsstörung

3.7.2 Diagnostik der Borderline-Persönlichkeitsstörung im DSM-5

Im DSM-5 werden zunächst die allgemeinen Kriterien für eine Persönlichkeitsstörung aufgeführt (vgl. die folgende Übersicht, [5]). Diese sind für alle nachfolgenden Kategorien gültig. Hierbei ist ganz wesentlich, dass es sich bei den Erlebens- und Verhaltensweisen um ein *überdauerndes* Muster handelt, welches sich bis in die Adoleszenz zurückverfolgen lässt. Wichtig ist weiterhin, dass sich Symptomatik nicht durch eine andere psychische Störung besser erklären lässt. Somit sind die Persönlichkeitsstörungen den anderen spezifischen psychischen Störungen nachgeordnet. Die speziellen diagnostischen Kriterien des DSM-5 für die Borderline-Persönlichkeitsstörung sind in der zweiten Übersicht aufgeführt [5].

Allgemeine diagnostische Kriterien für eine Persönlichkeitsstörung im DSM-5

- Überdauerndes Muster von inneren Erleben und Verhalten, welches merklich von den Erwartungen der soziokulturellen Umgebung abweicht. Dieses Muster zeigt sich in mindestens zwei der folgenden Bereiche: Kognition, Affektivität, Gestaltung zwischenmenschlicher Beziehungen, Impulskontrolle.
- Überdauerndes Muster ist unflexibel und tiefgreifend in einem weiten Bereich persönlicher und sozialer Situationen.
- Überdauerndes Muster führt in klinisch bedeutsamer Weise zu Leiden oder Beeinträchtigung in sozialen, beruflichen oder anderen wichtigen Funktionsbereichen.
- Muster ist stabil und andauernd. Der Beginn lässt sich bis zur Adoleszenz oder zum frühen Erwachsenenalter zurückverfolgen
- keine bessere Erklärung durch andere psychische Störung
- keine bessere Erklärung durch Substanzeinfluss oder Medizinischen Krankheitsfaktor

Diagnostische Kriterien für die Borderline-Persönlichkeitsstörung im DSM-5

Tiefgreifendes Muster von Instabilität in zwischenmenschlichen Beziehungen, Selbstbild und Affekten sowie von deutlicher Impulsivität; Beginn der Störung im frühen Erwachsenenalter; durchgängiges Muster in verschiedenen sozialen Situationen.

Mindestens fünf der folgenden Kriterien müssen erfüllt sein:

- verzweifeltes Bemühen, tatsächliches oder vermutetes Verlassenwerden zu vermeiden
- Muster instabiler, aber intensiver zwischenmenschlicher Beziehungen, das durch einen Wechsel zwischen den Extremen Idealisierung und Entwertung gekennzeichnet ist
- Identitätsstörung mit ausgeprägter und andauernder Instabilität von Selbstbild und Selbstwahrnehmung
- Impulsivität in mindestens zwei potenziell selbstschädigenden Bereichen (z. B. Geldausgaben, Sexualität, Substanzmissbrauch, rücksichtsloses Fahren oder „Fressanfälle")
- wiederholte suizidale Handlungen, Selbstmordandeutungen oder -drohungen oder Selbstverletzungsverhalten
- affektive Instabilität infolge einer ausgeprägten Reizbarkeit der Stimmung
- chronisches Gefühl der Leere
- unangemessene heftige Wut oder Schwierigkeiten, die Wut zu kontrollieren
- vorübergehende, durch Belastungen ausgelöste paranoide Vorstellungen oder schwere dissoziative Symptome

Neben dieser traditionellen, kategorialen Persönlichkeitsdiagnostik wird im Anhang des DSM-5 als Alternative noch ein „Hybridmodell" vorgestellt, welches sowohl kategoriale Elemente als auch dimensionale Elemente enthält (Kap. 2.5). So wird hier einerseits zu verschiedenen, dimensional zu verstehenden Persönlichkeitsmerkmalen Bezug genommen (negative Affektivität, Verschlossenheit, Antagonismus, Enthemmung, Psychotizismus), andererseits zu traditionellen Kategorien von Persönlichkeitsstörungen (antisoziale, vermeidende, Borderline, narzisstische, zwanghafte, schizotype Persönlichkeitsstörung). Demnach wird auch hier das Konzept der Borderline-Störung vermutlich nicht völlig verschwinden.

3.7.3 Diagnostik der emotional-instabilen Persönlichkeitsstörungen in der ICD-10

Ähnlich wie im DSM-5 werden auch in der ICD-10 zunächst allgemeine diagnostische Kriterien für eine Persönlichkeitsstörung aufgeführt [216]. Die Kriterien sind gut mit denen des DSM-5 vergleichbar.

Im Gegensatz zum DSM-5 gibt es in der ICD-10 keine eigene diagnostische Kategorie für die Borderline-Persönlichkeitsstörung. Diese stellt vielmehr einen Subtypus der emotional-instabilen Persönlichkeitsstörung dar, für den die speziellen Kriterien in der Übersicht aufgeführt sind [216].

> **Allgemeine diagnostische Kriterien für eine Persönlichkeitsstörung in der ICD-10**
>
> - Erfahrungs- und Verhaltensmuster der Betroffenen weichen deutlich von kulturell erwarteten und akzeptierten Vorgaben ab, was sich in mehr als einem der folgenden Bereiche zeigt: Kognition, Affektivität, Impulskontrolle und Bedürfnisbefriedigung, zwischenmenschliche Beziehungen
> - unflexibles und unangemessenes Verhalten in vielen persönlichen und sozialen Situationen
> - persönlicher Leidensdruck oder nachteiliger Einfluss auf die soziale Umwelt
> - Stabilität der Abweichung, Beginn im späten Kindesalter oder in der Adoleszenz
> - keine Erklärung der Abweichung durch andere psychische Störung
> - Ausschluss einer organischen Ursache

> **Diagnostische Kriterien für die emotional-instabile Persönlichkeitsstörung vom Borderline-Typ in der ICD-10**
>
> - Allgemeine Kriterien für eine Persönlichkeitsstörung sind erfüllt
> - Vorliegenden von mindestens drei der folgenden Eigenschaften oder Verhaltensweisen:
>   - deutliche Tendenz, unerwartet und ohne Berücksichtigung der Konsequenzen zu handeln
>   - deutliche Tendenz zu Streitereien und Konflikten mit anderen
>   - Neigung zu Ausbrüchen von Wut und Gewalt mit Unfähigkeit zur Kontrolle explosiven Verhaltens
>   - Schwierigkeiten in der Beibehaltung von Handlungen, die nicht direkt belohnt werden
>   - unbeständige und unberechenbare Stimmung
> - Vorliegen von mindestens zwei der folgenden Erlebnis- und Verhaltensweisen:
>   - Störungen und Unsicherheit bezüglich Selbstbild, Zielen und „inneren Präferenzen"
>   - Neigung zu intensiven aber instabilen Beziehungen
>   - übertriebene Bemühungen, Verlassenwerden zu vermeiden
>   - wiederholte Drohungen oder Handlungen mit Selbstbeschädigungen
>   - anhaltendes Gefühl der Leere

Darüber hinaus wird in der ICD-10 noch der impulsive Subtypus aufgeführt.

Die Entwürfe für die ICD-11 sehen vor, die bisherige kategoriale Diagnostik der Persönlichkeitsstörungen mit den hier verwendeten traditionellen Typologien ganz zu verlassen. Dies würde noch deutlich über das „Hybdridmodell" im Anhang des DSM-5 hinausgehen. In den Entwürfen ist nämlich vorgesehen, fünf Dimensionen voneinander zu unterscheiden (negative Affektivität, dissoziale Merkmale, Enthemmung, zwanghafte Merkmale, Distanziertheit), welche allerdings durchaus an das „Hybridmodell" im DSM-5 erinnern. Sollten diese Entwürfe tatsächlich in der ICD-11 umgesetzt werden, so würde hier das Konzept der Borderline-Persönlichkeitsstörung aus der Diagnostik verschwinden.

3.7.4 Fallbeispiel zur Diagnose einer Borderline-Persönlichkeitsstörung

Die diagnostische Entscheidungsfindung soll am **Fallbeispiel 10** verdeutlicht werden. Die Diagnostik nach den Kriterien des DSM-5 ist in ▶ Tab. 3.13 dargestellt. Das klinische Bild ist recht typisch. Zur Diskussion steht aber durchaus die Abgrenzung zur Schizophrenie. Würde man die zum Suizid auffordernden Stimmen als Halluzinationen ansehen, so wären zusammen mit der Negativsymptomatik (sozialer Rückzug und Interessenverlust) die Kriterien für eine Schizophrenie erfüllt. Geht man hingegen von *Pseudohalluzinationen* in Form von „inneren Stimmen" aus [99], kann diese Diagnose ausgeschlossen werden.

3.7 Emotional-instabile bzw. Borderline-Persönlichkeitsstörungen

Fallbeispiel 10

Eine 22-jährige Studentin stellt sich in der Ambulanz vor. Sie berichtete, dass es ihr in der letzten Zeit zunehmend schlechter gehe. Sie habe sich vor einem Monat von ihrem Freund getrennt, was ihr große Schwierigkeiten bereite. Es sei ihr „Traummann" gewesen, jetzt empfinde sie jedoch nur noch Wut. Es sei schon die vierte Beziehung, die innerhalb kurzer Zeit zu Ende gegangen sei. Sie habe immer starke Angst, dass sie verlasse werde. Sie fühle sich leer, ihr Leben sei sinnlos. Sie habe vor etwa einem Jahr damit begonnen, sich regelmäßig zu schneiden. Dies brauche sie, um sich zu spüren. Sie höre aber auch immer wieder eine Stimme, die ihr befehle, sich selbst zu verletzen und sich zu töten. So habe sie mehrfach versucht, sich das Leben zu nehmen, zumeist durch exzessiven Alkoholkonsum. In der Klinik sei sie deswegen jedoch noch nie gewesen. Ihre Stimmung sei sehr schwankend, zwischen Euphorie und Depression. Oft ändere sich dies innerhalb weniger Stunden. Es komme auch immer wieder zu heftigen Wutausbrüchen. Sie sei auch deutlich übergewichtig, da es immer wieder in Krisensituationen zu Essanfällen komme. Das Ganze gehe schon seit einigen Jahren so. In den letzten Monaten habe sie sich stark zurückgezogen und zunehmend alle Interessen verloren. Außer zu ihrem Freund habe sie kaum mehr soziale Kontakte gehabt. Ihre Leistungen im Studium hätten deutlich abgenommen. Sie stehe nun kurz vor der Exmatrikulation.

Psychopathologisch zeigte sich ein deutlich depressiver Affekt. Sie berichtete über eine „innere Stimme", die sie zum Suizid auffordere. Der Antrieb war deutlich vermindert. Im Verhalten wirkte sie jedoch deutlich theatralisch.

Tab. 3.13 Diagnostische Entscheidungsfindung nach den Kriterien des DSM-5 im Fallbeispiel 10.

Diagnosekriterien	Anwendung auf das Fallbeispiel
Allgemeine Diagnosekriterien für eine Persönlichkeitsstörung	Anwendung auf das Fallbeispiel
von der soziokulturellen Umgebung abweichendes Muster von innerem Erleben und Verhalten	Abweichung zeigt sich vor allem in der Gestaltung zwischenmenschlicher Beziehungen und der Impulskontrolle
überdauerndes Muster ist unflexibel und tiefgreifend in einem weiten Bereich persönlicher und sozialer Situationen	unflexibles und tiefgreifendes Muster
klinisch bedeutsame Beeinträchtigung	drohende Exmatrikulation
Stabilität des Erlebens- und Verhaltensmusters	Stabilität seit mehreren Jahren
keine bessere Erklärung durch andere psychische Störung, Substanzeinfluss oder medizinischen Krankheitsfaktor	Kriterien für eine Schizophrenie werden nicht erfüllt, wenn die imperativen Stimmen als Pseudohalluzinationen eingestuft werden
Spezielle Diagnosekriterien für die Borderline-Persönlichkeitsstörung	Anwendung auf das Fallbeispiel
Instabilität in zwischenmenschlichen Beziehungen, Selbstbild und Affekten sowie deutliche Impulsivität	tiefes Muster der Instabilität
mindestens fünf typische Kriterien	• verzweifeltes Bemühen, tatsächliches oder vermutetes Verlassenwerden zu vermeiden • Muster instabiler, aber intensiver zwischenmenschlicher Beziehungen • Impulsivität in mindestens zwei potenziell selbstschädigenden Bereichen (Fressanfälle, Schneiden) • wiederholte suizidale Handlungen • affektive Instabilität • unangemessen heftige Wut

Über die Diagnose der Borderline-Persönlichkeitsstörung hinaus kann diskutiert werden, ob zusätzlich eine komorbide depressive Episode oder sogar eine rezidivierende depressive Störung vorliegt. Der deutlich depressive Affekt, die Verminderung des Antriebs, der Interessenverlust sowie der soziale Rückzug würden für diese Diagnose sprechen. Eine solche zusätzliche Diagnose würde zu einer Diskussion über das Komorbiditätsprinzip führen (Kap. 3.8).

Nach den diagnostischen Kriterien der ICD-10 lässt sich hier eine emotional-instabile Persönlichkeitsstörung vom Borderline-Typ diagnostizieren. Auch hier muss zwischen Halluzinationen und Pseudohalluzinationen unterschieden werden. Auf eine tabellarische Darstellung der diagnostischen Entscheidungsfindung soll jedoch verzichtet werden.

3.8 Komorbiditätsprinzip

3.8.1 Konzeptuelle Grundlagen des Komorbiditätsprinzips

Komorbidität bedeutet in der Medizin, dass bei einem Patienten mehr als eine Krankheit auftritt. Hierbei lassen sich zwei grundsätzlich verschiedene Formen unterscheiden [9]:
- simultane Komorbidität
- sukzessive Komorbidität

Bei der *simultanen* Komorbidität handelt es sich um das gleichzeitige Auftreten von zwei verschiedenen Erkrankungen im Querschnitt, bei der *sukzessiven* Komorbidität um das Vorkommen verschiedener Krankheiten im Längsschnitt. Es gibt verschiedene Modelle, wie das Phänomen der Komorbidität theoretisch erklärt werden kann [25]. So ist in einfachen Fällen vorstellbar, dass es eine kausale Beziehung zwischen zwei Erkrankungen gibt. Krankheit A wird beispielsweise als Ursache von Krankheit B aufgefasst. Es ist aber auch denkbar, dass mehreren Erkrankungen ein gemeinsamer ätiologischer Faktor zugrunde liegt oder dass eine wechselseitige kausale Beziehung zwischen zwei Krankheiten besteht. Legt man komplexere Modellvorstellungen zugrunde, können zwei oder mehr Erkrankungen auch als Ergebnis einer Interaktion von bestimmten Vulnerabilitätsfaktoren angesehen werden.

Die Thematik der Komorbidität ist jedoch eng mit der Frage der Klassifikation und Diagnostik verbunden. Mit Hilfe der Diagnose versucht der Arzt die individuellen Beschwerden und Befunde des Patienten zu ordnen bzw. in ein Klassifikationssystem einzuordnen, was auf verschiedenen Ebenen geschehen kann (Kap. 1.3). Auf der Symptomebene wird es in fast allen Fällen zu einer Mehrfachzuordnung kommen, da ein Patient meist mehr als ein Symptom hat. Eine klinisch brauchbare Terminologie auf der Symptomebene setzt nämlich eine ausreichende Differenziertheit voraus, mit der die Beschwerden und Befunde des Patienten möglichst genau beschrieben werden können. Auch auf der Syndromebene, d.h. bei der Zuordnung zu häufig im Querschnittbefund gemeinsam auftretenden Symptomen, wird es nicht selten zu einer Mehrfachzuordnung kommen. Dies ist jedoch davon abhängig, wie eng bzw. weit man verschiedene Syndromkategorien definiert. Dimensionale Modelle in der Diagnostik umgehen das Problem von hier erforderlichen Grenzziehungen (Kap. 1.4).

Auf der nosologischen Ebene wird schließlich versucht, die Beschwerden und Befunde des individuellen Patienten in eine sinnvolle Ordnung zu bringen. Ein nosologisches System soll auf erfahrungswissenschaftlichen Grundlagen aufbauen, um die Symptomatik mit Hilfe von allgemeinen Gesetzmäßigkeiten und Theorien zu erklären. In einem kategorialen System werden hierbei verschiedene Kategorien abgegrenzt, was jedoch durchaus Schwierigkeiten bereiten kann. Je unschärfer diese Kategorien konzipiert sind, desto mehr werden sich diese auch überlappen, was zu einer Mehrfachdiagnostik im Sinne einer Komorbidität führt. Somit ist das Problem der Komorbidität maßgeblich vom verwendeten Klassifikationssystem abhängig.

3.8.2 Komorbiditätsprinzip in DSM-5 und ICD-10

Sowohl DSM-5 als auch ICD-10 betonen, dass die diagnostische Einordnung in mehr als eine Kategorie nicht nur möglich, sondern sogar ausdrücklich erwünscht ist (Kap. 2.8). So dürfte es bei korrekter Anwendung eher die Regel als die Ausnahme sein, dass bei einem Patienten mehrere Diagnosen vergeben werden. Es stellt sich jedoch die Frage, ob es sich hierbei tatsächlich um voneinander unabhängige Erkrankungen handelt oder ob die Mehrfachzuordnung nicht vielmehr das Ergebnis von unscharf konzipierten nosologischen Einheiten ist. So lässt sich die Komorbidität durchaus auch als *Artefakt der aktuellen Diagnosesysteme* auffassen [128].

Trotz Betonung der Möglichkeit einer Mehrfachzuordnung gibt es in DSM-5 und ICD-10 durchaus hierarchische Regeln, die bei der diagnostischen Entscheidungsfindung zu beachten sind. So ist etwa im DSM-5 bei der Diagnose einer Schizophrenie eine Autismus-Spektrum-Störung auszuschließen, wenn nicht zusätzlich ausgeprägte Wahnphänomene oder Halluzinationen auftreten (Kap. 3.2). Auch für die Abgrenzung von Schizophrenie, schizoaffektiver Störung und depressiven oder bipolar affektiven Störungen mit psychotischen Störungen gibt es in DSM-5 und ICD-10 klare Regeln, so dass diese diagnostischen Kategorien im Regelfall nicht zusammen vergeben werden können (Kap. 3.3). Insbesondere stellen aber auch die Anpassungsstörungen eine diagnostische Kategorie dar, deren Verwendung durch klare hierarchische Regeln eingeschränkt ist (Kap. 3.5). So darf diese Diagnose nicht vergeben werden, wenn die Symptomatik besser durch eine spezifischere Erkrankung wie eine depressive Störung oder eine Angststörung erklärt werden kann. Zudem muss für die meisten Diagnosen ein „medizinischer Krankheitsfaktor" oder die Verursachung durch Substanzeinfluss ausgeschlossen werden.

3.8.3 Fallbeispiel zum Komorbiditätsprinzip

Das Komorbiditätsprinzip und die hierbei auftretenden Probleme sollen nun anhand von **Fallbeispiel 11** dargestellt werden [88]. Das klinische Bild ist durch einen raschen Wechsel der Symptomatik geprägt. Zu Beginn der Erkrankung hätte man die Diagnose einer depressiven Episode stellen können, was tatsächlich auch so erfolgt ist. Im weiteren Verlauf kam es zu hypomanen Stimmungslagen, was nun die Diagnose einer bipolar affektiven Störung nahegelegt hätte. Aufgrund der zu diesem Zeitpunkt häufig instabilen Beziehungen zu verschiedenen Männern, des Suizidversuchs und der affektiven Instabilität hätte man auch an eine emotional-instabile Persönlichkeitsstörung denken können. Alle diese Diagnosen finden sich in der Tat in alten Arztbriefen. Mit Symptomen wie den akustischen Halluzinationen (Stimmenhören), dem religiösen Größenwahn (sie sei von Gott auserwählt) sowie den auffälligen formalen Denk-

Fallbeispiel 11

Eine 22-jährige Architekturstudentin wurde erstmals aufgrund von Suizidgedanken und Schlafstörungen stationär behandelt. Sie berichtete, dass sie in ihrer Jugend einmal „magersüchtig" gewesen sei. Nun leide sie unter ausgeprägter Depressivität. Sie habe keinen Appetit mehr und könne sich kaum selbst versorgen. Nach einem mehrmonatigen stationären Aufenthalt besserte sich die depressive Symptomatik deutlich. Nach der Entlassung kam es zunächst zu einer euphorischen Stimmungslage, kurze Zeit später dann zu einem Suizidversuch. Im Alter von 23 Jahren kam es bei der Patientin in Zusammenhang mit einer Schwangerschaft und der Geburt eines Sohnes zu einer erneuten depressiven Phase mit hypomaner Nachschwankung. Auch während einer zweiten Schwangerschaft im Alter von 25 Jahren kam es zu depressiven und hypomanen Stimmungslagen. Mit 29 Jahren wurde sie erneut stationär aufgenommen. Vom Ehemann war hierbei zu erfahren, dass die Patientin seit Tagen kaum mehr schlafe, „verworren" spreche und unruhig sei. Im psychopathologischen Befund zeigte sich ein substuporös-mutistisches Bild, was jedoch zunächst in eine hypomane Stimmungslage und anschließend wieder in ein apathisch-depressives Bild umschlug.

Seither kam es zu zahlreichen stationären Aufenthalten. Gründe für Einweisungen waren entweder gehemmt-depressive oder erregt-euphorische Zustände. Auch während der stationären Aufenthalte zeigte sich ein oft rascher Wechsel zwischen diesen beiden Polen. In den gehemmten Phasen waren Antrieb und Psychomotorik deutlich reduziert. Es fiel jedoch ein starkes Zittern beider Arme auf. Das formale Denken war hochgradig verlangsamt, Gespräche waren durch lange Antwortlatenzen erschwert. Über die Denkinhalte war nur wenig zu erfahren. Der Affekt war starr und depressiv, zeitweise wurden Suizidgedanken geäußert. In den erregten Phasen zeigte sich eine Antriebssteigerung mit psychomotorischer Unruhe. Sie berichtete, dass sie schwanger sei und mehrere Kinder zur Welt bringen werde. Es bestand ein religiöser Größenwahn (sie sei von Gott auserwählt). Gelegentlich berichtete die Patientin darüber, kommentierende Stimmen zu hören, beispielsweise die Stimme Jesu. Das formale Denken war beschleunigt und assoziativ gelockert. Die Stimmung war zumeist euphorisch und schwärmerisch, schlug jedoch wiederholt in Gereiztheit um.

störungen musste jedoch eine Schizophrenie oder eine schizoaffektive Störung diagnostisch in Erwägung gezogen werden. Wäre noch eine Angstsymptomatik hinzugekommen, so hätte man zusätzlich noch eine Angststörung, bei einer Zwangssymptomatik eine Zwangsstörung diskutieren können.

Gemäß dem Komorbiditätsprinzip ist es in diesem Fallbeispiel durchaus möglich, die Diagnosen einer *depressiven Episode,* einer *Schizophrenie* sowie einer *emotional-instabilen Persönlichkeitsstörung* nebeneinander stehen zu lassen. Auch zusätzliche Diagnosen einer *Angststörung* oder einer *Zwangsstörung* wären bei entsprechenden Symptomen hier möglich. Dies alles würde jedoch mit einer hohen Wahrscheinlichkeit in eine *Polypharmazie* münden, was bei der hier geschilderten Patientin in der Tat über eine lange Zeit hinweg der Fall war [88]. So erscheint es durchaus zweifelhaft, ob eine diagnostische Orientierung am Komorbiditätsprinzip insbesondere für den klinischen Alltag brauchbar ist.

3.9 Probleme bei der diagnostischen Entscheidungsfindung

3.9.1 Differenzierung auf Symptomebene

DSM-5 und ICD-10 geben zwar klare Kriterien vor, aufgrund derer man bei der An-und Abwesenheit bestimmter psychopathologischer Symptome zu einer diagnostischen Einordnung kommen kann, die psychopathologische Befunderhebung, d. h. die Diagnostik auf der Symptomebene, bleibt jedoch zunächst jedem Untersucher selbst überlassen. Klinische Interviews wie SKID oder SCAN ([213], [217]) können eine Hilfestellung zur Formulierung entsprechender Fragen geben, in den meisten Fällen muss jedoch auch hier die Entscheidung über die An- und Abwesenheit der einzelnen Symptome vom Untersucher getroffen werden (Kap. 2.9). Lediglich in einigen Interviews wie dem CIDI [212], welche auch von trainierten Laien anwendbar sind, werden unmittelbar die Antworten der Befragten kodiert.

In einigen der Fallbeispiele wurde deutlich, dass bereits auf der Symptomebene wichtige diagnostische Entscheidungen fallen. So ist beispielsweise für die Differenzialdiagnose zwischen *Schizophrenie* und *Major Depression* ganz entscheidend, ob Beschwerden und Befunde der betroffenen Patienten als *Negativsymptomatik* oder als *depressive Symptomatik* aufzufassen sind. Dies wurde ausführlich am Fallbeispiel 3 dargestellt (Kap. 3.2.4). Symptome wie depressive Verstimmung, Energieverlust, Interessenverlust, Konzentrationsstörungen oder Entscheidungsunfähigkeit (Kriterien für eine depressive Episode) sind oftmals nur schwer von einer Negativsymptomatik mit Symptomen wie Alogie, Affektverflachung und Willensschwäche (Kriterien für eine Schizophrenie) abzugrenzen.

Ähnliches gilt auch für die Unterscheidung zwischen einer *manischen Symptomatik* (z. B. gehobene bzw. expansive Stimmung, Logorrhoe, Ideenflucht oder psychomotorische Unruhe) und *Symptomen einer Schizophrenie* im Sinne eines desorganisierten Sprechens und Denkens sowie eines grob desorganisierten oder katatonen Verhaltens. Diese Problematik wurde im Fallbeispiel 5 dargestellt (Kap. 3.3.4). Insbesondere bereiten hier die *katatonen Symptome* Schwierigkeiten. Im DSM-5 wird die Katatonie zwar als ein nosologisch unspezifisches psychopathologisches Syndrom angesehen, welches als Spezifier nicht nur bei der Schizophrenie kodiert werden kann, „katatones Verhalten" wird jedoch weiterhin als ein wesentliches Kriterium der Schizophrenie ausgeführt. Die katatonen Symptome müssen nicht nur von manischen, sondern auch von *dissoziativen Symptomen* abgegrenzt werden. An dieser Stelle kann die differenzialdiagnostische Entscheidung zwischen einem dissoziativen Stupor und einer katatonen Schizophrenie fallen, wie es im Fallbeispiel 9 (Kap. 3.6.4) dargestellt wurde.

Zuletzt soll noch auf die Notwendigkeit der Unterscheidung zwischen *Halluzinationen* und *Pseudohalluzinationen* hingewiesen werden, welche ebenfalls eine entscheidende diagnostische Rolle spielen kann. Dies wurde am Fallbeispiel 10 (Kap. 3.7.4) ausgeführt.

3.9.2 Zeitkriterien und Abwägung zwischen Symptombereichen

Hat man über die An- bzw. Abwesenheit einzelner Symptome eine Entscheidung getroffen, spielen in den diagnostischen Algorithmen von DSM-5 und ICD-10 Zeitkriterien eine wesentliche Rolle. So beruht beispielsweise die differenzialdiagnostische Entscheidung zwischen *Schizophrenie* und *schizophreniformer Störung* im DSM-5 lediglich darauf, ob die Symptome länger oder kürzer als sechs Monate vorhanden waren. Zur Diagnose einer *schizoaffektiven Störung* im DSM-5 muss festgestellt werden, dass zwei Wochen Wahn oder Halluzinationen auftreten, ohne dass die Kriterien für eine manische oder eine depressive Episode erfüllt waren. Diese Entscheidungen können oft erhebliche Schwierigkeiten bereiten. Dies wurde im Fallbeispiel 5 dargestellt (Kap. 3.3.4).

Noch schwieriger ist die an vielen Stellen von DSM-5 und ICD-10 geforderte Abwägung zwischen verschiedenen Symptombereichen. Auch dies kann am Beispiel der diagnostischen Kriterien für die schizoaffektiven Störungen in DSM-5 und ICD-10 verdeutlicht werden (Kap. 3.3). So muss hier die Entscheidung getroffen werden, ob Symptome einer depressiven oder manischen Episode während eines erheblichen Anteils an der gesamten Dauer der Erkrankung bestehen (Fallbeispiel 5).

3.9.3 Simulation, Aggravation und Dissimulation

Simulation, Aggravation und Dissimulation sind Phänomene, mit denen man im Fach Psychiatrie und Psychotherapie immer wieder konfrontiert ist. Insbesondere trifft dies natürlich für die forensische Psychiatrie zu [139]. Es sind verschiedene Motive denkbar, Symptome psychischer Störungen vorzutäuschen, übertrieben darzustellen oder auch zu verbergen. Als Beispiele für Motive für Simulation und Aggravation seien hier der Wunsch nach Entschädigung, der sekundäre Krankheitsgewinn oder auch die Vermeidung von Verantwortung genannt [139]. Beschränkt man sich bei der Untersuchung in solchen Fällen ausschließlich auf die Angaben der Patienten, wie dies etwa bei bestimmten klinischen Interviewverfahren wie dem CIDI [212] der Fall ist, so kann dies zu erheblichen Schwierigkeiten führen. Zielführender ist hingegen, die Aussagen der Patienten in Bezug zum beobachtbaren Verhalten zu setzen. Wichtig kann hierbei insbesondere auch das Verhalten außerhalb der eigentlichen Untersuchungssituation sein [139]. So bezieht beispielsweise der erfahrene Stationsarzt die Beobachtungen des Pflegepersonals aus dem Nacht- und Wochenenddienst ganz wesentlich in die diagnostische Entscheidungsfindung ein. Wichtig ist hierbei auch, die typischen psychopathologischen Muster zu kennen, in denen psychische Störungen zumeist auftreten. Auf diese Weise lassen sich die Zugehörigkeit oder auch die Abweichung bestimmter individueller Erlebnis- und Verhaltensweisen von solchen Mustern erkennen.

Die kriterienorientierte Diagnostik in DSM-5 und ICD-10 stößt jedoch bei schwierigen Fragestellungen, wie sie beispielsweise im Rahmen von Strafprozessen oder sozialrechtlichen Verfahren immer wieder auftauchen, rasch an ihre Grenzen. Den Autoren des DSM-5 scheint dies durchaus bewusst zu sein, so dass hier ausdrücklich vor der unkritischen Verwendung im forensischen Kontext gewarnt wird [5].

Kapitel 4

Probleme, Lösungsansätze und Zukunftsperspektiven

4.1	Kritik an der Diagnostik in DSM-5 und ICD-10	95
4.2	Diagnose und Nosologie	98
4.3	Syndromale und nosologische Diagnostik	99
4.4	Dimensionale und kategoriale Diagnostik	102
4.5	Klinisch-intuitive und algorithmische Diagnostik	105
4.6	Nomothetisches und idiografisches Vorgehen	106
4.7	Neurobiologische und psychopathologische Fundierung	107
4.8	Bedeutung der Verlaufsforschung für die Psychiatrie	112
4.9	Vorschlag eines triaxialen Diagnosemodells	114
4.10	Diagnostik im Kontext einer personalisierten Psychiatrie	115
4.11	Diagnostik im Kontext einer evidenzbasierten Psychiatrie	116

4 Probleme, Lösungsansätze und Zukunftsperspektiven

4.1 Kritik an der Diagnostik in DSM-5 und ICD-10

4.1.1 Gefahr einer diagnostischen Inflation

Das Erscheinen des DSM-5 im Jahr 2013 war vom Vorwurf begleitet, dass es hier zu einer diagnostischen Inflation gekommen sei. Einer der prominentesten Kritiker des DSM-5 ist Allen Frances (geb. 1942), der bereits am DSM-III und DSM-III-R unter der Leitung von Robert L. Spitzer (geb. 1932) mitgearbeitet hatte und anschließend für das DSM-IV verantwortlich war. Durch seine populärwissenschaftlichen Beiträge wurde die Diskussion auch in die breite Öffentlichkeit getragen und von der Tagespresse aufgenommen [52]. So lautet die Kernthese von Frances, dass seit dem DSM-III immer mehr diagnostische Kategorien aufgeführt und auf diese Weise viele normale Erlebens- und Verhaltensweisen zu psychischen Erkrankungen erklärt werden. Als Beispiel werden von Frances *ADHS, Autismus, soziale Phobie, disruptive Affektregulationsstörung, leichte neurokognitive Störung* und *Binge-Eating-Störung* angeführt. Auch wird von ihm kritisiert, dass die Schwelle zur Diagnose einer psychischen Störung wie beispielsweise der Major Depression immer niedriger wird. Kurz zusammengefasst bezieht sich die Kritik an einer *diagnostischen Inflation* auf zwei wesentliche Punkte [52]:
- Zunahme der Anzahl von diagnostischen Kategorien
- Ausweitung des Begriffes der psychischen Krankheit

Nutznießer dieser diagnostischen Inflation ist nach Allen Frances vor allem die pharmazeutische Industrie, welche durch die medikamentöse Behandlung von zu psychischen Störungen erklärten Erlebnis- und Verhaltensweisen nach einer Gewinnmaximierung strebt [52]. Deshalb schlägt Frances im Anschluss an seine Kritik vor, die Pharmabranche zu „zähmen", wobei auch der investigative Journalismus einen Beitrag leisten könnte. Die Erarbeitung künftiger Diagnosemanuale dürfe man nicht mehr nur den Psychiatern selbst überlassen. Vielmehr müsse man hier analog zur Arzneimittelzulassung eine neue Ordnungs- und Aufsichtsstruktur etablieren. Die Ausführungen von Frances sind durchaus beachtenswert, die Argumente und Kritikpunkte allerdings nicht neu. So finden sich durchaus Parallelen zum Gesellschaftskritiker Ivan Illich (1926–2002), der sich in den 1970er Jahren gegen eine *Medikalisierung* der Gesellschaft gewandt hatte [76] (Kap. 1.1.4). Auch auf das Problem einer immer stärkeren Ökonomisierung der Medizin wurde mehrfach hingewiesen. So stellt in den modernen Industriegesellschaften Krankheit einen wichtigen ökonomischen Faktor dar [199]. Vor diesem Hintergrund ist natürlich insbesondere auch eine Ausweitung des psychiatrischen Krankheitsbegriffes sehr kritisch zu sehen.

So steht es außer Frage, dass die Anzahl der verschlüsselbaren diagnostischen Kategorien stark zugenommen hat. Deutlich wird diese Entwicklung auch, wenn man das DSM-5 mit dem sogenannten Würzburger Diagnoseschema vergleicht [208], welches in Deutschland bis in die 1970er Jahre in Verwendung war und lediglich 21 diagnostische Kategorien umfasste (Kap. 2.4.1). Hierbei fällt nicht nur die generelle Zunahme der verschlüsselbaren Diagnosekategorien, sondern auch eine Verschiebung des Schwerpunkts der Diagnostik auf. Während sich im Würzburger Schema viele Kategorien auf psychische Störungen im Rahmen von primär neurologischen und internistischen Erkrankungen bezogen, ist es im DSM-5 vor allem zu einer Ausdifferenzierung der Verhaltensstörungen im Grenzbereich zum Gesunden gekommen. *ADHS, Geschlechtsdysphorie, intermittierende explosible Störung und disruptive Affektregulationsstörung* können hier als Beispiel dienen. So lässt sich tatsächlich eine Zunahme von Kategorien für eher „minore" psychische Störungen feststellen.

Allerdings darf nicht übersehen werden, dass Manuale wie DSM-5 lediglich diagnostische Hilfsmittel für Ärzte und Psychologen sind. Sie haben das primäre Ziel, die diagnostische Zuordnung zu standardisieren und auf diese Weise eine hohe Interrater-Reliabilität zu erzielen. Sie haben jedoch nicht den Anspruch, psychische Störungen zu definieren. Sie haben auch nicht den Anspruch, ein psychiatrisches Lehrbuch zu sein. So findet sich beispielsweise im DSM-5 ein ausdrücklicher Hinweis, dass das Manual nur mit Vorsicht im forensischen Kontext verwendet werden soll [5]. Diese Einschränkungen scheint Allen Frances jedoch in seiner pointiert vorgebrachten Kritik an der „diagnostischen Inflation" zu wenig zu beachten. Sein Vorschlag, die Erarbeitung künftiger Diagnosemanuale nicht mehr nur den Psychiatern selbst zu überlassen, sondern analog zur Arzneimittelzulassung eine neue Ordnungs- und Aufsichtsstruktur etablieren, trägt nicht zur Lösung der Probleme bei.

4.1.2 Unzureichende Beachtung des Gesamtbilds

Eine Reihe von weiteren Kritikpunkten an der aktuellen psychiatrischen Diagnostik bezieht sich auf das kriterienorientierte Vorgehen, also das grundlegende Prinzip der modernen Diagnosemanuale seit Erscheinen des DSM-III im Jahre 1980. Kennzeichen ist hierbei die Vorgabe von klar festgelegten Ein- und Ausschlusskriterien, an denen sich der diagnostische Prozess orientiert. Hieraus lassen sich klare Algorithmen ableiten. Psychopathologische Voraussetzung für einen solchen Ansatz ist das Zerlegen des Gesamtbilds in kontextunabhängige Einzelelemente, welche im weiteren dann als logische Einheiten behandelt werden [84]. Aus der Kombination dieser einzelnen Elemente kann dann jeweils die diagnostische Zuordnung abgeleitet werden. Dieser Ansatz bringt jedoch die Gefahr mit sich, dass komplexere psychische Phänomene und die Beziehung der einzelnen Symptome zueinander im diagnostischen Prozess nicht mehr ausreichend beachtet werden [84].

Der kriterienorientierte Ansatz der aktuellen Diagnostik, d. h. das Zerlegen des psychopathologischen Gesamtbilds in Einzelelemente, aus denen sich dann nach vorgegebenen Regeln die Diagnose ableiten lässt, wurde insbesondere im deutschen Sprachraum schon bald nach Erscheinen des DSM-III kritisiert. Hier sind beispielsweise die sehr differenzierten Arbeiten von Henning Saß (geb. 1944) zu nennen, der einer der Herausgeber der deutschen Übersetzungen von DSM-III, DSM-III-R und DSM-IV war ([164], [165]). Mittlerweile sind aus den Vereinigten Staaten vermehrt kritische Töne gegenüber der kriterienorientierten Diagnostik zu vernehmen. So wurde beispielsweise von Nancy Andreasen im Zusammenhang mit dem DSM von einem *Tod der Phänomenologie in Amerika* gesprochen [7].

Die zentrale Kritik lautet, dass sich die modernen Diagnosesysteme wie DSM-5 und ICD-10 vorwiegend an einem diagnostischen *Oberflächenmaterial* orientieren [161] und dass auf diese Weise das psychopathologische Gesamtbild nicht ausreichend berücksichtigt wird. Es ist oft unmöglich, die einzelnen Symptome außerhalb ihres Gesamtkontextes zu erfassen und zu bewerten. Außerdem besteht in einer kriterienorientierten Diagnostik die Gefahr, dass die unterschiedlichen Symptome nicht ausreichend gewichtet, sondern in Form von diagnostischen Kriterien als einander gleichwertig aufgeführt und seriell registriert werden. Als Beispiel sind im DSM-5 die neun Kriterien der Major Depression anzuführen, von denen allerdings zwei (*depressive Verstimmung* bzw. *Verlust an Interesse oder Freude*) in gewisser Weise herausgehoben werden [5] (Kap. 3.4.2).

4.1.3 Vernachlässigung der subjektiven Psychopathologie

Die diagnostischen Kriterien in DSM-5 und ICD-10 beziehen sich zumeist auf solche Symptome, die leicht beobachtbar sind oder mit Hilfe von Checklisten leicht erfragt werden können. Auf diese Weise soll eine hohe Interrater-Reliabilität erzielt werden. Komplexere Phänomene, die zumeist nur aufgrund einer eingehenden psychopathologischen Exploration beurteilbar sind und auch einer gewissen Interpretation durch den Untersucher bedürfen, spielen in der kriterienorientierten Diagnostik so gut wie keine Rolle mehr ([82], [164]). Dies betrifft vor allem auch diejenigen psychischen Phänomene, welche nur dem subjektiven Erleben des Patienten zugänglich sind. Insbesondere wird in DSM-5 und ICD-10 kaum berücksichtigt, wie einzelne Symptome auseinander hervorgehen, da auch dies meist eine eingehende Exploration und eine Bewertung durch den Untersucher erfordert.

Somit wird ein ganzer Bereich der Psychopathologie weitgehend aus dem diagnostischen Entscheidungsprozess ausgeklammert, da er nicht den Anspruch einer hohen intersubjektiven Verifizierbarkeit erfüllen kann. Die unkritische Verwendung von Diagnosemanualen wie DSM-5 und ICD-10 ist daher mit der Gefahr verbunden, dass wesentliche Bereiche der Psychopathologie vernachlässigt werden. Hierdurch können nicht nur für die Diagnostik, sondern für die gesamte Psychiatrie wesentliche Aspekte verloren gehen. Dies wäre mit einer erheblichen Einschränkung des psychopathologischen Methodenrepertoires verbunden [164]. Auf diese Weise könnte auch das Interesse am Patienten als Menschen mit einer jeweils eigenen Lebensgeschichte und Erfahrung verloren gehen.

4.1.4 Gefahr einer Trivialisierung der Diagnostik

Kriterienorientierte Diagnosemanuale wie DSM-5 und ICD-10 können den Eindruck erwecken, dass grundlegende psychopathologische Kenntnisse nicht mehr nötig sind, um eine psychiatrische Diagnose zu stellen. So erscheint es vermeintlich einfach, Symptome mit Hilfe von Checklisten abzufragen und diese nach den jeweiligen Kriterien dann zu einer Diagnose zu kombinieren. Hierfür ist weder ein Studium der Medizin oder der Psychologie noch eine eingehende klinische Weiterbildung erforderlich. In der Tat lassen sich beispielsweise die diagnostischen Algorithmen mit einfachen Fragen verbinden, so dass daraus klinische Interviews wie das CIDI entstehen, welche auch von trainierten Laien verwendet werden können [212]. Die jeweiligen diagnostischen Kriterien für die einzelnen Störungen sind heute einfach im Internet aufzurufen. Patienten und deren Angehörige können sich dort problemlos informieren. Psychiater wie Allen Frances, der sich sowohl als Verantwortlicher für das DSM-IV als auch als vehementer Kritiker des DSM-5 einen Namen gemacht hat, schlagen in diesem Zusammenhang Patienten und Angehörigen vor, die Diagnose des Arztes immer auch selbst auf der Grundlage der aktuellen diagnostischen Kriterien wie DSM-5 und ICD-10 zu überprüfen [52]. Eine stärkere Selbstbestimmung des Patienten und partizipative Entscheidungsfindung sind wesentliche Elemente der modernen Medizin im frühen 21. Jahrhundert. Durch klare diagnostische Kriterien haben die psychiatrischen Diagnosen ihren mystischen Charakter verloren [165]. Dies kann in der Tat auch für Patienten und Angehörige von Vorteil sein.

Mit der hier aufgezeigten Entwicklung ist jedoch auch die Gefahr einer Trivialisierung der psychiatrischen Diagnostik verbunden. Eine unkritische Anwendung von DSM-5 und ICD-10 kann tatsächlich wesentliche Punkte außer Acht lassen und den Kern verschiedener psychischer Störungen verfehlen. Eine psychiatrische Exploration darf sich nicht darauf beschränken, einzelne Symptome schematisch abzufragen. Vielmehr gilt es beispielsweise, die Aussagen des Patienten in Verbindung zu nonverbalen Ausdrucksweisen wie beispielsweise Mimik oder Gestik zu setzen und gleichzeitig auch andere Verhaltensweisen gründlich zu beobachten. Je besser man hierbei die typischen, immer wieder auftretenden Konstellationen von Symptomen kennt, desto leichter tut man sich bei der Erfassung und Beurteilung im Einzelfall.

Mit der Entwicklung einer kriterienorientierten Diagnostik wurde auch ein allmählicher Bedeutungsrückgang der Psychopathologie als Wissenschaft eingeleitet [166]. Psychopathologie wurde in diesem Zusammenhang häufig auf das *Auszählen und Verrechnen von Symptomen im Dienste reliabler diagnostischer Konventionen* reduziert [97]. Gefährlich wird eine solche Trivialisierung von Psychopathologie und psychiatrischer Diagnostik auch im Kontext von forensischen Fragen. So findet sich nicht umsonst im DSM-5 ein klarer Hinweis, dass manche Formulierungen im forensischen Kontext zu Missverständnissen führen können und dass das DSM-5 nur von Fachleuten angewendet werden darf [5]. Dennoch kann nicht oft genug betont werden, dass die modernen Diagnosemanuale nicht dazu dienen, einfache Algorithmen zum Stellen oder Kontrollieren von psychiatrischen Diagnosen bereitzustellen, welche von jedermann ohne Reflexion angewendet werden können [164]. Diese Warnung scheinen jedoch auch Fachleute wie Allen Frances nicht ausreichend zu beachten, wenn beispielsweise vorgeschlagen wird, dass jede Diagnose des Arztes immer von Patienten und Angehörigen selbst auf der Grundlage der aktuellen diagnostischen Kriterien überprüft werden sollte [52].

4.1.5 Reliabilität auf Kosten der Validität

Durch die kriterienorientierte Diagnostik ist es gelungen, die Reliabilität psychiatrischer Diagnosen zu erhöhen. Allerdings kann man hier kritisch fragen, ob diese Erhöhung der Reliabilität nicht auf Kosten der Validität erfolgt ist. So bemerkte beispielsweise Nancy Andreasen, dass hier die Validität der Reliabilität regelrecht *geopfert* werde [7].

Die Begriffe Reliabilität und Validität stammen aus der Testtheorie (Kap. 1.4.4). Die Reliabilität bezeichnet die Zuverlässigkeit eines diagnostischen Testes und die Validität dessen Gültigkeit. Reliabilität ist die Voraussetzung für Validität. Umgekehrt garantiert jedoch eine hohe Reliabilität keine hohe Validität. Vielmehr wird hier immer wieder von einem *Reliabilitäts-Validitäts-Dilemma* gesprochen. So ist es im Zusammenhang mit der psychiatrischen Diagnostik nicht schwer, einfache psychische Phänomene reliabel zu erfassen. Allerdings dürfte dann der Nutzen einer solchen Erfassung beschränkt sein. Entscheidend ist nämlich zumeist die Erfassung von komplexeren Phänomenen, was aber häufig nicht mit einer so hohen Übereinstimmung wie bei einfachen Sachverhalten möglich ist.

Es stellt sich jedoch die entscheidende Frage, wann eine diagnostische Zuordnung im Einzelfall bzw. wann ein ganzes Klassifikations- und Diagnosesystem im Allgemeinen valide ist. In der Testtheorie lassen sich hier verschiedene Merkmale formulieren, beispielsweise inhaltliche Validität, Konstruktvalidität oder Kriteriumsvalidität [191]. Grundsätzlich sollte ein jedes Klassifikationssystem eine möglichst große Homogenität voneinander abgrenzbarer Gruppen anstreben. Alle Fälle innerhalb derselben Gruppe sollen sich möglichst ähnlich sein, gleichzeitig sollen sie sich jedoch von den Fällen anderer Gruppen möglichst deutlich unterscheiden [17]. Die anzustrebende Homogenität kann sich entweder auf direkte Faktoren wie die aktuelle Symptomatik oder auf indirekte Faktoren wie Ätiologie, Pathogenese und Verlauf beziehen [48] (Kap. 1.6).

Mit Skepsis wird die Validität der aktuellen psychiatrischen Diagnostik derzeit auch von Vertretern einer neurobiologisch orientierten Psychiatrie gesehen. Thomas R. Insel (geb. 1951), Direktor des NIMH, kritisierte hier beispielsweise die unzureichende Berücksichtigung von neurobiologischen Aspekten [77]. Aus diesem Grunde wurde vom NIMH das so genannte *Research Domain Criteria (RDoC)* Projekt initiiert, welches als Alternative oder besser gesagt als Ergänzung zum DSM-5 eine auf neurobiologischen und verhaltenswissenschaftlichen Aspekten beruhende Klassifikation psychischer Störungen ermöglichen soll [77] (Kap. 4.8).

4.2 Diagnose und Nosologie

In Zusammenhang mit der Diskussion um die Diagnosesysteme DSM-5 und ICD-10 kommt den Schlüsselbegriffen „Diagnose" und „Nosologie" eine wesentliche Bedeutung zu. So ist es unerlässlich, hier nochmals eine begriffliche Klärung vorzunehmen (Kap. 1.3). Unter einer Diagnose versteht man den Prozess bzw. das Ergebnis einer Zu- bzw. Einordnung eines individuellen Falles in ein wissenschaftliches Begriffs- und Ordnungssystem. Dies ist zumeist mit einer Abstraktion vom individuellen Fall zugunsten regelmäßig vorkommender Zeichen und Muster verbunden. Mit Hilfe der Diagnose werden in der Medizin die individuellen Beschwerden des Patienten und die erhobenen Untersuchungsbefunde den Begriffen aus der medizinischen Fachterminologie zugeordnet.

Die diagnostische Zuordnung kann auf drei Ebenen erfolgen (Symptom, Syndrom, Nosologie). Unter dem Begriff der *Nosologie* versteht man ein erfahrungswissenschaftliches Ordnungs- und Klassifikationssystem. Ziel einer Nosologie ist es, die verschiedenen Symptome und Syndrome in eine sinnvolle Ordnung zu bringen. Hierfür ist es erforderlich, verschiedene nosologische Einheiten zu konzipieren. Dies ist meist mit bestimmten Krankheitsmodellen und somit theoretischen Vorstellungen verbunden. In der Medizin stehen üblicherweise naturwissenschaftliche Modelle im Vordergrund.

Es stellt sich die Frage, welcher Status den Diagnosesystemen DSM-5 und ICD-10 zukommt. Beide Manuale führen eine Reihe von Kategorien für psychische Störungen auf, die mit speziellen Ein- und Ausschlusskriterien versehen sind. Sowohl die Auswahl dieser Kategorien als auch die zugehörigen Kriterien beruhen im Wesentlichen auf Expertenkonsens. Gemäß dem hier zugrunde liegenden so genannten *atheoretischen* Ansatz wird weder im DSM-5 noch in der ICD-10 ein explizites Krankheitsmodell formuliert (Kap. 2.8). Dieser Ansatz verfolgt vielmehr das Ziel, die Diagnosesysteme für Vertreter unterschiedlicher Schulen anwendbar zu machen. So können sie von verschiedenen Schulen unterschiedlich interpretiert werden.

Das DSM-III war aufgrund seines Entstehungsprozesses eng mit den Anschauungen der so genannten *Neo-Kraepelinianer* (Kap. 6.11) und somit auch mit dem Krankheitsmodell Emil Kraepelins (1856–1926) verbunden (Kap. 6.1). So können die in den Diagnosemanualen konzipierten Störungen durchaus auch als *natürliche* bzw. *biologische* Krankheitseinheiten im Sinne Kraepelins interpretiert werden. Diese Interpretation dürfte maßgeblich zu einem Paradigmenwechsel in der US-amerikanischen Psychiatrie beigetragen haben, bei dem der psychoanalytische Ansatz seit etwa 1970 zunehmend von der biologischen Psychiatrie abgelöst wurde [162]. Interessanterweise wird derzeit die aktuelle psychiatrische Diagnostik des DSM-5 nun auch gerade wieder von Vertretern der neurobiologisch orientierten Psychiatrie kritisiert und infrage gestellt (Kap. 4.1). Während die Entwicklung des DSM-III noch ganz durch die Arbeit von Expertenkommissionen geprägt war, die sich um einen von verschiedenen Schulen annehmbaren Konsens bemühten, wurde dann im Entwicklungsprozess des DSM-IV das Ziel ausgegeben, alle wesentlichen Entscheidungen auf der Grundlage von empirischen Daten zu treffen [187]. Hierbei wurde auch beispielsweise von Allen Frances und Mitarbeitern der explizite Anspruch formuliert, mit dem DSM-IV eine *psychiatrische Nosologie* zur Verfügung zu stellen [53].

Erheben Diagnosesysteme wie DSM-5 und ICD-10 jedoch einen nosologischen Anspruch, so hat dies weitreichende Folgen. So können sie als allgemein gültige Ordnungssysteme angesehen werden, mit Hilfe derer psychische Störungen definiert werden. Auch ist auf diese Weise die Interpretation möglich, dass durch die diagnostischen Kriterien von DSM-5 und ICD-10 zweifelfrei festgestellt werden kann, ob jemand an einer psychischen Störung leidet oder nicht. Hier lässt sich die Auffassung vertreten, dass die diagnostischen Ein- und Ausschlusskriterien eine Störung gleichsam definieren. Verbindet man dies noch mit einer biologischen Grundanschauung, besteht die Gefahr einer *Reifizierung* der aufgeführten und mit Ein- und Ausschlusskriterien versehenen diagnostischen Kategorien als natürliche Krankheitseinheiten. An dieser Stelle kann man dann von einem *essenzialistischen Wolf im nominalistischen Schafspelz* sprechen [15].

Fasst man DSM-5 und ICD-10 als verbindliche Nosologien auf, werden die Zunahme von diagnostischen Kategorien und die Erniedrigung der diagnostischen Schwelle für die einzelnen Kategorien zu einem ernsthaften Problem [52]. Gerade bei neueren Kategorien wie dem ADHS im Erwachsenenalter kann so der Eindruck entstehen, dass es sich hierbei um neurobiologisch klar charakterisierte Krankheitseinheiten handelt, welche aufgrund von Ein- und Ausschlusskriterien fest definiert sind. So wird beispielsweise das ADHS in Lehrbüchern der forensischen Psychiatrie bereits im Kapitel der organisch bedingten Störungen behandelt, auch wenn viele Autoren dies sehr kritisch diskutieren [139].

Betrachtet man jedoch DSM-5 und ICD-10 lediglich als Manuale, mit deren Hilfe die diagnostische Zuordnung standardisiert und vergleichbar gemacht wird, und auf diese Weise als *vorläufige Konventionen,* so lässt sich auch mit der aktuellen Kritik wie der von Frances erheblich gelassener umgehen. Die Ein- und Ausschlusskriterien, welche sich im Regelfall auf bereits konzipierte Einheiten beziehen, werden in einem solchen Ansatz dann lediglich als Entscheidungshilfe für die diagnostische Zuordnung im Einzelfall angesehen. Somit wird auch klar, dass DSM-5 und ICD-10 keine psychiatrischen Lehrbücher darstellen. Schließlich bleibt noch darauf hinzuweisen, dass aufgrund des Fehlens eines expliziten Krankheitsmodells DSM-5 und ICD-10 in nosologischer Hinsicht interpretationsbedürftig sind. Diese Interpretation bleibt somit jedem Nutzer selbst überlassen.

4.3 Syndromale und nosologische Diagnostik

4.3.1 Forderung nach einer syndromalen Diagnostik

Die diagnostische Einordnung kann auf der Ebene von Symptom, Syndrom oder Nosologie erfolgen (Kap. 1.3). Unter einem *Symptom* versteht man einzelne subjektiven Beschwerden des Patienten sowie die objektiv erhebbare Untersuchungsbefunde. Unter einem *Syndrom* versteht man eine Kombination aus bestimmten Symptomen, welche überzufällig häufig im Querschnitt miteinander auftreten. Über einen spezifischen Zusammenhang dieser Symptome, beispielsweise in Hinblick auf die Ätiopathogenese, ist hierbei zunächst noch keine Aussage getroffen. Unter einer *nosologischen Einheit* versteht man schließlich ein Element eines erfahrungswissenschaftlichen Ordnungs- und Klassifikationssystems. Auf der nosologischen Ebene wird versucht, die verschiedenen Symptome und Syndrome in eine sinnvolle Ordnung zu bringen. Hierdurch sollen letztlich die Beschwerden des individuellen Patienten mit Hilfe von allgemeinen Gesetzmäßigkeiten und Theorien erklärt werden. Eine nosologisch fundierte Diagnostik setzt ein Klassifikationssystem voraus, welches auf erfahrungswissenschaftlichen Grundlagen aufbaut. Zumeist handelt es sich hierbei um naturwissenschaftliche Erkenntnisse. Jede nosologische Ordnung ist mit den Fragen nach Krankheitsmodell und Konzeption von nosologischen Einheiten verbunden (Kap. 1.5).

Die Psychiatrie ist jedoch mit dem Problem konfrontiert, dass bisher nur für wenige Erkrankungen ihres Fachgebietes klare, naturwissenschaftlich fassbare Korrelate identifiziert werden konnten. Aus diesem Grund wird sie auch immer wieder als medizinische Fachdisziplin infrage gestellt (Kap. 5.3). So bereitet es bis heute erhebliche Schwierigkeiten, eine psychiatrische Nosologie zu erarbeiten. Auch haben verschiedene Bemühungen, mit Hilfe multivariater statistischer Untersuchungen die traditionellen nosologischen Einheiten in der Psychiatrie auf einzelne Symptome oder Syndrome zurückzuführen, nicht zum Erfolg geführt ([10], [78], [106]).

Aus diesem Grunde erstaunt es nicht, dass in der Psychiatrie immer wieder vorgeschlagen wurde, sich auf eine rein syndromorientierte Diagnostik zu beschränken und auf diese Weise die nosologischen Probleme zu umgehen (Kap. 6.9). Hierbei wird üblicherweise auch von der Möglichkeit einer Mehrfachzuordnung Gebrauch gemacht. Auch sind bei einer Diagnostik auf Syndromebene meist problemlos dimensionale Modelle anwendbar (Kap. 2.3). Auch in der Diskussion um die aktuelle psychiatrische Diagnostik findet sich immer wieder die Forderung nach einer vermehrten Berücksichtigung dimensionaler Ansätze. So wurde beispielsweise von Jim van Os (geb. 1960) vorgeschlagen, das gegenwärtige Schizophreniekonzept durch einen syndromorientierten Ansatz mit den Dimensionen Positivsymptomatik, Negativsymptomatik, Desorganisation, kognitive Störungen, Manie und Depression zu ersetzen [143]. Auch Heinz Häfner (geb. 1926) stellte die Frage, ob die Diagnose Schizophrenie noch sinnvoll ist, und plädierte ähnlich wie van Os für eine eher syndromale Betrachtungsweise [62].

4.3.2 Polysyndromale Diagnostik in DSM-5 und ICD-10

DSM-5 und ICD-10 stellen Manuale dar, mit deren Hilfe die diagnostische Zuordnung standardisiert werden soll. Die Diagnosesysteme können aufgrund ihres atheoretischen Ansatzes hinsichtlich Ätiologie und Pathogenese sowie des Fehlens eines expliziten Krankheitsmodells keinen nosologischen Anspruch erheben (Kap. 4.2). DSM-5 und ICD-10 werden jedoch üblicherweise der nosologischen Ebene oder auch der *Störungsebene* [191] zugerechnet. Dies ist insofern richtig, da sich beide Manuale auf traditionelle nosologische Kategorien der Psychiatrie beziehen, wie beispielsweise auf die Schizophrenie (Kap. 3.2). Diesen Kategorien liegen oft viele, historisch gewachsene nosologische Vorstellungen zugrunde. Weiterhin unternehmen DSM-5 und ICD-10 den Versuch, zumeist mit Hilfe von Zeitkriterien die bei einem Patienten auftretenden Symptome und Syndrome in eine gewisse Ordnung zu bringen. Mit der Einführung und der immer stärkeren Betonung des so genannten Komorbiditätsprinzips (Kap. 3.8) wurde jedoch der Weg in Richtung einer polysyndromalen Diagnostik beschritten ([90], [137]).

Werden bei einem Patienten sowohl im Querschnitt (simultane Komorbidität) als auch im Längsschnitt (sukzessive Komorbidität) eine Reihe von verschiedenen Diagnosen vergeben, beispielsweise eine Schizophrenie, eine depressive Episode, eine Zwangsstörung, eine Panikstörung und eine Persönlichkeitsstörung, kann hier nicht mehr von einer nosologischen Einordnung gesprochen werden. Ein solches Vorgehen ist auch nicht mehr mit den Anschauungen der traditionellen Psychiatrie vereinbar, wie sie beispielsweise von Emil Kraepelin (1856–1926) oder Karl Jaspers (1883–1969) vertreten wurde (Kap. 6.1. und Kap. 6.3). So können inzwischen viele der in DSM-5 und ICD-10 enthaltenen diagnostischen Kategorien als Sammelbegriffe für bestimmte Symptomkombinationen aufgefasst werden, die über einen gewissen Zeitraum hinweg vorhanden sind. So handelt es sich hier weniger um eine *Komorbidität*, sondern vielmehr um ein Prinzip einer *Kosyndromalität* ([90], [137]). Auch wenn die modernen Diagnosemanuale weiterhin auf den traditionellen nosologischen Kategorien aufbauen, kann in DSM-5 und ICD-10 in mancher Hinsicht von einer *polysyndromalen Diagnostik* gesprochen werden. Darüber hinaus finden sich im DSM-5 weitere syndromale Elemente wie beispielsweise der Katatonie-Spezifier oder die Psychosis-Symptom-Severity-Scale.

4.3.3 Probleme einer syndromalen Diagnostik

Ein syndromorientierer diagnostischer Ansatz ist mit Vor- und Nachteilen verbunden (▶ Tab. 4.1, nach [90]). Mit Hilfe der syndromalen Diagnostik kann der psychopathologische Querschnittbefund adäquater erfasst werden, was in rein deskriptiver Hinsicht sicherlich von Vorteil ist. Eine rein syndromorientierte Diagnostik kann jedoch dazu führen, dass man sich nicht mehr um eine sinnvolle Ordnung von krankhaften psychischen Phänomenen bemüht. Insbesondere besteht die Gefahr, dass

Tab. 4.1 Vor- und Nachteile einer syndromalen Diagnostik.

Vorteile	Nachteile
Verzicht auf unklare Hypothesen hinsichtlich Ätiologie und Pathogenese	Verzicht auf ein verbindliches Ordnungs- und Klassifikationssystem
Möglichkeit einer detaillierten Abbildung des psychopathologischen Querschnittbefundes	Gefahr der Vernachlässigung von Verlaufsaspekten
Möglichkeit einer quantitativ-dimensionalen Datenerfassung sowie einer Mehrfachzuordnung	Verzicht auf das Herausarbeiten typischer psychopathologischer Gesamtbilder

bei einem Patienten verschiedene im Krankheitsverlauf auftretende Syndrome unverbunden nebeneinander aufgelistet werden und auf diese Weise auch der Verlaufsaspekt psychischer Störungen außer Acht gelassen wird. Selbstverständlich besteht grundsätzlich auch die Möglichkeit, mit Hilfe einer polysyndromalen Diagnostik den Verlauf psychischer Störungen abzubilden. So ist beispielsweise ein Modell mit mehrdimensional modellierten Verlaufstrajektorien denkbar [92]. Solche Ansätze stellen jedoch einen hohen Anspruch an die Abstraktionsfähigkeit des Anwenders und erscheinen deshalb für den Gebrauch im klinischen Alltag eher weniger geeignet.

Eine Vernachlässigung des Verlaufsaspektes psychischer Störungen kann in Hinblick auf therapeutische Entscheidungen erhebliche Konsequenzen haben. Beschränkt man sich nämlich darauf, alle im Laufe einer Erkrankung vorkommenden psychopathologischen Querschnittsbilder in Form verschiedener Syndrome zu diagnostizieren und zu behandeln, kann dies im Bereich der Pharmakotherapie in eine undifferenzierte *Polypragmasie* münden. Dies ist vor allem dann von Bedeutung, wenn sich die pharmakologische Behandlung nicht auf die akute Episode beschränkt, sondern auch in einem symptomfreien Intervall zur Rezidivprophylaxe eingesetzt wird. Aber auch für psychoedukative Verfahren oder für die Planung von sozialtherapeutischen Maßnahmen ist die Kenntnis regelmäßig vorkommender Verlaufsmuster psychischer Störungen von Bedeutung. Die genannten Punkte werden insbesondere am Beispiel der heute fest etablierten Differenzierung zwischen unipolarer Depression und bipolarer affektiver Störung deutlich.

Zuletzt ist noch erwähnenswert, dass die syndromale Diagnostik auf Realdefinitionen verzichtet und stattdessen lediglich auf Nominaldefinitionen zurückgreift (Kap. 1.6). So erfolgt die Zuordnung zu einer oder mehreren diagnostischen Kategorien bzw. zu einer Position in einem dimensionalen Raum zumeist unter Verwendung von mathematischen Modellen [192]. Diagnostik bedeutet hier dann letztlich, bestimmte Rechenregeln anzuwenden. Je nachdem, ob diese Regeln korrekt angewendet werden, ist die Diagnose dann richtig oder falsch. Ob man mit einer solchen *nominalistischen Reduktion* der psychiatrischen Diagnostik jedoch der Realität gerecht werden kann, bleibt dahingestellt [192].

4.3.4 Verbindung von syndromalen und nosologischen Ansätzen

Der syndromale Ansatz stellt keine Alternative zur nosologischen Diagnostik in der Psychiatrie dar, sondern kann diese vielmehr sinnvoll ergänzen. Mit Hilfe des syndromalen Ansatzes lässt sich hierbei insbesondere der psychopathologische Querschnittbefund erfassen. Hierbei können auch problemlos dimensionale Modelle verwendet werden (Kap. 2.3.4). Die nosologische Ebene könnte sich in der Psychiatrie aufgrund des Mangels an klaren neurobiologischen Korrelaten vor allem auf den Verlauf psychischer Störungen beziehen. Ziel einer psychiatrischen Nosologie könnte es sein, Verlaufsaspekte herauszuarbeiten und auf diese Weise die verschiedenen psychopathologischen Symptome und Syndrome in eine sinnvolle Ordnung zu bringen. Ob darüber hinaus in Zukunft auch noch neurobiologische Aspekte einen Beitrag leisten werden, muss die Zukunft zeigen.

Der Weg einer Verlaufstypologie als Grundlage einer nosologischen Ordnung wurde in der jüngeren Psychiatriegeschichte immer wieder beschritten, wobei hier beispielsweise die Arbeiten von Emil Kraepelin und Karl Leonhard (1904–1988) zu nennen sind (Kap. 6.1 und Kap. 6.5). Allerdings wurde hierbei von ganz unterschiedlichen Krankheitsmodellen ausgegangen. Es bleibt jedoch festzuhalten, dass die wesentlichen nosologischen Fragen der Psychiatrie bis heute weitgehend ungelöst sind.

4.4 Dimensionale und kategoriale Diagnostik

4.4.1 Unterscheidung zwischen kategorialen und dimensionalen Modellen

Die diagnostische Zuordnung kann mit Hilfe von kategorialen und dimensionalen Modellen erfolgen (Kapitel Kap. 1.4.2). Im *kategorialen* Ansatz erfolgt die Zuordnung qualitativ zu einer oder auch mehreren zuvor konzipierten Kategorien. Im *dimensionalen* Modell ist hingegen eine quantitative Zuordnung zu einer Position auf einer Größenskala vorgesehen. Dies kann mit Hilfe einer Skala (eindimensionale Diagnostik) oder auch mehrerer Skalen (mehrdimensionale Diagnostik) erfolgen. Während sich das Begriffspaar „kategorial vs. dimensional" auf die *Art der diagnostischen Zuordnung* bezieht, wird mit Hilfe des Begriffspaars „nosologisch vs. syndromal" zwischen verschiedenen *Ebenen der Diagnostik* unterschieden (Kap. 1.3). Die kategoriale Diagnostik ist hierbei häufig mit der nosologischen Ebene verbunden, der dimensionale Ansatz wird hingegen oft auf der syndromalen Ebene eingesetzt (▶ Abb. 4.1). Dies muss jedoch nicht notwendigerweise so sein. Auf syndromaler Ebene ist durchaus auch eine kategoriale Einordnung möglich (Kap. 2.3). Umgekehrt sind auf der nosologischen Ebene auch dimensionale Modelle denkbar (Kap. 4.7).

Die nosologische Ebene unterscheidet sich von der syndromalen Ebene dadurch, dass die Ordnung der Symptomatik nicht ausschließlich darauf beruht, ob diese häufig im Querschnitt miteinander auftreten. Vielmehr ist es Aufgabe der Nosologie, die verschiedenen Symptome in eine sinnvolle Ordnung zu bringen, wobei hier meist auf naturwissenschaftliche Erkenntnisse Bezug genommen wird. Gelingt es also mit Hilfe dimensionaler Modelle, einen Bezug zwischen Symptomen und allgemeinen Gesetzmäßigkeiten herzustellen, darf eine solche Diagnostik durchaus nosologischen Anspruch erheben. In der Psychiatrie wird derzeit ein solcher Ansatz vor allem in Hinblick auf neurobiologische Gesetzmäßigkeiten angestrebt.

Im Gegensatz zu einer kategorialen diagnostischen Einordnung müssen im dimensionalen Modell keine Grenzziehungen vorgenommen werden, so dass eine weitaus feinere Differenzierung möglich ist. Ein dimensionales Modell ist durch die Definition von geeigneten Cut-off-Werten in ein kategoriales Modell überführbar, was jedoch meist mit einem Informationsverlust verbunden ist.

4.4.2 Quantitative und qualitative Vorgehensweise

Die dimensionale Diagnostik zeichnet sich im Gegensatz zum kategorialen Ansatz durch eine quantitative Vorgehensweise aus. Die individuellen Beschwerden und Befunde der Patienten sollen mit Hilfe verschiedener Größenskalen erfasst werden. Was in der somatischen Medizin bei Merkmalen wie beispielsweise Blutdruck, Gefäßdicke oder Anzahl von Zellen im Blut einfach erscheint, kann in der Psychiatrie durchaus zum Problem werden. Mit diesen Schwierigkeiten beschäftigt sich die Fachdisziplin der Psychometrie. Die naheliegende Lösung scheint hier die Entwicklung von Beurteilungsskalen zur psychopathologischen Befunderhebung (Kap. 2.2), da hier in den meisten Fällen eine quantitative Beurteilung auf Symptomebene möglich ist. So kann beispielsweise im AMDP-System jedes Item auf einer Skala von 0 bis 3 bewertet werden [12]. Auf der PANSS-Skala ist sogar eine Beurteilung eines jeden Items auf einer Skala von 1 bis 7 möglich [104]. Eine solche Quantifizierung

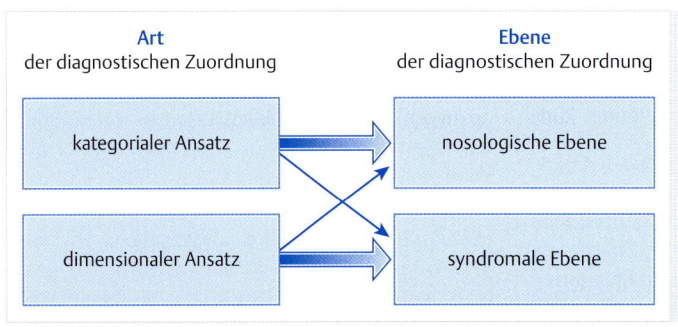

Abb. 4.1 Kategoriale/dimensionale und nosologische/syndromale Diagnostik.

kann jedoch auch eine scheinbare Sicherheit vortäuschen. So weiß jeder, der einmal an einem Training für eines der genannten Instrumente teilgenommen hat, wie schwer im Einzelfall die angestrebte Quantifizierung fallen kann.

Auf der Grundlage von Daten solcher Rating-Skalen können dann statistische Analysen durchgeführt werden. Die Entwicklung immer leistungsfähigerer Computer seit den 1960er Jahren scheint diesem Vorgehen keine Grenzen zu setzen. So spielen heute insbesondere die multivariaten Verfahren eine große Rolle. Statistische Analysen auf der Grundlage von quantitativen psychopathologischen Daten sind die Grundlagen der meisten aktuellen, wissenschaftlichen Publikationen. Insbesondere trifft dies für Therapiestudien zu, welche dann mit Hilfe weiterer mathematischer Modelle zu Metaanalysen zusammengefasst werden können und auf diese Weise nach den Prinzipien der evidenzbasierten Medizin in Behandlungsleitlinien eingehen [203]. Hierbei werden jedoch oftmals die Probleme übersehen, welche an der *Quelle des immer abstrakter werdenden Datenstroms* liegen [165]. Weiterhin gehen in die statistischen Auswertungen die einzelnen Symptome als kontextunabhängige Einheiten ein, ohne dass zumeist der wechselseitige Bezug der verschiedenen Symptome ausreichend gewürdigt wird [84]. Sicherlich kann dieser Punkt durch eine entsprechende mathematische Modellierung berücksichtigt werden. Es stellt sich jedoch die Frage, ob hierdurch der zugrunde liegende Phänomenbereich adäquat abgebildet wird, d. h. ob diese Modelle auch der Realität entsprechen.

Demgegenüber wurde im Fach Psychiatrie und Psychotherapie immer wieder die Bedeutung eines *qualitativen* Zugangsweges herausgestellt. So bemühte sich beispielsweise Karl Jaspers darum, mit verschiedenen Methoden die wechselseitige Beziehung von einzelnen Symptomen zu erfassen (Kap. 6.3). Von Vertretern der Gestaltpsychologie wurde darauf hingewiesen, dass psychische Phänomene nicht in eine beliebige Anzahl einzelner Items zerlegt werden können, sondern dass vielmehr das *Gesamtbild* eine entscheidende Rolle spielt. Diesen Ansatz versuchte beispielsweise Klaus Conrad (1905–1961) in die Psychiatrie einzuführen (Kap. 6.6). So wird man aus psychopathologischer Perspektive nicht auf einen qualitativen Zugangsweg verzichten können.

4.4.3 Forderung nach dimensionalen Ansätzen

In der Diskussion um die aktuelle psychiatrische Diagnostik wird immer wieder die stärkere Berücksichtigung dimensionaler Ansätze gefordert ([65], [157]). Solche Forderungen sind alles andere als neu, sondern begleiten die Entwicklung der psychiatrischer Diagnostik und Klassifikation bereits seit über fünfzig Jahren (Kap. 6.9). Das wesentliche Argument für dimensionale diagnostische Modelle ist hierbei, dass es sich bei psychischen Störungen im Wesentlichen um *Spektren und Kontinua mit fließenden Übergängen* handelt, bei denen die Bildung von Kategorien nicht angemessen erscheint. Konkret lassen sich in etwas pointierter Weise drei Arten von Übergängen aufzeigen:

- fließende Übergänge von der Gesundheit zur psychischen Krankheit
- fließende Übergänge innerhalb einzelner Spektren psychischer Störungen
- fließende Übergänge zwischen den verschiedenen Spektren psychischer Störungen

Empirische Evidenzen für die angesprochenen Konzepte stammen zumeist aus psychopathologischen Untersuchungen, welche auf die Anwendung multivariater statistischer Verfahren beruhen. Als klassisches Beispiel sei eine Arbeit von Kendell und Gourlay aus dem Jahr 1970 mit dem Titel „The clinical distinction between affective psychosis and schizophrenia" erwähnt [106]. Die Autoren versuchen hierbei, mit Hilfe der Diskriminanzanalyse so genannte Seltenheitspunkte zwischen der Schizophrenie und den affektiven Störungen zu identifizieren, was als Hinweis auf zwei eigenständige nosologische Entitäten zu werten wäre. Das Ergebnis der statistischen Analyse deutet jedoch auf eine kontinuierliche Änderung der Symptomatik innerhalb eines Spektrums der funktionellen Psychosen hin. Auch in mehreren Nachfolgearbeiten scheitern die Autoren an dem Ziel, aus den Symptomprofilen diskrete Entitäten abzugrenzen. Zu ähnlichen Ergebnissen kommen auch Arbeiten von Angst und Mitarbeitern [10] sowie van Os und Mitarbeitern [144]. Unter Verwendung von multivariaten statistischen Verfahren wird hier bei Patienten mit funktionellen Psychosen ebenfalls der Hinweis auf eine eher kontinuierliche Verteilung der psychopathologischen Symptomatik im Querschnitt gesehen. Von

Interesse ist in diesem Zusammenhang auch eine Arbeit von Jablensky und Woodbury [78], die sich unter Verwendung historischer Daten kritisch mit der Diagnostik der Psychiatrischen Universitätsklinik in München im Jahr 1908, also zur Amtszeit von Emil Kraepelin, auseinandersetzt. Hierbei wird der Versuch unternommen die dichotome Klassifikation Kraepelins (Dementia praecox vs. manisch-depressives Irresein) anhand der Symptomprofile der damaligen Patienten mit Hilfe einer statistischen Methode (Grade of Membership Analysis) empirisch zu prüfen. Hierbei wird auf die Originalaufzeichnungen von Kraepelin zurückgegriffen. Jablensky und Woodbury kommen zum Ergebnis, dass sich der Ansatz von Kraepelin empirisch nicht bestätigen lässt, da sich zahlreiche Überschneidungen zwischen den beiden nosologischen Entitäten finden. Von van Os stammen schließlich Untersuchungen, welche darauf hinweisen, dass es eine kontinuierliche Verteilung der psychopathologischen Symptomatik nicht nur zwischen den traditionellen psychiatrischen Diagnosekategorien, sondern auch an deren Grenzen zur Normalbevölkerung gibt [142].

Bei all diesen Untersuchungen ist jedoch auf die methodischen Limitationen der eingesetzten statistischen Verfahren und der hierbei erforderlichen theoretischen Vorannahmen hinzuweisen. Beispielsweise werden in den Arbeiten von Kendell und Gourlay sowie von Jablensky und Woodbury die zu suchenden Entitäten implizit mit geometrisch darstellbaren Symptomkomplexen identifiziert [192]. Diese Symptomenkomplexe setzen sich wiederum aus einzelnen Symptomen zusammen, die in Form kontextunabhängiger Einheiten miteinander verrechnet werden. So lässt sich auch darüber spekulieren, ob die immer wieder gefundenen fließenden Übergänge auch ein Artefakt der eingesetzten statistischen Verfahren darstellen könnten.

Interessant ist schließlich auch eine Bemerkung aus der „Allgemeinen Psychopathologie" von Karl Jaspers. Dieser hatte dazu aufgefordert, die einzelnen psychopathologischen Phänomene sorgfältig herauszuarbeiten und klar voneinander abzugrenzen. Hierbei wurde von Jaspers die *Rede von den Übergängen* etwas polemisch als *Ruhekissen der Analysierfaulheit* bezeichnet [101].

4.4.4 Dimensionale Ansätze in DSM-5 und ICD-10

Betrachtet man die seit über fünfzig Jahren anhaltende theoretische Diskussion um die Vorteile einer dimensionalen Diagnostik in der Psychiatrie, so kann man erstaunt sein, wie wenig dimensionale Ansätze tatsächlich Eingang in die angewandte Diagnostik gefunden haben. So war 1980 mit dem Erscheinen des DSM-III die psychiatrische Diagnostik ganz klar wieder von einem kategorialen Konzept geprägt, während bis in die 1970er Jahre durchaus dimensionale Modelle favorisiert wurden (Kap. 6.9). Auch die ICD-10 greift durchgehend auf einen kategorialen Ansatz zurück.

Im DSM-5 finden sich hingegen einige dimensionale Elemente, wobei konkret zwei Punkte zu nennen sind [5]:
- alternatives Modell für die Persönlichkeitsstörungen
- Psychosis-Symptom-Severity-Scale

Insgesamt spielen jedoch die dimensionalen Ansätze auch im DSM-5 eine eher untergeordnete Rolle. Es dominiert vielmehr weiterhin ein kategorialer Ansatz. Dieser ist auch in den Entwürfen für die ICD-11 zu erkennen [219]. Allerdings ist hier vorgesehen, im Bereich der Persönlichkeitsstörungen auf ein eher dimensionales Modell zurückzugreifen, und hier den traditionellen kategorialen Ansatz zu verlassen. Sollten sich diese Vorschläge durchsetzen, wäre hiermit doch ein regelrechter Paradigmenwechsel verbunden.

Letztlich ist aber weiterhin ungewiss, welche Rolle dimensionale Ansätze in Zukunft spielen werden. Möglicherweise ist jedoch ein dimensionales Konzept gerade in der klinischen Praxis einem kategorialen Ansatz klar unterlegen, da Ärzte zumeist gewohnt sind, ihr Fachwissen in Kategorien zu strukturieren. Die Diagnostik sollte sich in erster Linie an den Erfordernissen der Praxis orientieren und weniger an theoretischen Überlegungen.

4.5 Klinisch-intuitive und algorithmische Diagnostik

4.5.1 Praktisches Vorgehen in der Diagnostik

Mit Hilfe der Diagnose werden die individuellen Beschwerden und Befunde in ein wissenschaftliches Begriffssystem eingeordnet. (Kap. 1.4). Hierbei handelt es sich stets um eine *Singuläraussage*, die nur den einzelnen, individuellen Patienten betrifft. Beim Prozess der diagnostischen Entscheidungsfindung lassen sich zwei prinzipiell unterschiedliche Vorgehensweisen unterschieden, die *Gestaltmethode* und die *hypothetiko-deduktive Methode* [182]. Bei Anwendung der Gestaltmethode erfolgt nach dem Prinzip der Mustererkennung die Zuordnung zu derjenigen Kategorie, mit der die höchste Übereinstimmung besteht. Bei der hypothetiko-deduktiven Methode werden nach dem Prinzip des logischen Entscheidungsbaums schrittweise die verschiedenen, infrage kommenden Kategorien ausgeschlossen, bis letztlich die zutreffende Kategorie übrig bleibt.

Aus diesen zwei unterschiedlichen Vorgehensweisen lassen sich vereinfacht gesagt auch die Prinzipien der *klinisch-intuitiven* und der *kriterienorientierten* bzw. *algorithmischen Diagnostik* ableiten. Während in der Psychiatrie bis etwa 1980 die klinisch-intuitive Diagnostik vorherrschte, fand mit dem Erscheinen des DSM-III das algorithmische Vorgehen Einzug in Forschung und Praxis. Heute gilt die algorithmische bzw. kriterienorientierte Diagnostik als der Standard. Jede diagnostische Kategorie ist mit klaren Ein- und Ausschlusskriterien versehen, die nacheinander abgefragt werden können (Kap. 2.8). Dies kann beispielsweise mit der Hilfe diagnostischer Interviews erfolgen (Kap. 2.9).

4.5.2 Grenzen der algorithmischen Diagnostik in DSM-5 und ICD-10

Auch bei der Verwendung der diagnostischen Algorithmen von DSM-5 und ICD-10 müssen immer wieder Entscheidungen „klinisch-intuitiv" getroffen werden (Kap. 3.9). So fallen bereits viele wichtige diagnostische Entscheidungen in DSM-5 und ICD-10 auf der Ebene der Differenzierung einzelner psychopathologischer Symptome. Als Beispiel sei hier die Unterscheidung von depressiver Symptomatik und Negativsymptomatik genannt, welche im Einzelfall doch zu erheblichen Schwierigkeiten führen kann (Kap. 3.2). Ähnliches gilt auch für die Unterscheidung von manischer Symptomatik und Symptomen einer Schizophrenie (Kap. 3.3). Darüber hinaus muss in DSM-5 und ICD-10 an verschiedenen Stellen zwischen verschiedenen Symptombereichen abgewogen werden, beispielsweise zwischen einer manischen und psychotischen Symptomatik, um diagnostisch zwischen einer Schizophrenie, schizoaffektiven Störung und bipolaren Störung zu differenzieren (Kap. 3.3).

Die Algorithmen von DSM-5 und ICD-10 geben zwar vor, man solle sich an der zeitlichen Dauer der einzelnen Symptome orientieren, was jedoch häufig nur schwer möglich ist. So ist in DSM-5 und ICD-10 eine formale diagnostische Einordnung trotz strukturierter Interviews und diagnostischer Algorithmen vielfach nur mit Hilfe von zusätzlichem klinischem Wissen möglich. Dieses zusätzliche klinische Wissen erreicht bei jedem nichttrivialen psychopathologischen Bild ein solches Ausmaß, dass im Regelfall schon eine klinische Diagnose getroffen wurde, bevor überhaupt der diagnostische Algorithmus angestoßen wird.

Darüber hinaus gibt es klare Hinweise, dass die diagnostischen Kriterien im klinischen Alltag nicht hinreichend beachtet wurden. So kommen beispielsweise Vollmer-Larsen und Mitarbeiter in einer Untersuchung zu den schizoaffektiven Störungen zum Schluss, dass der klinische Gebrauch dieser Diagnose in dänischen Universitätskliniken nicht mit den Kriterien übereinstimmt, die in ICD-10 und DSM-IV vorgegeben werden [201]. Ähnliche Ergebnisse zeigte auch eine eigene empirische Untersuchung zur klinischen Verwendung der Diagnose einer Anpassungsstörung [89]. So wird diese Diagnose viel häufiger gestellt, als dies die diagnostischen Kriterien der ICD-10 eigentlich erlauben. In Anschluss an diese beiden Untersuchungen lässt sich einerseits die Forderung erheben, dass die Kliniker besser in der Verwendung aktueller Diagnoseinstrumente geschult werden müssen. Umgekehrt lässt sich jedoch auch kritisch fragen, ob die diagnostischen Kriterien der aktuellen Manuale noch angemessen sind, wenn sie in einem solchen Ausmaß vom klinischen Gebrauch abweichen.

4.6 Nomothetisches und idiografisches Vorgehen

Ein wissenschaftlicher Ansatz, der auf die Aufstellung und Anwendung allgemeingültiger Gesetzmäßigkeiten abzielt, wird als *nomothetisch* bezeichnet. Diesem steht eine *idiografische* Vorgehensweise gegenüber, welche sich mit der Beschreibung und Analyse des Einzelfalles beschäftigt [209]. Diese beiden Konzepte müssen auch in der ärztlichen Tätigkeit berücksichtigt und gegeneinander abgewogen werden. So steht es außer Frage, dass jeder Patient einzigartig ist. Insbesondere gilt dies auch im Fach Psychiatrie und Psychotherapie, da hier die Bedeutung des individuellen Erlebens eine erheblich größere Rolle spielt, als dies in der somatischen Medizin üblicherweise der Fall ist. Dennoch zeigen sich in den individuellen Fällen immer wieder ähnliche Symptome und Verlaufsmuster.

Jede Diagnose stellt eine Abstraktion vom Einzelfall zugunsten regelmäßig auftretender Muster dar. Mit Hilfe der Einordnung in ein Begriffs- und Ordnungssystem wird versucht, die Beschwerden und Befunde des individuellen Patienten durch allgemeine Gesetzmäßigkeiten zu erklären und auf diese Weise zu einer geeigneten Therapie zu kommen. Mit jeder diagnostischen Einordnung ist jedoch ein Informationsverlust in Hinblick auf die individuelle Symptomatik verbunden. Dieser Informationsverlust ist umso größer, je weiter die jeweiligen diagnostischen Kategorien gefasst sind. Sieht man das Fach Psychiatrie und Psychotherapie als explizite medizinische Fachdisziplin an, so wird man auch hier an einer Diagnostik nach dem grundsätzlichen Vorbild der somatischen Medizin festhalten. Als historischer Verfechter dieser Position kann beispielsweise Emil Kraepelin angesehen werden (Kap. 6.1).

Allerdings gibt es in der Psychiatrie und Psychotherapie etliche Ansätze, bei denen ein idiografisches Vorgehen im Vordergrund steht. So versucht beispielsweise die Psychoanalyse, die individuellen Beschwerden und Symptome des Patienten durch frühkindliche Konflikte zu erklären. Ziel ist es hierbei, diese Konflikte im individuellen Falle nachzuvollziehen und zu bearbeiten. Die Verhaltenstherapie bedient sich demgegenüber dem Instrument der so genannten Verhaltensanalyse. Auch hier wird versucht, die Genese der individuellen Symptome zu erklären, wozu auf Erkenntnisse der Lerntheorie zurückgegriffen wird. Es darf jedoch nicht übersehen werden, dass sowohl in der Psychoanalyse als auch in der Verhaltenstherapie versucht wird, die individuellen Beschwerden der Patienten auch durch allgemeine Gesetzmäßigkeiten zu erklären. Der nosologische Aspekt der psychiatrischen Diagnostik rückt jedoch in beiden Fällen in den Hintergrund.

Die Psychiatrie und Psychotherapie wird sich immer im Spannungsfeld zwischen der nomothetischen und der idiografischen Vorgehensweise befinden. Am klarsten wurde dies vielleicht von Karl Jaspers in den verschiedenen Auflagen seines epochalen Buches „Allgemeine Psychopathologie" zum Ausdruck gebracht (Kap. 6.3). So warnte er den Psychopathologen ausdrücklich davor, der diagnostischen Einordnung zu viel Gewicht beizumessen, da dies von einer Beschäftigung mit psychopathologischen Eigenheiten des individuellen Patienten abhalten könne [100]. Darüber hinaus empfiehlt Jaspers eindrücklich, bei der Untersuchung eines jeden Patienten sowohl dessen Individualität zu beachten als auch immer eine klare Ordnung beizubehalten. Ohne eine klare Ordnung verliere man sich leicht in einem *unübersehbaren Chaos*, ohne Beachtung der Individualität bringe man die einzelnen Fälle hingegen in wenige *versteinerten Fächer* [100]. Für das grundsätzliche psychopathologische Arbeiten werden von Jaspers schließlich drei Methoden unterschieden [101]:
- Kasuistik
- Statistik
- Experiment

Hierbei wird die kasuistische Vorgehensweise als wichtigste Methode in der Psychopathologie angesehen. Diese lieferte, so Jaspers, den *Grundstock unserer Kenntnisse und Erfahrungen* [101]. Demgegenüber werden die statistischen und experimentellen Methoden als nachgeordnet angesehen. Hierbei weist Jaspers darauf hin, dass Statistiken lediglich Korrelationen liefern und im Einzelfall oft nur bedingt aussagekräftig sind. Als Voraussetzungen zur Anwendung statistischer Verfahren werden die Qualität des Ausgangsmaterials sowie die Beherrschung der mathematischen Methoden angesehen. Diesen Bemerkungen von Karl Jaspers ist auch aus heutiger Sicht nichts hinzuzufügen.

4.7 Neurobiologische und psychopathologische Fundierung

4.7.1 Neurobiologische Fundierung der Psychiatrie

Der Erfolg der neuzeitlichen Medizin beruhte vor allem darauf, dass sich diese an den Naturwissenschaften orientierte. Auf eine solche Weise wurden immer mehr Krankheiten naturwissenschaftlich erklärbar, was auch Ansätze für die Etablierung von geeigneten Therapiemaßnahmen bot. Allerdings war die Psychiatrie mit dem Problem konfrontiert, dass viele naturwissenschaftliche Forschungsansätze nur bedingt auf ihr Fachgebiet anwendbar waren. So konnte bis heute nur für wenige psychiatrische Erkrankungen ein klares organisches Korrelat identifiziert werden. So wird bis heute das Fach Psychiatrie und Psychotherapie von seinen Kritikern sehr skeptisch gesehen (Kap. 5.3).

Wenig Zweifel besteht daran, dass dem Gehirn bei der Genese psychischer Störungen eine entscheidende Rolle zukommt. So sah beispielsweise Theodor Meynert (1822–1892) die Psychiatrie im Wesentlichen als *Klinik der Erkrankungen des Vorderhirns* an [133]. Während im 19. Jahrhundert zur Untersuchung des Gehirns vor allem histopathologische Untersuchungen zur Verfügung standen, hat sich die Situation im frühen 21. Jahrhundert erheblich verändert. So hat sich beispielsweise die Neurobiologie zu einem aufstrebenden interdisziplinären Fachgebiet entwickelt. Hieran dürfte die Entwicklung und Etablierung von zwei neuen Untersuchungsmethoden erheblich beteiligt gewesen sein:
- Methoden der Molekularbiologie (auf den Ebenen von DNA, RNA und Proteinen)
- bildgebende Verfahren (insbesondere funktionelle Kernspintomographie)

Bisher muss jedoch der Einfluss dieser Verfahren auf den klinischen Alltag als noch sehr begrenzt angesehen werden. Auch sind nur wenige dieser Erkenntnisse in DSM-5 und ICD-10 eingegangen. So bleibt die weitere Entwicklung auf diesem Gebiet mit Spannung abzuwarten.

4.7.2 Versuche einer Validierung von psychopathologisch konzipierten Entitäten

Der maßgebliche Weg der biologischen Psychiatrie des 20. Jahrhunderts bestand im Versuch, psychopathologisch konzipierte Krankheitskonstrukte mit Hilfe neurobiologischer Variablen zu validieren. Diesem Forschungsparadigma liegt ganz wesentlich ein ontologisches Krankheitsmodell zugrunde. Hierbei wird davon ausgegangen, dass Krankheiten als eigenständige Entitäten unabhängig vom jeweiligen Patienten existieren (Kap. 1.5). In der Psychiatrie wurde diese Position vor allem von Emil Kraepelin vertreten. Dieser ging davon aus, dass es in der Psychiatrie gleichsam natürliche Krankheiten gebe, bei denen Ätiologie, Neuropathologie und psychopathologischer Verlauf zusammenfallen (Kap. 6.1). Habe man erst einmal durch psychopathologische Verlaufsbeschreibungen einzelne Entitäten hinreichend charakterisiert, könne man anschließend die zugehörige Ätiologie und Neuropathologie finden [111]. Diese Position wurde später von den so genannten „Neo-Kraepelinianern" übernommen und modifiziert (Kap. 6.11).

Es wurde immer wieder versucht, die traditionellen nosologischen Einheiten durch neurobiologische Befunde zu validieren. Diese Bemühungen haben sich jedoch als wenig fruchtbar erwiesen. Beispielsweise wurde mehrfach gezeigt, dass es für unterschiedliche psychische Störungen wie beispielsweise Schizophrenie und bipolare affektive Störungen gemeinsame genetische Risikofaktoren gibt ([35], [125]). In diesem Zusammenhang wurde auch bereits provokant vom Ende der *Kraepelinschen Dichotomie* gesprochen [34]. Ähnliche Überschneidungen scheinen sich auch in Hinblick auf morphologische Auffälligkeiten [160] oder eine Dysfunktion von Oligodendrozyten [197] zu finden. So erschienen die meisten neurobiologischen Forschungsergebnisse eher mit dimensionalen Ansätzen im Sinne von Spektrummodellen als mit der traditionellen psychiatrischen Klassifikation vereinbar. Unklar ist jedoch, ob es bisher nur noch nicht gelungen ist, geeignete psychopathologische Kategorien zu identifizieren, oder ob die Problematik nicht vielmehr im ungeklärten Zusammenhang zwischen Phänomenen auf der psychopathologischen und der neurobiologischen Ebene begründet ist.

4.7.3 Entwürfe einer funktionellen Psychopathologie

Die Alternative zum ontologischen Krankheitsmodell stellt ein *funktionelles* Konzept dar. Hierbei wird davon ausgegangen, dass es Krankheiten an sich gar nicht gibt, sondern nur kranke Menschen, bei denen bestimmte Funktionen gestört sind (Kap. 1.5). In der Psychiatrie wurde ein solcher Ansatz beispielsweise von Carl Wernicke (1848–1905) vertreten, der somit als Antipode von Emil Kraepelin angesehen werden kann (Kap. 6.5). Später wurden solch funktionelle Konzepte beispielsweise von Herman van Praag (geb. 1929) vertreten ([154], [153]). Aus Sicht der biologischen Psychiatrie, so van Praag, sei der traditionelle pathologisch-anatomische Krankheitsbegriff nur begrenzt brauchbar. Geeigneter sei hingegen eine funktionelle Betrachtungsweise, die sich mit gestörten Prozessen des Hirnstoffwechsels befasse. Die Unspezifität psychiatrischer Syndrome hinsichtlich Ätiologie und Morphologie schließe eine Spezifität hinsichtlich bestimmter Stoffwechselprozesse keineswegs aus. Man solle über die Grenzen der traditionellen nosologischen Entitäten hinweg nach neurochemischen Korrelaten für bestimmte psychopathologische Syndrome und Symptome suchen. So stünden beispielsweise einzelne psychopathologische Dimensionen wie aggressives Verhalten, Angst und Depressivität in enger Korrelation zu Veränderungen im Serotoninstoffwechsel [154]. Interessanterweise ist hier explizit von einer *Denosologisierung* die Rede [154]. Versteht man jedoch unter dem Begriff der Nosologie alle Versuche, eine sinnvolle Ordnung von Symptomen auf der Grundlage eines Krankheitsmodells zu etablieren, so können die Arbeiten van Praags und seiner Mitarbeiter durchaus als nosologische Bemühungen angesehen werden. Abgelehnt werden hier vielmehr ein ontologisches Krankheitsmodell im Sinne von Emil Kraepelin und eine darauf aufbauende kategoriale Klassifikation. Im Bereich der Persönlichkeitsstörungen wurden ähnliche funktionelle Konzepte beispielsweise von C. Robert Cloninger (geb. 1944) vertreten (▶ Tab. 4.2, nach [28]). Hierbei wird davon ausgegangen, dass es drei verschiedene Dimensionen von Persönlichkeitsmerkmalen gibt, welche mit bestimmten Systemen der Neurotransmission in Verbindung stehen [28].

Aktuellere Vorschläge stammen von Wolfgang Gaebel (geb. 1947) und Mitarbeitern. So wird hier beispielsweise empfohlen, eine psychiatrische Taxonomie auf der Grundlage von neuromentalen, modularen Subsystemen zu etablieren. Durch den Übergang von einer bisher vorwiegend deskriptiven zu einer funktionalen Psychopathologie werde man zu einem *modular-konnektionistischen Diagnosesystem psychischer Störungen* kommen, welches neurobiologische Forschungsergebnisse vor dem Hintergrund eines biopsychosozialen Ansatzes integrieren könne [58]. Erwähnenswert ist auch der Versuch von Strik und Dierks [193], die Perspektive einer *biologischen Psychopathologie* aufzuzeigen, auf deren Grundlage sich eine neurobiologisch fundierte psychiatrische Systematik entwickeln lassen könnte (▶ Tab. 4.3, nach [193]). Hierbei wird explizit auch auf Konzepte der Wernicke-Kleist-Leonhard-Schule Bezug genommen (Kap. 6.5). Johannes Thome plädiert schließlich mit seinem Ansatz einer *molekularen Psychiatrie* dafür, auf der Grundlage von biologischen Befunden zu einer echten psychiatrischen Nosologie zu gelangen. So sollte man in Zukunft nicht mehr primär von deskriptiven psychopathologischen Beschreibungen ausgehen und zu diesen dann mögliche biologische Korrelate suchen, sondern eine umgekehrte Vorgehensweise mit einer primären Orientierung an biologischen Phänomenen verfolgen [196].

Allen genannten Konzepten ist trotz aller Unterschiede gemeinsam, dass sie dimensionale diagnostische Ansätze favorisieren und den Versuch unternehmen, verschiedene Symptomdimensionen mit neurobiologischen Befunden zu korrelieren. Auf diese Weise wird letztlich versucht, eine dimensional konzipierte nosologische Ordnung zu etablieren. Ob die genannten Bemühungen zum Erfolg führen werden, muss die Zukunft zeigen.

Tab. 4.2 Persönlichkeitsmodell nach C. Robert Cloninger.

Dimension von Persönlichkeitsmerkmalen	Postuliertes neurobiologisches Korrelat
Sensationsverhalten („Novelty Seeking")	dopaminerges System
Vermeidungsverhalten („Harm Avoidance")	serotonerges System
Belohnungsabhängigkeit („Reward Dependence")	noradrenerges System

4.7 Neurobiologische und psychopathologische Fundierung

Tab. 4.3 Biologische Psychopathologie nach Strik und Dierks.

Domänen	Neurobiologische Korrelate
Sprache	Temporallappen
Affekte	limbisches System
Motorik	kortikale motorische Zentren, Basalganglien, Thalamus

4.7.4 Research Domain Criteria (RDoC)

Da die aktuellen diagnostischen Systeme bisher neurobiologische Aspekte nicht ausreichend berücksichtigen, wurde 2009 von National Institut of Mental Health (NIMH) in den Vereinigten Staaten das *Research Domain Criteria (RDoC) Project* ins Leben gerufen. Dieses Projekt wird vom NIMH als Ergänzung zum DSM-5 verstanden [77]. Explizites Ziel ist hierbei, Grundlagenforschung und klinische Forschung zusammenzuführen und dafür zuverlässige Messvariablen zu entwickeln [36]. In einem solchen Prozess sollten jeweils grundlegende genetische, neurobiologische, verhaltensbezogene, umweltbezogene und experimentelle Faktoren in verschiedene Krankheitskonstrukte eingehen. Weiterhin wird versucht, das gesamte Spektrum vom Gesunden bis hin zum Krankhaften ausreichend zu erfassen. So wurde es auch als ein wichtiges Ziel der RDoC formuliert, dimensionale Modelle in der psychiatrischen Diagnostik zu entwickeln.

Der Entwurf der RDoC entspricht einer Matrix, welche sich aus acht verschiedenen Untersuchungsebenen und fünf verschiedenen Domänen zusammensetzt [36]. Die letztlich aufeinander aufbauenden Untersuchungsebenen (s. u., [36]) sollen den Einsatz verschiedener Forschungsansätze ermöglichen. Hierbei ist es ein ausdrückliches Ziel, die verschiedenen Untersuchungsverfahren miteinander zu verbinden, um auf diese Weise zu einem integrativen Ansatz zu gelangen.

Untersuchungsebenen der RDoC
- Gene
- Moleküle
- Zellen
- Regelkreise
- Physiologie
- Verhalten
- subjektives Erleben
- Paradigmen

Die fünf Domänen des RDoC sind in ▶ Tab. 4.4 (nach [36]) dargestellt. Jede Domäne kann nun auf den acht verschiedenen Untersuchungsebenen beforscht werden. Die Domänen können hierbei weiter in einzelne Konstrukte unterteilt werden. Die Auflistung darf nicht als abgeschlossen angesehen werden. Vielmehr ist es ausdrücklich vorgesehen, bei Bedarf neue Konstrukte aufzunehmen. Das RDoC-Projekt wird als Matrix für die weitere Forschung angesehen. Der Einsatz zur Diagnostik im klinischen Alltag wird in diesem frühen Stadium des Projektes noch nicht als sinnvoll erachtet.

Thomas R. Insel (geb. 1951), der Direktor des NIMH, vergleicht das RDoC-Projekt mit den Arbeiten der so genannten *Neo-Kraepelinianer* in den 1970er Jahren, wobei er diesen Begriff nicht explizit verwendet [77]. Insel zitiert jedoch eine der wesentlichen damaligen Publikationen, nämlich die Arbeit von Eli Robins (1921–1994) und Samuel Guze (1923–2000) [158]. Hierin hatten die beiden Autoren ein Validierungsmodell für nosologische Einheiten in der Psychiatrie vorgestellt, welches auf den Anschauungen von Emil Kraepelin aufbaut (Kap. 6.1 und Kap. 6.11). Dieses Konzept wurde später mit der Formulierung von expliziten diagnostischen Kriterien verbunden und hatte auf diese Weise großen Einfluss auf die Entwicklung des DSM-III. Mit dem RDoC-Projekt ist nun für Thomas R. Insel die Zeit für einen Paradigmenwechsel in der psychiatrischen Diagnostik gekommen.

Tab. 4.4 Überblick über die Domänen in den RDoC.

Neurokognitive Domäne	Beispiele für zugehörige Konstrukte
negatives Valenzsystem	Angst, Furcht
positives Valenzsystem	Motivation, Belohnung
kognitive Systeme	Aufmerksamkeit, Auffassung, Arbeitsgedächtnis
Systeme für soziale Prozesse	Kommunikation, Bindung
Erregungs- und Regulationssysteme	Schlaf-Wach-Rhythmus

So stellt auch das RDoC-Projekt eine klare Abkehr vom ontologischen Krankheitsmodell in der Psychiatrie hin zu einem eher *funktionellen* Ansatz dar. Betrachtet man allerdings die Entwürfe für die RDoC (vgl. Übersicht der Untersuchungsebenen und Domänen, ▶ Tab. 4.4, nach [36]), so ist zum jetzigen Zeitpunkt noch unklar, wie hieraus einmal ein für den klinischen Alltag brauchbares diagnostisches System werden soll.

4.7.5 Rolle der Psychopathologie in der psychiatrischen Diagnostik

Während lange Zeit versucht wurde, primär psychopathologisch konzipierte Konstrukte mit Hilfe neurobiologischer Variablen zu validieren, ist es nun im frühen 21. Jahrhundert zu einem regelrechten Paradigmenwechsel hin zu einem funktionellen Ansatz gekommen. So versucht die aktuelle biologisch orientierte Psychiatrie nun vermehrt, verschiedene gestörte psychische Funktionen mit unterschiedlichen Untersuchungsverfahren zu charakterisieren. Teilweise wird hierbei auch das Ziel formuliert, die psychopathologischen Grundlagen der Psychiatrie durch eine neurobiologische Fundierung zu ersetzten [196]. Florian Holsboer (geb. 1945), der ehemalige Leiter des Max-Planck-Institutes für Psychiatrie in München, spricht sich beispielsweise offen dafür aus, die traditionelle psychiatrische Nosologie und Diagnostik durch die Aufklärung molekularer Mechanismen psychischer Störungen überflüssig zu machen und hierdurch eine *personalisierte* Pharmakotherapie zu ermöglichen [75]. Der Psychopathologie kommt in einem solchen Ansatz lediglich die Funktion des Lückenbüßers zu, bis ausreichende neurobiologische Erkenntnisse vorliegen. Führt man diesen Gedanken weiter, so würden in Zukunft psychopathologische Kenntnisse weder bei der diagnostischen Einordnung im Einzelfall noch bei der Konzeption nosologischer Systeme im Allgemeinen erforderlich sein.

Die Psychopathologie als Grundlagenwissenschaft scheint bereits seit einigen Jahrzehnten zunehmend an Bedeutung zu verlieren. So trug bereits die Heidelberger Antrittsvorlesung von Werner Janzarik (geb. 1920) im Jahre 1975 den Titel „Die Krise der Psychopathologie" [96]. Janzarik beklagt hierbei, dass es zunehmend schwer fällt, die Ergebnisse psychopathologischer Arbeiten in Fachzeitschriften zu veröffentlichen, da sich diese meist nicht in einfachen Tabellen und einer *computergerechten Sprache* ausdrücken lassen. Auch mehr als zwanzig Jahre später wurde von ihm die Lage der Psychopathologie als akademisches Fach eher skeptisch beurteilt. So habe beispielsweise ein Psychopathologe derzeit keine Chance, eine leitende Position im Bereich der deutschen universitären Psychiatrie zu bekommen [97]. Es gibt jedoch auch heute Argumente dafür, die Psychopathologie nicht zu vernachlässigen und psychopathologische Forschungsansätze weiterzuführen:

- bisheriger Misserfolg naturwissenschaftlicher Forschungsansätze, klare organische Korrelate psychischer Störungen zu identifizieren
- Nichtreduzierbarkeit psychischer Phänomene auf neurobiologische Prozesse

Das erste Argument ist von historischer Art und durch den Einwand angreifbar, man habe bisher aufgrund der Komplexität noch nicht die richtigen Forschungsmethoden eingesetzt, um zum Ziel zu kommen. Auch kann man darauf verweisen, dass gerade im letzten Jahrzehnt das Wissen um die neurobiologischen Grundlagen psychischer Störungen erheblich zugenommen hat und es nur noch eine Frage der Zeit ist, wann diese Erkenntnisse Eingang in den klinischen Alltag finden. Dem ist jedoch entgegenzuhalten, dass sich die Psychiatrie bereits seit über hundert Jahren in einer solchen Wartestellung befindet. Als Beispiel sei hier an die Anschauungen von Emil Kraepelin erinnert (Kap. 6.1). Weiterhin bleibt festzuhalten, dass bis heute alle wesentlichen Entscheidungsprozesse in der Psychiatrie auf psychopathologischen Daten beruhen. Dies betrifft beispielsweise Therapie-Entscheidungen oder gutachterliche Stellungnahmen. Hier muss die Zukunft zeigen, ob tatsächlich die Erkenntnisse der Neurobiologie einen wesentlichen Beitrag leisten können.

Das zweite Argument ist hingegen mit grundsätzlichen erkenntnistheoretischen Schwierigkeiten verbunden, welche eng mit dem *Leib-Seele-Problem* zusammenhängen (Kap. 5.2). Auch hier kann der Einwand erhoben werden, es sei nur eine Frage der Zeit, dass alle psychischen Phänomene vollständig auf neurobiologische Prozesse zurückgeführt werden können. Eine solche Position wird beispielsweise von führenden deutschen Neurowissenschaftlern in ihrem *Manifest der Hirnforschung im 21. Jahrhundert* über Gegenwart und Zukunft der Neurobiologie vertreten [37]. Dieses „Manifest" wurde jedoch aus Sicht der Psychiatrie in einem gemeinsamen Statement von Wolfgang

Maier, Hanfried Helmchen und Henning Saß sehr kritisch kommentiert [126]. Hierbei wurde betont, dass psychische Störungen zwar durchaus mit neurobiologischen Prozessen korrelieren können, darüber hinaus jedoch eine eigenständige Dimension aufweisen, welche nur dem subjektiven Erleben der Patienten und der personalen Interaktion zugänglich ist. Verzichte man darauf, so die Autoren, diesen Bereich ausreichend zu berücksichtigen, so habe dies vor allem in der therapeutischen Arbeit negative Konsequenzen.

Zusammenfassend spricht vieles dafür, auch in Zukunft der Psychopathologie einen angemessenen Stellenwert einzuräumen. Dies gilt nicht zuletzt auch in Hinblick auf die psychiatrische Diagnostik. Psychopathologie ist und bleibt die entscheidende Grundlagenwissenschaft der Psychiatrie ([96], [189]). Hierbei sollten neurobiologische und psychopathologische Ansätze nicht gegeneinander ausgespielt, sondern vielmehr miteinander verbunden werden.

4.7.6 Frage nach der Validität psychiatrischer Diagnosen

Die Validität einer jeden diagnostischen Zuordnung kann ebenso wie die Validität eines gesamten Klassifikationssystems ein erhebliches Problem darstellen. Unter dem Begriff der Validität einer diagnostischen Zuordnung versteht man, dass diese Zuordnung auch zutreffend oder gültig ist. In der Testtheorie wird hierbei von einem so genannten Goldstandard oder Referenzstandard ausgegangen, mit dem das Ergebnis der diagnostischen Einordnung verglichen werden kann (Kap. 1.4). Von dem Arzt und Epidemiologen Alvan R. Feinstein (1925–2001) wird hierbei grundsätzlich zwischen einer externen und einer internen Validierung unterschieden [48] (Kap. 1.5.4). Eine *externe* Validierung erfolgt durch ein *Referenzkriterium*, welches nicht auf den in die Diagnosestellung eingegangenen Daten beruht. Dieses Referenzkriterium kann sich beispielsweise auf Ätiologie, Pathogenese, Verlauf oder therapeutisches Ansprechen beziehen. Eine *interne* Validierung erfolgt hingegen durch Daten, die bereits in die Diagnose eingegangen sind. Als Beispiele werden hier von Feinstein der Vergleich mit Expertenurteilen oder eine Überprüfung durch multivariate statistische Verfahren genannt.

Der Erfolg der neuzeitlichen Medizin ist für Feinstein vor allem darin begründet, dass viele Krankheitseinheiten aufgrund von Ätiologie, Pathogenese oder auch aufgrund eines charakteristischen Verlaufsmusters konzipiert und gleichzeitig mit den hierbei regelmäßig vorkommenden Symptomen korreliert wurden. Hierdurch besteht die Möglichkeit, von den klinischen Beobachtungen auf nicht oder noch nicht beobachtbare Bereiche (Ätiologie, Pathogenese, Prognose, therapeutisches Ansprechen) zu schließen. In der Psychiatrie konnten bisher allerdings nur wenige nosologische Einheiten auf der Grundlage von klaren Befunden in Hinblick auf Ätiologie, Pathophysiologie oder pathologische Anatomie konzipiert werden. Feinstein empfiehlt nun den Psychiatern, sich bei der Konzeption nosologischer Einheiten in ihrem Fachbereich auf den Verlaufsaspekt zu konzentrieren und hierbei Follow-up-Studien durchzuführen. Nur auf diese Weise könne man, so Feinstein, zu einem wissenschaftlichen Klassifikationssystem in der Psychiatrie gelangen [48]. Die Validität einer diagnostischen Einordnung würde dann bedeuten, dass aufgrund des psychopathologischen Querschnittbefundes der weitere Krankheitsverlauf vorhergesagt werden kann. In diesem Modell nimmt dann das Ergebnis der Follow-up-Untersuchung die Funktion eines Referenzkriteriums zur externen Validierung ein. Ein solcher Ansatz hat jedoch in der Psychiatrie eine lange Tradition, wobei hier natürlich zuerst das Konzept von Emil Kraepelin anzuführen ist (Kap. 6.1). Aber auch von Karl Jaspers wurde empfohlen, eine differenzierte Verlaufstypologie psychischer Erkrankungen zu erarbeiten (Kap. 6.3).

Es gibt hingegen auch Stimmen, welche die Möglichkeit einer Validierung der psychiatrischen Diagnostik grundsätzlich infrage stellen. So sprechen sich beispielsweise Robert E. Kendell und Assen Jablensky dafür aus, nicht mehr die Validität, sondern lediglich die *Nützlichkeit („utility")* psychiatrischer Diagnosen zu fordern [107]. Hierbei wird von den Autoren darauf hingewiesen, dass es sich bei psychiatrischen Störungen nicht um klar voneinander abgrenzbare Einheiten handelt, sondern dass es vielmehr kontinuierliche Übergänge zwischen den einzelnen Formen gibt. Die meisten diagnostischen Kategorien seien „nichts als beliebige Punkte in einem multidimensionalen Raum", weshalb sie auch nicht den Anspruch auf Validität erheben könnten [107]. Eine diagnostische Zuordnung zu solchen Kategorien könne sich jedoch als nützlich erweisen. Das sei genau dann der Fall, wenn dies mit einer *nicht-trivialen Information* in Bezug auf Prognose, Ansprechen auf Therapie oder biologische und soziale Faktoren verbunden ist [107]. Diese Gedanken sind wiederum gut mit dem Typuskonzept von Karl Jaspers vereinbar [99] (Kap. 6.3).

4.8 Bedeutung der Verlaufsforschung für die Psychiatrie

4.8.1 Etablierung einer psychopathologischen Verlaufstypologie

Will man sich nicht mit einer syndromalen Erfassung psychischer Störungen zufrieden geben, sondern darüber hinaus eine nosologische Ordnung etablieren, stellt eine differenzierte psychopathologische Verlaufstypologie einen wichtigen Ansatzpunkt dar. Die Kenntnis regelmäßig vorkommender typischer Verlaufsmuster psychischer Störungen ist für viele klinische Entscheidungen von Bedeutung. Hier seien beispielsweise Entscheidungen hinsichtlich der Pharmakotherapie (insbesondere Rezidivprophylaxe), Psychotherapie, Indikation zur stationären Aufnahme oder auch der gutachterlichen Stellungnahme zu Betreuung oder Unterbringung genannt. Hierbei sollte einem kategorialen Ansatz der Vorzug gegeben werden, da sich Verlaufsaspekte doch eher schwer mit Hilfe von dimensionalen Modellen abbilden lassen. Zudem ist im klinisch-praktischen Handeln das Denken in Kategorien hilfreich. Dimensionale Konzepte stoßen in der klinischen Handlungsplanung zumeist auf Grenzen.

Psychopathologische Verlaufstypen sollten hierbei jedoch nicht unbedingt als klar voneinander abgrenzbare Entitäten etwa im Sinne eines ontologischen Krankheitsmodells verstanden werden (Kap. 1.5). Vielmehr sind hier durchaus Übergänge denkbar. Entscheidend ist jedoch, dass sich solche Typen sowohl in der klinischen Praxis als auch in der Forschung als nützlich erweisen, wie es beispielsweise von Kendell und Jablensky gefordert wird [107]. Eine solche, auf den Längsschnitt bezogene Verlaufstypologie ist durchaus mit einer dimensionalen Erfassung des psychopathologischen Querschnittbefundes vereinbar (▶ Abb. 4.2). Auf diese Weise können kategoriale und dimensionale Ansätze in der psychiatrischen Diagnostik gut miteinander verbunden werden.

Eine psychopathologische Verlaufstypologie geht von der Prämisse aus, dass Symptome psychischer Störungen nicht wahllos und ungeordnet auftreten, sondern klaren Mustern folgen. Das Erkennen solcher Muster sowie das Wissen um deren zeitlichen Verlauf und therapeutische Beeinflussbarkeit machen einen großen Teil der Kompetenz des Psychiaters und Psychotherapeuten aus. Gerade bei schwierigen Fragen in Hinblick auf Simulation, Aggravation und Dissimulation (Kap. 3.9.3), mit denen man in der Psychiatrie immer wieder konfrontiert ist, können Kenntnisse über regelmäßig auftretende psychopathologische Verlaufsmuster

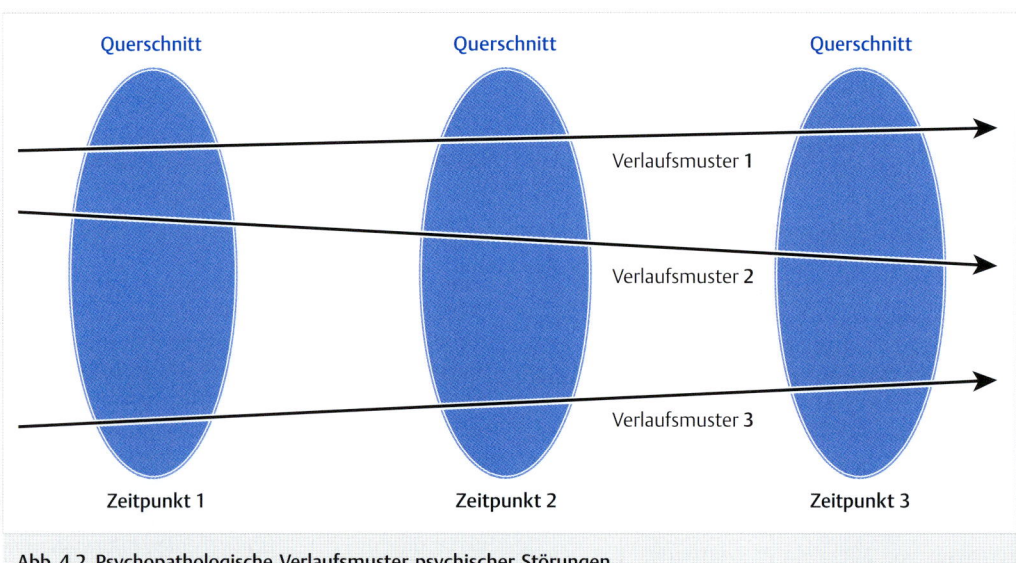

Abb. 4.2 Psychopathologische Verlaufsmuster psychischer Störungen.

von großem Vorteil sein. Darüber hinaus kann die Beschreibung von Verlaufsmustern auch einen grundsätzlichen Beitrag zur Diskussion liefern, welches menschliche Verhalten und Erleben als psychische Krankheit bzw. Störung aufgefasst werden kann. So lässt sich in diesem Zusammenhang die These vertreten, dass bestimmte Symptommuster, die im Verlauf der gesamten Menschheitsgeschichte immer wieder in einer gewissen Regelhaftigkeit auftreten, Ausdruck eines gestörten bzw. erkrankten psychischen Systems sind, ohne dass hierfür zwingend ein hirnorganisches Korrelat zu fordern ist. Auf diese Weise lässt sich auch dem Vorwurf entgegen treten, die Psychiater hätten psychische Krankheiten nur erfunden.

4.8.2 Verbindung von quantitativen und qualitativen Methoden

Es stellt sich nun die Frage, wie es gelingen kann, eine differenzierte Verlaufstypologie psychischer Störungen zu erarbeiten. Zunächst ist festzuhalten, dass es diesbezüglich schon eine Reihe von historischen Ansätzen gibt. Dies trifft insbesondere für die deutschsprachige Psychopathologie zu, beispielsweise im Bereich der schizophrenen Psychosen [93] oder auch der depressiven Störungen [91]. Allerdings besteht die Gefahr, dass historische Typologien in einem dogmatischen Sinne interpretiert und nicht mehr kritisch hinterfragt werden.

Deshalb sollten auch die Möglichkeiten der modernen statistischen Analysen genutzt werden. So besteht die Möglichkeit, ein Patientenkollektiv über einen längeren Zeitraum hinweg wiederholt mit Ratingskalen zu untersuchen. Aus solchen Daten können dann mit Hilfe statistischer Verfahren wie der *Latent Class Growth Analysis (LCGA)* bestimmte Verlaufstrajektorien identifiziert werden [92]. Die Ergebnisse solcher statistischer Modelle sind allerdings nicht immer eindeutig und müssen klinisch interpretiert werden. Ein solch quantitativ-statistischer Zugangsweg sollte jedoch immer mit einem qualitativ-kasuistischen Ansatz verbunden sein. So werden in einem statistischen Modell zumeist die einzelnen psychopathologischen Symptome als kontextunabhängige Einheiten aufgefasst und miteinander verrechnet. Auf diese Weise besteht die Gefahr, dass der wechselseitige Bezug der einzelnen Symptome sowie das psychopathologische Gesamtbild nicht ausreichend berücksichtigt werden. Dies ist nur mit einer kasuistischen Herangehensweise möglich. Ein typologisches Konzept bietet somit auch die Chance, idiografische und nomothetische Ansätze miteinander zu verbinden [178].

4.8.3 Verbindung von psychopathologischen und neurobiologischen Ansätzen

Wenn bisher betont wurde, dass sich die psychiatrische Nosologie vor allem auf den Aspekt des psychopathologischen Verlaufs stützen soll, ist dies jedoch keinesfalls als generelle Absage an die neurobiologische Forschung zu verstehen. Vielmehr sollten die Bemühungen verstärkt werden, psychopathologische und neurobiologische Forschungsansätze in der Psychiatrie miteinander zu verbinden. So wurde beispielsweise von Seiten der neurobiologisch orientierten Psychiatrie betont, dass man sich bei der Suche nach möglichen Korrelaten psychopathologischer Phänomene nicht nur auf das Querschnittsbild, sondern maßgeblich auch auf den Langzeitverlauf stützen sollte [44].

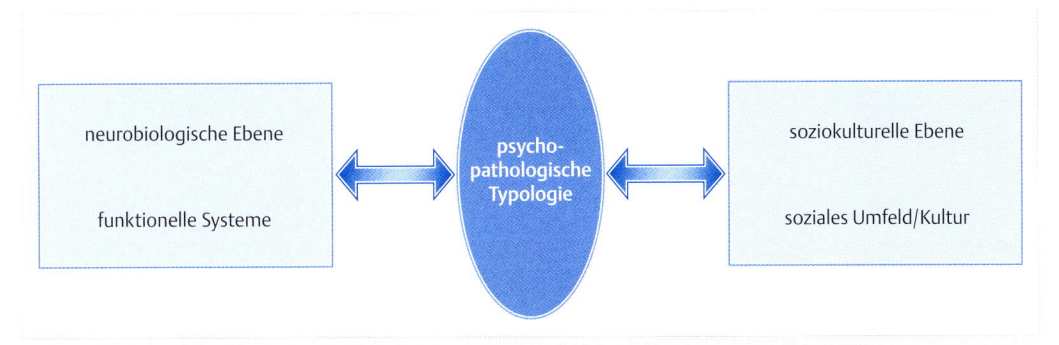

Abb. 4.3 Neurobiologische und soziokulturelle Einflüsse auf eine psychopathologische Typologie.

Auch wird beispielsweise aktuell im deutschen Sprachraum mit der genannten *DGPPN-Kohorte* das Ziel verfolgt, molekulargenetische Marker mit unterschiedlichen Verlaufsformen psychischer Störungen in Verbindung zu setzen [6]. Allerdings sollte sich die Psychopathologie als eigenständige und der Neurobiologie ebenbürtige Disziplin und nicht lediglich als Hilfswissenschaft begreifen. Tut sie dies nicht, so droht ein wesentlicher Bereich des Faches Psychiatrie und Psychotherapie verloren zu gehen.

Es ist jedoch zu beachten, dass der psychopathologische Verlauf nicht nur von den möglicherweise zugrunde liegenden neurobiologischen Prozessen abhängig ist. So dürften auch soziokulturelle Einflüsse einen nicht unerheblichen Einfluss haben (▶ Abb. 4.3).

4.9 Vorschlag eines triaxialen Diagnosemodells

4.9.1 Konzeption der diagnostischen Achsen

Die verschiedenen bisher vorgestellten Ansätze können gut in einem *triaxialen* Diagnosemodell zusammengefasst werden [83] (▶ Abb. 4.4, nach [83]). Dieses Konzept geht maßgeblich auf den schwedischen Psychiater Erik Essen-Möller (1901–1992) zurück ([40], [41]) (Kap. 6.7). Hierbei wird zunächst konsequent zwischen der symptomatologischen bzw. psychopathologischen und der ätiologischen Ebene unterschieden. Dies kann dazu beitragen, dass weder eine sorgfältige psychopathologische Charakterisierung noch die Beschäftigung mit den neurobiologischen und psychosozialen Grundlagen der Erkrankung vernachlässigt wird. Auf der psychopathologischen Ebene wird wiederum zwischen dem Querschnittbefund im Sinne von Syndromen und dem Längsschnitt im Sinne von Verlaufstypen unterschieden. Während hierbei die psychopathologisch-verlaufstypologische Einordnung kategorial erfolgt, ist auf der ätiologischen und auf der syndromalen Achse auch eine dimensionale Abbildung vorstellbar.

Der entscheidende Vorteil eines solchen Modells ist, dass konzeptuell unterschiedliche Aspekte der psychiatrischen Diagnostik nicht unzulässig miteinander vermischt werden. Dies könnte sich sowohl für weitere Forschungsvorhaben als auch für die klinische Praxis als fruchtbar erweisen. Eine solche Klarheit lassen jedoch die aktuellen Diagnosesysteme wie DSM-5 und ICD-10 vermissen. Das multiaxiale System in DSM-III, DSM-III-R und DSM-IV muss als misslungen bezeichnet werden, da hier keine Differenzierung von konzeptuell unterschiedlichen Aspekten vorgenommen wird [86]. So verwundert es nicht, dass dieser Ansatz im DSM-5 wieder aufgegeben wurde [5].

4.9.2 Folgerungen für ein Diagnosesystem

Es stellt sich die Frage, ob ein triaxiales Diagnosemodell, wie es hier vorgestellt wird, Einzug in die offiziellen Diagnosesysteme finden kann. Hierbei ist jedoch zu beachten, dass solche Diagnosesysteme einfach und gut handhabbar sein müssen.

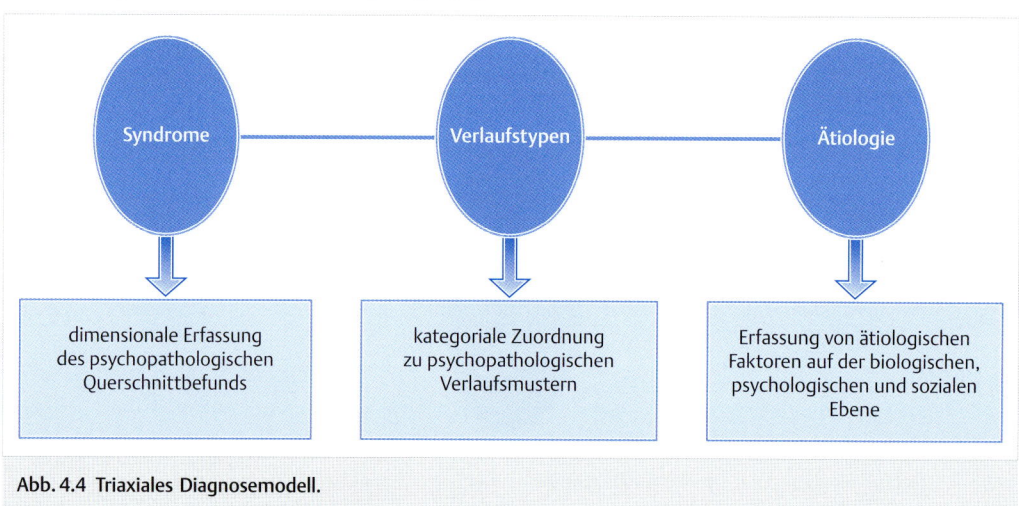

Abb. 4.4 Triaxiales Diagnosemodell.

Ihnen kommt die primäre Aufgabe zu, eine Art *sprachlichen Minimalkonsens* bereitzustellen. Hierbei spielt auch die Ausarbeitung von klaren Kriterien eine Rolle, um den Prozess der diagnostischen Zuordnung zu standardisieren.

Hinsichtlich der Diagnostik auf der Syndromebene ist die Auswahl geeigneter Erfassungsinstrumente in Form von Beurteilungsskalen von Bedeutung, auf deren Grundlage dann auch eine dimensionale Diagnostik möglich ist. Es stellt sich jedoch die Frage, ob dies Teil eines offiziellen Diagnosesystems sein sollte. Darüber hinaus ist zu überlegen, inwiefern gut etablierte Syndromkategorien weiterhin ihren Platz finden sollten. So stimmt es beispielsweise nachdenklich, dass im DSM-5 auf den Demenzbegriff verzichtet wird. Die Demenz stellt jedoch neben dem Delir in der traditionellen Psychopathologie ein ganz wesentliches Syndrom dar.

Entscheidender dürfte jedoch eine systematische Ordnung auf der Ebene der Verlaufstypen sein. Es ist anzunehmen, dass das Prinzip einer kriterienorientierten Diagnostik weiterhin eine Rolle spielen wird. Auch wenn aus psychopathologischer Sicht eine differenzierte Verlaufstypologie zu fordern ist, bleibt die Frage offen, ob ein offizielles Diagnosesystem auch entsprechend differenziert sein muss.

4.10 Diagnostik im Kontext einer personalisierten Psychiatrie

Die Konzeption einer *personalisierten Psychiatrie und Psychotherapie* [45] stellt eine wichtige aktuelle Herausforderung dar. Unter diesem Begriff werden Bemühungen zusammengefasst, welche das Ziel haben, die Therapie des einzelnen Patienten individueller zu gestalten. Hierbei wird zumeist von der Prämisse ausgegangen, dass die individuellen physiologischen Charakteristika eines jeden Menschen eine entscheidende Rolle für Krankheitsgenese und Therapie-Response spielen [146]. Die Herausarbeitung verschiedener Subgruppen eines Krankheitsbildes wird hierbei als einer der wichtigsten Schritte angesehen [45]. Die hier aufgegriffene Diskussion imponiert auf den ersten Blick als ein Plädoyer für eine idiografische Vorgehensweise, welche im Gegensatz zu einem nomothetischen Ansatz die individuellen Charakteristika des einzelnen Patienten ausreichend berücksichtigt (Kap. 4.6).

Ein Vertreter dieses Ansatzes ist im deutschen Sprachraum Florian Holsboer (geb. 1945), insbesondere in Hinblick auf das Krankheitsbild der Depression. Seine Gedanken sind auch in dem populärwissenschaftlichen Buch mit dem Titel „Biologie für die Seele. Mein Weg zur personalisierten Medizin" dargelegt [74]. Seiner Meinung nach sollte sich eine *personalisierte Depressionstherapie* in Zukunft „*mehr an Gentests und Biomarkern, dagegen weniger an psychopathologischen Befunden orientieren*" [75]. Durch die Identifikation von Genvarianten und die Bestimmung weiterer Biomarker sollten pathophysiologisch homogene Untergruppen definiert werden, was dann zu „*gezielten, auf den jeweiligen Kausalmechanismus gerichteten Therapien*" führen könnte [75]. Die klinischen Diagnosen spielen keine Rolle mehr, sondern werden eher als Hindernis für eine individualisierte bzw. personalisierte Therapie angesehen. Die Vorschläge von Holsboer können als klares Plädoyer für eine neurobiologische Fundierung der Psychiatrie verstanden werden, was letztlich zu einer völligen Abkehr von den traditionellen psychopathologischen Konzepten führt.

Hierbei ist jedoch kritisch anzumerken, dass sich der Begriff der Person nicht auf Genvarianten und andere Biomarker reduzieren lässt [55]. Will sich ein Ansatz im Fach Psychiatrie und Psychotherapie *personalisiert* nennen, wird er einerseits biologische und andererseits auch psychologische und soziale Aspekte einbeziehen müssen. Dies wurde auch beispielsweise von George L. Engel (1913–1999) mit dem Konzept eines *bio-psycho-sozialen* Krankheitsmodells klar zum Ausdruck gebracht [38] (Kap. 5.4). Diesem Ansatz liegt der Gedanke zugrunde, dass psychische und soziale Phänomene nicht vollständig auf neurobiologische Prozesse reduziert werden können. Ebenfalls problematisch erscheint es, wenn sich eine *personalisierte Psychiatrie und Psychotherapie* ausschließlich auf Konzepte der Psychoanalyse oder der Verhaltenstherapie stützt, welche ebenso wie die biologische Psychiatrie Anspruch auf eine Individualisierung der Therapie erheben könnten.

Von besonderem Interesse sind in diesem Zusammenhang auch die Bemühungen um eine *personenzentrierte integrative Diagnose*. Hierbei ist wohl in erster Linie der Name von Juan Mezzich (geb. 1945) zu nennen, welcher sich dieser Thematik unter dem Stichwort „Psychiatry of the Person" auch während seiner Amtszeit als Präsident der World Psychiatric Association (WPA) angenommen

hat ([134], [135]). Kernstück ist hierbei ein diagnostisches Konzept, welches positive und negative Aspekte der Gesundheit und deren Bezüge zu den persönlichen Lebensumständen umfasst. Dies soll auf drei Ebenen erfolgen [135]:
- Gesundheitsstatus
- subjektive Erfahrung von Gesundheit
- Beiträge zur Gesundheit

Hierbei ist allerdings kritisch zu fragen, ob dieser Ansatz nicht den Rahmen einer jeden diagnostischen Einordnung sprengt. Darüber hinaus kann man auch anmerken, dass eine solche *personenzentrierte integrative Diagnose* lediglich eine Zusammenstellung verschiedener Aspekte liefert, ohne diese sinnvoll zu einem Gesamtkonzept zu verbinden [26]. So stellt sich abschließend die Frage, ob nicht auch der Vorschlag eines triaxialen Diagnosemodells (Kap. 4.9) den Erfordernissen einer personalisierten Psychiatrie und Psychotherapie genügen kann.

4.11 Diagnostik im Kontext einer evidenzbasierten Psychiatrie

Das Konzept der evidenzbasierten Medizin (EbM) kann als eines der wichtigsten Paradigmen der Medizin des frühen 21. Jahrhunderts angesehen werden. Ziel dieses Ansatzes ist es unter anderem, „die hochwertige gegenwärtig verfügbare Evidenz zu diagnostischen und therapeutischen Verfahren für konkrete Therapieentscheidungen zu nutzen" [203]. Auf diese Weise sollen sich die individuellen Entscheidungen nicht mehr vorrangig an den persönlichen Präferenzen des jeweiligen Klinikers, sondern vielmehr an der aktuell vorhandenen empirischen Datenlage orientieren. Die evidenzbasierte Medizin stützt sich vor allem auf die Methoden der Biometrie und der klinischen Epidemiologie [203]. Grundlagen sind hierbei vor allem randomisierte klinische Studien, die mit Hilfe metaanalytischer Modelle zusammengefasst werden können und auf diese Weise die Grundlage von evidenzbasierten Behandlungsleitlinien bilden (▶ Abb. 4.5). Jedoch gibt es auch kontroverse Stellungnahmen zur Bedeutung von Metaanalysen [127].

Die evidenzbasierte Medizin kann durchaus als atheoretisch bezeichnet werden, da hier in der klinischen Praxis Fragen nach dem zugrunde liegenden Krankheitsmodell oder der Ätiopathogenese zunächst keine Rolle spielen. Grundlage für kontrollierte klinische Studien ist vielmehr die Definition geeigneter Patientengruppen, was in der Psychiatrie vor allen mit Hilfe von Diagnosesystemen wie DSM-5 und ICD-10 erfolgt. Anschließend werden in den verschiedenen Gruppen unterschiedliche Interventionen durchgeführt, welche dann mit Hilfe statistischer Modelle miteinander verglichen werden. Entscheidend ist in der Regel, in welchem Ausmaß sich die Zielsymptomatik bessert und wie die Verträglichkeit der jeweiligen Intervention ist. Überlegungen zur Ätiopathogenese der jeweiligen Erkrankungen gehen zwar in die Auswahl der zu prüfenden Interventionen ein, sind bei der Bewertung der einzelnen Therapiemaßnahmen meist jedoch ohne wesentliche Bedeutung. So kann einer *empirischen* Begründung von Therapie-Entscheidungen im Sinne der evidenzbasierten Medizin durchaus ein *theoretisches* Vorgehen gegenübergestellt werden, welches sich nicht der wissenschaftlichen Methoden von Biometrie und klinischer Epidemiologie bedient, sondern auf Vorstellungen zur Ätiopathogenese beruht (▶ Tab. 4.5). Diese ätiopathogenetischen Modellvorstellungen beruhen in der Medizin zumeist auf naturwissenschaftlichen Grundlagen, wobei jedoch auch psychologische oder soziologische Modelle Verwendung finden können.

randomisierte, kontrollierte Therapiestudien (RCT) → Metaanalysen → Behandlungsleitlinien

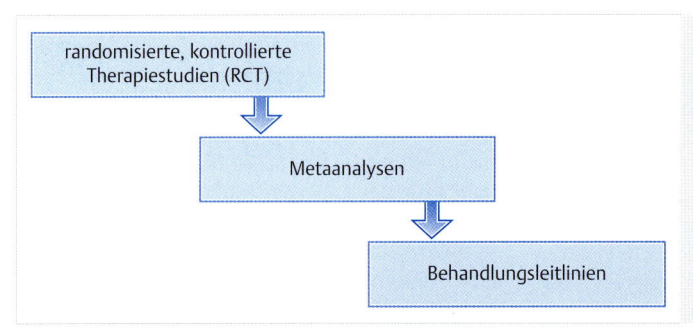

Abb. 4.5 Grundzüge der evidenzbasierten Medizin.

4.11 Diagnostik im Kontext einer evidenzbasierten Psychiatrie

Tab. 4.5 Möglichkeiten einer rationalen Begründung von Therapie-Entscheidungen.

„Empirisches Vorgehen"	„Theoretisches Vorgehen"
Auswahl der geeigneten Therapieform beim individuellen Patienten auf der Grundlage statistischer Daten aus kontrollierten klinischen Studien und Metaanalysen	Auswahl der geeigneten Therapieform beim individuellen Patienten auf der Grundlage von Modellvorstellung zu Ätiologie und Pathogenese der jeweiligen Erkrankung

Die Diagnostik spielt im Kontext einer evidenzbasierten Psychiatrie eine wichtige Rolle, da die Zuordnung zu einer bestimmten diagnostischen Kategorie zumeist die Voraussetzung für den Einschluss von Patienten in klinische Studien ist. Aber auch bei der Anwendung evidenzbasierter Behandlungsleitlinien in der klinischen Praxis kommt der Diagnose eine wesentliche Rolle zu, da erst durch diesen Schritt der individuelle Patient einer Gruppe zugeordnet wird, über die statistische Aussagen zur Wirkung von Therapiemaßnahmen vorliegen, welche auf zuvor durchgeführten klinischen Studien beruhen. Hierbei wird ersichtlich, dass die evidenzbasierte Psychiatrie ganz aktuell fast ausschließlich auf dem Prinzip der *kategorialen* Diagnostik beruht. Je größer die diagnostischen Kategorien sind, desto leichter lassen sich zwar klinische Studien durchführen, desto unschärfer ist jedoch auch die Bedeutung der Ergebnisse von Studien im Einzelfall.

In diesen Zusammenhang könnte dem Vorschlag eines triaxialen Diagnosemodells (Kap. 4.9) eine Bedeutung zukommen. So wären differenzierte Verlaufstypologien möglicherweise in der Lage, geeignete Kategorien für die Durchführung klinischer Studien zur Verfügung zu stellen. Hieraus könnten sich dann wesentliche „empirische" Therapie-Empfehlungen ableiten lassen. Eine systematische Erfassung ätiologischer Faktoren könnte hingegen für „theoretisch abgeleitete" Therapie-Entscheidungen hilfreich sein.

Kapitel 5

Sonderstellung der Psychiatrie in der Medizin

5.1 Psychiatrie als Natur- und Kulturwissenschaft *119*

5.2 Leib-Seele-Problem *121*

5.3 Kritik der Antipsychiatrie *122*

5.4 Krankheitskonzepte in der Psychiatrie *124*

5.5 Psychische Krankheiten als Störungen in DSM-5 und ICD-10 *127*

5 Sonderstellung der Psychiatrie in der Medizin

5.1 Psychiatrie als Natur- und Kulturwissenschaft

5.1.1 Kurze Geschichte der Psychiatrie

Psychiatrie kann als Lehre von den psychischen Erkrankungen und deren Therapie angesehen werden [111]. Im Folgenden soll eine kurze Übersicht über die Geschichte der Psychiatrie gegeben werden, um spezielle Gesichtspunkte dann besser einordnen zu können [176]. Die Beschäftigung mit psychischen Krankheiten geht bis in die Antike zurück. Als Beispiel ist hier die Viersäftelehre der griechischen Medizin zu nennen. So wurde beispielsweise die Melancholie als Überwiegen der schwarzen Galle erklärt. Psychiatrie war jedoch immer auch mit religiösen, magischen und dämonologischen Vorstellungen verbunden, was insbesondere auch im Mittelalter eine Rolle spielte.

Der Beginn der modernen wissenschaftlichen Psychiatrie liegt ganz maßgeblich im Zeitalter der Aufklärung. Hier ist vor allem die so genannten *französische Schule* mit Namen wie Phillipe Pinel (1745–1826) von Bedeutung [176]. In diesem Zusammenhang wird die *Befreiung der Irren von den Ketten durch Pinel* als bedeutsam genannt [176]. Entscheidend war hierbei eine empirisch-wissenschaftliche Orientierung. Pinel sah die gesamte Medizin als Teil der Naturwissenschaften an und stütze sich somit ganz wesentlich auf deren Methoden. Einer seiner Schüler war Xavier Bichat (1771–1802), der als Begründer der Gewebepathologie angesehen wird (Kap. 1.5.3). Auch Jean-Étienne Esquirol (1772–1840) war ein Schüler von Pinel und führte dessen Konzepte zur Psychiatrie weiter. Esquirol gilt auch als Begründer der Monomanienlehre.

Im Laufe des 19. Jahrhundert übernahm die deutsche Psychiatrie die wissenschaftliche und konzeptuelle Meinungsführung. In diesem Zusammenhang ist zunächst Wilhelm Griesinger (1817–1868) zu nennen. Griesinger arbeitete zunächst lediglich zwei Jahre als psychiatrischer Assistenzarzt in einer Klinik im schwäbischen Winnenthal und wandte sich dann vor allem der inneren Medizin zu. Nach verschiedenen beruflichen Stationen wurde er schließlich auf einen neu geschaffenen Lehrstuhl für Psychiatrie und Neurologie in Berlin berufen. Griesinger kann durchaus als einer der wesentlichen Begründer der Psychiatrie als eigenständiges Fach innerhalb des medizinischen Fächerkanons angesehen werden [176]. Ähnlich wie vor ihm die französische Psychiatrie sprach er sich für ein empirisches Arbeiten mit naturwissenschaftlichem Schwerpunkt aus. Von Bedeutung ist im weiteren dann das Werk von Emil Kraepelin (1856–1926), welcher vor allem durch sein Krankheitsmodell und seine Klassifikation psychischer Erkrankungen bekannt wurde (Kap. 6.1). Auch Carl Wernicke (1848–1905) vertrat einen naturwissenschaftlich orientierten Standpunkt, kam aber zu ganz anderen nosologischen Konzepten als Kraepelin (Kap. 6.5).

Sigmund Freud (1856–1939) wurde im gleichen Jahr wie Emil Kraepelin geboren, verfolgte jedoch einen völlig anderen Ansatz. Obwohl er sich zunächst der Neuroanatomie zugewandt hatte, wurde er später zum Begründer der Psychoanalyse. Diese wurde dann von seinen Schülern weiterentwickelt. Hierbei gingen Alfred Adler (1870–1937) und Carl Gustav Jung (1875–1961) jeweils später recht eigene Wege. Im 20. Jahrhundert wurden dann die psychoanalytischen Ansätze vor allem durch Emigranten in den Vereinigten Staaten von Amerika weitergeführt.

Ein anderer Weg wurde von Karl Jaspers (1883–1969) eingeschlagen (Kap. 6.3). Jaspers legte die wesentliche Basis für die Psychopathologie als eigenständige Grundlagendisziplin. Er hob die Sonderstellung der Psychiatrie innerhalb der medizinischen Fächer hervor. Im Gegensatz zur somatischen Medizin, so Jaspers, beschäftigt sich die Psychiatrie nämlich nicht nur mit dem Menschen als *Naturwesen*, sondern auch als *Kulturwesen* [99]. Jaspers war jedoch nur wenige Jahre in der Psychiatrie tätig und wurde später vor allem als Vertreter der deutschen Existenzphilosophie bekannt. Seine psychopathologischen Konzepte wurden insbesondere von Kurt Schneider (1887–1967) weitergeführt, allerdings auch stark vereinfacht (Kap. 6.4).

Eine andere Strömung, die auch auf Jaspers Bezug nahm, stellt die so genannte *anthropologische Psychiatrie* dar. Als Vertreter sind beispielsweise Ludwig Binswanger (1881–1966) oder Viktor Emil von Gebsattel (1883–1976) zu nennen. Hierbei wurde unter anderem das Ziel verfolgt, psychische Krankheit als Ausdruck menschlichen Daseins zu verstehen. So kam hier insbesondere auch der Erfassung der individuellen Biographie ein wichtiger Stellenwert zu. Die Psychiatrie hat sich von Beginn an auch immer als *Sozialpsychiatrie* verstanden und sich mit den Wechselwirkungen zwischen psychischer Krankheit und Gesellschaft beschäftigt. Diesbezügliche Ansätze finden sich beispielsweise bei dem Schweizer Psychiater Eugen Bleuler (1857–1939).

In der Mitte des 20. Jahrhunderts gab die deutschsprachige Psychiatrie ihre Führungsrolle an den angelsächsischen Sprachraum ab. Während die Psychiatrie in den Vereinigten Staaten zunächst ganz von der Psychoanalyse geprägt war, kam es dort in den 1970er Jahre durch die so genannten *Neo-Kraepelinianer* zu einer regelrechten Wende (Kap. 6.11). Die Psychiatrie wurde nun wieder als eine dezidierte medizinische Disziplin angesehen, und die naturwissenschaftliche Methodik wurden in den Vordergrund gestellt. Gleichzeitig bekam die Psychoanalyse auch Konkurrenz durch verschiedene verhaltenstherapeutische Schulen. Die aus dieser Entwicklung resultierende Vormachtsstellung der so genannten *biologischen Psychiatrie* dauert bis heute an.

Von Autoren wie Henry Sigerist (1891–1957) [183] und Paul Unschuld (geb. 1943) [193] wird darauf hingewiesen, dass die Medizin zu allen Zeiten stark von kulturellen Faktoren und Weltanschauungen beeinflusst war (Kap. 1.1). Was für die gesamte Medizin gilt, trifft insbesondere auch für die Psychiatrie zu [180]. In keinem anderen Fach der Medizin gibt es eine so enge Verflechtung zwischen biomedizinischen und kulturellen Phänomenen.

5.1.2 Probleme der Psychiatrie als medizinische Fachdisziplin

Von Protagonisten wie Pinel, Esquirol, Griesinger, Wernicke oder Kraepelin wurde die Psychiatrie als klare medizinische Fachdisziplin angesehen und die Anwendung naturwissenschaftlicher Methoden propagiert. In Deutschland erhielt Johann Christian Heinroth (1773–1843) in Leipzig die erste Professur für das Fach, welches später als *Psychiatrie* bezeichnet werden sollte. Die Bezeichnung „Psychiatrie" geht auf Johann Christian Reil (1759–1813) zurück und setzte sich im 19. Jahrhundert immer mehr durch [130].

Die Psychiatrie war jedoch mit dem Problem konfrontiert, dass die naturwissenschaftlichen Forschungsansätze, welche der Medizin insbesondere auch im 19. Jahrhundert zu einem großen Aufschwung verhalfen, nur eingeschränkt auf ihr Fachgebiet anwendbar waren. Als Antoine Bayle (1799–1858) in seiner Dissertation von 1822 zeigen konnte, dass psychische Störungen im Sinne einer progressiven Paralyse mit bestimmten histopathologischen Veränderungen verbunden sein können, war damit die Hoffnung verbunden, ähnliche Befunde auch bei anderen psychischen Erkrankungen feststellen zu können. So gab es insbesondere im 19. und frühen 20. Jahrhundert zahlreiche neuroanatomische Forschungsansätze in der Psychiatrie. Allerdings konnte nur für die wenigsten Störungen ein hirnorganisches Korrelat gefunden werden. Als Beispiel sei hier die Alzheimer-Erkrankung genannt. Jedoch ist es auch im frühen 21. Jahrhundert immer noch nicht gelungen, für die meisten psychischen Störungen replizierbare organische oder neurobiologische Korrelate zu finden, obwohl inzwischen eine Reihe neuer Untersuchungsmethoden wie die funktionelle Kernspintomographie oder die Molekulargenetik zur Verfügung stehen.

Die Tatsache, dass die wenigsten psychischen Störungen pathologisch-anatomische oder pathophysiologische Korrelate haben und auf diese Weise in naturwissenschaftlicher Weise fassbar sind, hat schon immer zu heftigen Diskussionen geführt. Diese gipfelten darin, dass teilweise der Psychiatrie die Legitimation als medizinische Fachdisziplin abgesprochen wurde, beispielsweise durch Vertreter der so genannten *Antipsychiatrie* (Kap. 5.3). Die Psychiatrie ist jedoch weiterhin ein medizinisches Fach geblieben und hat ihre Kompetenzen nicht an andere Fächer wie Psychologie oder Soziologie abgegeben.

5.1.3 Möglichkeit eines biperspektivischen Zugangs

Von Karl Jaspers wurde eindringlich darauf hingewiesen, dass in der Psychopathologie und Psychiatrie eine ausschließlich medizinisch-naturwissenschaftliche Vorbildung nicht ausreichend ist [99]. Vielmehr forderte er auch eine geisteswissenschaftliche Bildung. In diesem Sinne konzipierte Jaspers eine *dualistisch geprägte Methodenlehre,* welche zwischen einem eher naturwissenschaftlichen *Erklären* und einem eher geisteswissenschaftlichen *Verstehen* unterscheidet (Kap. 6.3). Der Mensch wurde von Jaspers sowohl als Naturals auch als Kulturwesen bezeichnet, was den von ihm aufgezeigten biperspektivischen Zugang unterstreicht. In diesem Sinne kann die Psychiatrie durchaus auch als *Kulturwissenschaft* angesehen werden [22].

Ein Konzept, welches sowohl die natur- als auch die kulturwissenschaftlichen Grundlagen des Faches Psychiatrie und Psychotherapie ausreichend beachtet, ist auf einen Methodenpluralismus mit sowohl nomothetischen als auch idiografischen Ansätzen angewiesen. Hierbei sollte keiner der beiden Zugangswege vernachlässigt werden. Im Rahmen des diagnostisch-klassifikatorischen Denkens spielt natürlich der nomothetische Ansatz eine größere Rolle (Kap. 1.2.3). Es stellt sich jedoch die grundsätzliche Frage, wie das Verhältnis von naturwissenschaftlichen Phänomenen wie neuroanatomischen oder neurophysiologischen Vorgängen zu kultur- bzw. geisteswissenschaftlichen Phänomenen beschrieben werden kann. Die Frage führt direkt zum Leib-Seele-Problem.

5.2 Leib-Seele-Problem

5.2.1 Bedeutung des Leib-Seele-Problems für die Psychiatrie

Das *Leib-Seele-Problem* stellt eines der ältesten und meist diskutierten Probleme der abendländischen Philosophie dar. Die entscheidende Frage lautet, wie sich psychische und physische Phänomene zueinander verhalten. Diese Frage wird sehr differenziert in der so genannten *Philosophie des Geistes* diskutiert [14]. Im Kontext aktueller neurobiologischer Erkenntnisse wird heute auch vom *Mind-Brain-Problem* gesprochen. In der Psychiatrie kommt dieser auf den ersten Blick eher philosophisch-theoretischen Diskussion eine wesentliche praktische Bedeutung zu. Dies zeigt sich beispielsweise im Zusammenhang mit grundsätzlichen Überlegungen zum Verhältnis von Psychopathologie und Neurobiologie (Kap. 4.7).

Grundsätzlich sind hinsichtlich des Leib-Seele-Problems zwei verschiedene Positionen denkbar, der Dualismus und der Monismus. Der *Dualismus* geht davon aus, dass es sich bei psychischen und physischen Prozessen um jeweils eigenständige Phänomenbereiche handelt. Der *Monismus* vertritt hingegen die Ansicht, dass sich psychische und physische Phänomene auf ein Grundprinzip zurückführen lassen.

5.2.2 Dualistische Positionen

Die dualistischen Positionen gehen davon aus, dass es sich bei mentalen und körperlichen Vorgängen um zwei grundsätzlich verschiedene Phänomene bzw. Entitäten handelt. Diese Ansicht findet sich in der griechischen Philosophie beispielsweise bei Platon (428/427–348/347 v. Chr.). Je nachdem wie man sich das Verhältnis dieser beiden Entitäten vorstellt, kommt man zu verschiedenen Arten des Leib-Seele-Dualismus. Im Wesentlichen lassen sich hierbei zwei Formen unterscheiden:
- Parallelismus
- Interaktionalismus

Der *Parallelismus* geht von der Annahme aus, dass psychische und physische Phänomene unabhängig voneinander existieren. Diese beiden Phänomenbereiche stehen hierbei in keinerlei Wechselwirkung zueinander, d. h. sie treten nebeneinander bzw. parallel zueinander auf. Historisch findet sich ein solcher Ansatz beispielsweise bei Gottfried Wilhelm Leibnitz (1646–1716). Demgegenüber geht der *Interaktionalismus* davon aus, dass sich psychische und physische Phänomene miteinander in einer Wechselwirkung befinden. Der klassische Vertreter dieser Ansicht ist René Descartes (1596–1650), welcher den Ort dieser Wechselwirkung in die Zirbeldrüse vermutete. In modernerer Form wurde der Interaktionalismus vom Philosophen Karl Popper (1902–1994) und dem Neurophysiologen John Eccles (1903–1997) vertreten. Als Ort der Interaktion von mentalen und körperlichen Phänomenen wurde hierbei ein in der dominanten Kortexhälfte lokalisiertes *Liaison-Hirn* postuliert [151].

5.2.3 Monistische Positionen

Die monistischen Positionen gehen davon aus, dass es in Hinblick auf psychische und physische Prozesse nur eine einzige Entität gibt. Innerhalb des Monismus können im Wesentlichen drei Formen unterschieden werden:
- Spiritualismus
- Materialismus
- Identitätstheorie

Im *Spiritualismus* wird die Position vertreten, dass es lediglich mentale Phänomene gibt. Diese Position spielt heute jedoch keine Rolle mehr. Der *Materialismus* geht demgegenüber davon aus, dass es lediglich materielle, also physische Phänomene gibt. Beispiele für solch eine Anschauung sind der eliminative Materialismus [27] und der Funktionalismus [155]. Materialistische bzw. physikalistische Ansätze spielen in der aktuellen Neurobiologie eine wichtige Rolle. Die Identitätstheorie geht schließlich davon aus, dass psychische und physische Phänomene identisch sind. Als Begründer dieser Anschauung gelten die beiden Philosophen Ullin Place (1924–2000) und John Smart (1920–2012).

5.2.4 Verbindung von Monismus und Dualismus

Die dargestellten Positionen zum Leib-Seele-Problem erscheinen auf den ersten Blick unvereinbar. Sie können jedoch durchaus miteinander verbunden werden. So ist beispielsweise eine monistische Anschauung im Sinne der Identitätstheorie durchaus mit dem Gedanken vereinbar, dass es sich bei psychischen und physischen Phänomenen um verschiedene Aspekte bzw. Eigenschaften handelt, welche mit Hilfe unterschiedlicher Methoden beschrieben und erforscht werden können. In diesem Zusammenhang kann zwischen einem *Substanzdualismus* und einem *Eigenschaftsdualismus* unterschieden werden [14]. In der Psychiatrie wird beispielsweise von Kai Vogeley ein *monistischer Aspektdualismus* vertreten [200]. Hierbei wird in ontologischer Hinsicht von einer Identität psychischer und physischer Phänomene ausgegangen, methodologisch jedoch ein dualistischer Ansatz favorisiert. Demgegenüber spricht Thomas Fuchs in seinem phänomenologisch-ökologischen Ansatz von einer *Aspektdualität* mit der Unterscheidung von Leib und Körper und wendet sich auf diese Weise gegen eine neurobiologischen Reduktionismus [56].

Ein solcher aspektdualistischer Ansatz hat in der Psychiatrie unter anderem auch Folgen dafür, wie das Verhältnis von Psychopathologie und Neurobiologie verstanden wird (Kap. 4.5). So kann hier die Psychopathologie als eigenständiger Phänomenbereich aufgefasst werden, der nicht vollständig auf neurobiologische Prozesse reduzierbar ist. Das Konzept eines Aspektdualismus macht auch deutlich, dass zur Erforschung psychopathologischer Phänomene eine eigene und spezifische Methodik erforderlich ist, deren Grundzüge beispielsweise von Karl Jaspers konzipiert wurden [99]. Gleichzeitig wird aber davon ausgegangen, dass psychische Phänomene durchaus auf neurobiologischen Prozessen beruhen bzw. eng mit diesen korrelieren. Somit werden rein metaphysischen Spekulationen, wie sie manchmal mit dualistischen Positionen zum Leib-Seele-Problem verbunden sind, klare Grenzen gesetzt.

5.3 Kritik der Antipsychiatrie

5.3.1 Begriff der Antipsychiatrie

In den 1960er und 1970er Jahren stand die Psychiatrie als medizinische Fachdisziplin unter erheblicher Kritik. Diese ging noch deutlich über die allgemeine Kritik an der Medizin als wissenschaftliche Heilkunde hinaus, wie sie beispielsweise von Ivan Illich (1926–2002) vorgebracht wurde [76] (Kap. 1.1.4). Die verschiedenen skeptischen Ansätze lassen sich unter dem von David Cooper (1931–1986) geprägten Begriff *Antipsychiatrie* zusammenfassen [32]. Hierbei handelt es sich jedoch keineswegs um eine einheitliche Strömung, sondern um zum Teil höchst unterschiedliche Ansätze. Die gesamte Bewegung ist vor dem Hintergrund der gesellschaftlichen Situation in den 1960er und 1970er Jahre zu sehen. Hierbei ist insbesondere die Studentenbewegung dieser Jahren in verschiedenen Ländern zu nennen.

Neben David Cooper können Ronald D. Laing (1927–1989) und Thomas Szasz (1922–2012) als zwei wesentliche Repräsentanten der so genannten Antipsychiatrie angesehen werden, weshalb ihre Beiträge im Folgenden kurz ausgeführt werden. Zunächst soll jedoch auf die Ansätze von Michel Foucault (1926–1984) und Erving Goffman (1922–1982) eingegangen werden. Deren Beiträge können zwar nicht der *Antipsychiatrie* zugerechnet werden, haben jedoch ebenfalls psychiatrie- bzw. institutionskritische Inhalte.

5.3.2 Michel Foucault

Michel Foucault (1926–1984) war ein französischer Philosoph, der am ehesten dem Strukturalismus sowie der Diskurstheorie zugeordnet werden kann. Der Diskursbegriff wurde hierbei auch ganz wesentlich von Foucault geprägt. Eine Auseinandersetzung mit der Psychiatrie findet sich in den Büchern *Psychologie und Geisteskrankheit* [50] sowie *Wahnsinn und Gesellschaft* [51]. Michel Foucault hatte keinen unmittelbaren Kontakt zu Patienten und psychiatrischen Institutionen. Seine

Schriften bezogen sich im Wesentlichen auf die psychiatriehistorische Literatur.

Die Kernthese des kurzen Buches *Psychologie und Geisteskrankheit* lautet, dass man das Krankheitsmodell der organischen Medizin nicht auf die Geistesstörungen übertragen kann [50]. Hierbei wird die Möglichkeit einer allgemeinen Pathologie bzw. Metapathologie, welche sowohl die organische Pathologie als auch die Psychopathologie mit denselben Begriffen und Methoden umfasst, klar zurückgewiesen. Im Gegensatz zu den organischen Erkrankungen lassen sich die Geisteskrankheiten nur unter Bezugnahme auf gesellschaftliche Prozesse verstehen. Die Konzeption psychischer Krankheiten kann nicht, so Foucault, aus den psychopathologischen Symptomen eines Individuums abgeleitet werden [50].

Im deutlich umfangreicheren Buch *Wahnsinn und Gesellschaft* wurden die dargelegten Gedanken wieder aufgenommen und weiter ausgebaut [51]. Hierbei wird die Psychiatrie vor allem unter macht- und ordnungspolitischen Gesichtspunkten betrachtet. Die Kernthese ist, dass das Zeitalter der Vernunft, also die Aufklärung, alles Unvernünftige ausgegrenzt und zum Schweigen gebracht hat. Die Leistungen von Phillipe Pinel werden hierbei von Foucault keineswegs nur positiv beurteilt (Kap. 5.1). Die Psychiatrie wird von Michel Foucault letztlich auch als ein machtpolitisches Instrument der Ausgrenzung angesehen.

5.3.3 Erving Goffman

Erving Goffman (1922–1982) setzte sich als Soziologe mit den psychiatrischen Institutionen kritisch auseinander. Er war etwa drei Jahre lang als Gastdozent am NIMH (National Institute for Mental Health) tätig und kam in diesem Zusammenhang in Kontakt zu Patienten in psychiatrischen Krankenhäusern. Sein Interesse galt hierbei vor allem dem sozialen Milieu.

In seinem berühmt gewordenen Buch „Asyle" befasste er sich eingehend mit den psychiatrischen Krankenhäusern als Institution [60]. In diesem Zusammenhang wurde von ihm der Begriff der totalen Institution geprägt. Hierunter versteht Goffman die „*Wohn- und Arbeitsstätte einer Vielzahl ähnlich gestellter Individuen, die für längere Zeit von der übrigen Gesellschaft abgeschnitten sind und miteinander ein abgeschlossenes, formal reglementiertes Leben führen*" [60]. Solche totalen Institutionen zeichnen sich durch die Möglichkeit einer umfassenden Machtausübung aus, welcher die so genannten Insassen ausgeliefert sind. Beispiele sind neben den psychiatrischen Krankenhäusern auch Gefängnisse, Kasernen, Internate, Klöster und Altenheime.

Patienten in psychiatrischen Krankenhäusern befinden sich, so Goffman, in einem besonderen Dilemma. Um der Institutionalisierung zu entkommen oder um Erleichterungen zu erhalten, müssen sie so tun, als ob sie die ihnen zugewiesene Krankenrolle akzeptieren. Durch diesen Prozess innerhalb der totalen Institution werden jedoch oftmals psychische Krankheiten erst geschaffen [60].

5.3.4 Ronald D. Laing

Ronald D. Laing (1927–1989) war als Psychiater zunächst in einer Londoner Klinik tätig. Sein Buch „Das geteilte Selbst" gilt als eines der Hauptwerke der antipsychiatrischen Literatur [116]. Laing setzt sich hierbei vor allem mit den schizophrenen Psychosen auseinander und bezog sich hierbei immer wieder auf Gedanken der *existenziellen Phänomenlogie*. Er vertritt die These, dass es sich bei den schizophrenen Psychosen nicht um eine Krankheit im medizinischen Sinne, sondern vielmehr um den Ausdruck einer sozialen Selbstentfremdung handelt. In diesem Sinne deutete er das Verhalten der psychiatrischen Patienten im Wesentlichen als verständlich nachvollziehbare Reaktionen auf unerträgliche soziale Situationen.

Laing sieht sein Werk als Beitrag zu einer *existenziellen Psychiatrie und Psychologie* an [116]. Aufgabe der betreuenden Ärzte sei es, so Laing, die existenziellen Situationen ihrer Patienten mitzuerleben und auf diese Weise nachzuvollziehen [116]. Die übliche Fachterminologie und somit auch die psychiatrische Diagnostik sei jedoch geradezu ein Hindernis für einen solchen Ansatz, da sie den Patienten auf Distanz zum Therapeuten halte. Ronald D. Laing startete schließlich in Kingsley Hall in London ein Projekt, bei dem Patienten und Therapeuten in einer Wohngemeinschaft zusammen lebten.

5.3.5 Thomas Szasz

Thomas Szasz (1922–2012) war ein amerikanischer Psychiater und Psychoanalytiker ungarischer Herkunft. Er war bis zu seiner Emeritierung Professor für Psychiatrie an der State University of New York. Er sah sich selbst als vehementen Kritiker der englischen *Antipsychiatrie* im Sinne von David Cooper und Ronald D. Laing.

In seinem Hauptwerk „Geisteskrankheit als moderner Mythos" wird von Szasz der psychiatrische Krankheitsbegriff radikal infrage gestellt [194]. Krankheiten können, so Szasz, immer nur den Körper betreffen. Krankheit wird demnach als eine pathologische Veränderung von Zellen, Geweben oder Organen angesehen. Da man bei den meisten psychischen „Krankheiten" kein organisches Korrelat findet, stellt der Begriff der psychischen Krankheit für Szasz lediglich eine Metapher dar und kann als *moderner Mythos* aufgefasst werden [194]. Während in der übrigen Medizin Krankheiten „entdeckt" werden, handelt es sich in der Psychiatrie hingegen um ein „Erfinden" von Krankheiten. Hierbei spielen vor allem ökonomische und politische Interessen eine Rolle. Psychiatrische Diagnosen werden von Szasz als stigmatisierende Etikettierungen aufgefasst. Auf diese Weise spricht er der Psychiatrie ihre Legitimation als medizinische Fachdisziplin ab. Psychiatrische Zwangseinweisungen und -behandlungen werden von ihm abgelehnt. Auch spricht sich Szasz dagegen aus, psychiatrische Erkrankungen als Rechtsbegriffe zu verwenden, insbesondere auch in Hinblick auf das Strafrecht.

5.3.6 Würdigung der Antipsychiatrie

Die so genannte Antipsychiatrie war eine sehr heterogene Bewegung, die inzwischen wieder an Bedeutung verloren hat. Ihr Gedankengut dürfte jedoch ganz wesentlich zu den Psychiatriereformen der 1970er und 1980er Jahre beigetragen haben. Die wesentlichen Kritikpunkte der Antipsychiatrie lassen sich folgendermaßen zusammenfassen:
- Kritik an den psychiatrischen Institutionen
- Kritik an den ordnungspolitischen Aufgaben der Psychiatrie
- Kritik am psychiatrischen Krankheitsbegriff

Die Antipsychiatrie steht somit einer Psychiatrie skeptisch gegenüber, welche sich dezidiert als Teilgebiet der Medizin versteht. Die Argumente gegen die Psychiatrie sind durchaus mit den Argumenten zu vergleichen, die von Ivan Illich gegen die gesamte Medizin vorgebracht wurden (Kap. 1.1.4). Die Kritik der Antipsychiatrie bringt aber auch zum Ausdruck, wie bedeutsam die Diskussion um *naturalistische* oder *normativistische* Krankheitsauffassungen ist (Kap. 1.6.1). So wird von Seiten der Antipsychiatrie klar ein normativistischer Standpunkt eingenommen. Die Kritik richtet sich vor allem gegen den Gebrauch psychischer Krankheiten als Rechtsbegriffe und eine damit verbundene Machtausübung.

5.4 Krankheitskonzepte in der Psychiatrie

5.4.1 Definition psychischer Krankheit

Es ist kein leichtes Unterfangen, eine allgemein anerkannte Krankheitsdefinition zu geben (Kap. 1.6). Was schon für die somatische Medizin gilt, trifft erst recht für die Psychiatrie zu. Die skeptischen Einwände der Vertreter der *Antipsychiatrie* haben gezeigt, welche Probleme mit dem Krankheitsbegriff in der Psychiatrie verbunden sind (Kap. 5.3). Mehr als in einem jeden anderen medizinischen Fach sind hier biologische, psychologische und soziologische Aspekte miteinander verwoben. Alle Versuche einer Definition bewegen sich zwischen naturalistischen und normativistischen Auffassungen. Insbesondere in der Psychiatrie muss auch zwischen dem Krankheitsbegriff in *wissenschaftlicher* auf der einen und *lebensweltlicher* Perspektive auf der anderen Seite unterschieden werden [175]. Wenn diese beiden Perspektiven beachtet werden, so gerät man nicht in Gefahr, trotz aller wissenschaftlichen Schärfe die Individualität des Patienten als Person zu vernachlässigen. Im Folgenden sollen verschiedene Modelle für psychische Störungen vorgestellt werden.

5.4.2 Medizinisches Modell

Das medizinische bzw. biomedizinische Krankheitsmodell orientiert sich vorwiegend an naturwissenschaftlichen Erkenntnissen. Die Entstehung der Medizin als wissenschaftliche Heilkunde ist ganz wesentlich mit dem Versuch verbunden, Krankheit und Kranksein auf Naturgesetzlichkeiten zurückzuführen [198]. Der Begriff des medizinischen Modells ist jedoch keineswegs eindeutig (Kap. 1.5). Im Wesentlichen lassen sich zwei grundlegende Konzepte voneinander unterscheiden:
- ontologisches Modell
- funktionelles Modell

Das ontologische Modell betrachtet Krankheiten als abgrenzbare Entitäten, die sich durch spezifische Charakteristika in Hinblick auf Ätiologie, Pathogenese, Symptomatik und Verlauf auszeichnen. Im funktionellen Modell werden Krankheiten hingegen als eine Störung eines Systems aufgefasst, meist im Sinne einer Unter- oder einer Überfunktion. Grundsätzlich lassen sich beide Modelle auf die Psychiatrie anwenden, wie die Arbeiten von Emil Kraepelin (Kap. 6.1) und Carl Wernicke (Kap. 6.5) zeigen.

Problematisch ist jedoch, dass die meisten psychischen Störungen mit Hilfe naturwissenschaftlicher Methoden nicht ausreichend erfasst werden können. So gibt es in den meisten Fällen weder ein organisch fassbares Korrelat noch eine überzeugende neurobiologische Charakterisierung eines betroffenen neurobiologischen Systems. Eine Lösung für diese Probleme ist es, für alle oder zumindest für einen Teil der psychischen Störungen ein organisches Korrelat zu postulieren. Hier sind vor allem die Konzepte von Kurt Schneider zu nennen (Kap. 6.4). All diese Überlegungen sind jedoch mit dem Leib-Seele-Problem verbunden (Kap. 5.2).

Trotz aller Schwierigkeiten wurde und wird das medizinische Modell auf psychische Störungen angewandt. Das Fach Psychiatrie und Psychotherapie ist bis heute ein Teil der Medizin [61]. Psychiatrie erhält somit weiterhin ihre Legitimation als medizinische Fachdisziplin [70]. Hierbei gibt es auch ein ganz praktisches Argument. Die im Rahmen von psychischen Störungen vorkommenden Symptome können auch immer durch eine organisch fassbare Erkrankung hervorgerufen werden. Rein phänomenologisch bzw. psychopathologisch ist dies meist nicht ausreichend differenzierbar. Das Erkennen und Behandeln solch organisch fassbarer Erkrankungen fällt eindeutig in den Aufgabenbereich der Medizin. Hiermit ist natürlich nicht gesagt, dass es sich bei den psychischen Störungen grundsätzlich um neurobiologisch begründbare Erkrankungen handelt.

5.4.3 Psychologische Modelle

Das psychologische Modell verzichtet bewusst darauf, eine direkte Analogie von psychischen Störungen und körperlichen Erkrankungen anzunehmen. Im Wesentlichen können zwei Formen unterschieden werden:
- tiefenpsychologische Modelle
- kognitiv-behaviorale Modelle

Die *tiefenpsychologischen* Modelle gehen maßgeblich auf Sigmund Freud zurück. Es wird davon ausgegangen, dass Symptome psychischer Störungen als Ausdruck unterbewusster innerpsychischer Konflikte angesehen werden können. Historischer Ausgangspunkt waren hierbei die Studien über die Hysterie [23]. Später wurde dann das so genannte Drei-Instanzen-Modell (Über-Ich, Ich, Es) entworfen und von einem Triebdualismus (Eros und Thanatos) ausgegangen. Die Konzepte von Freud wurden und werden bis heute weiterentwickelt.

Das *kognitiv-behaviorale* Modell geht historisch ganz maßgeblich auf die Lerntheorien (klassische und operante Konditionierung) zurück. Hierbei sind natürlich die Namen von Iwan Petrowitsch Pawlow (1849–1836) und Frederic Skinner (1904–1990) zu nennen. Psychische Störungen können hierbei als Ergebnisse von Lernprozessen aufgefasst werden. Durch die so genannte kognitive Wende in den 1960er Jahren rückte jedoch das Interesse für mentale Zustände mehr in den Vordergrund. Auch wurde durch Albert Badura (geb. 1925) das Konzept des Lernens am Modell eingeführt. Das kognitiv-behaviorale Modell, das ständig weiterentwickelt wurde und wird, spielt in der aktuellen Psychotherapie eine wichtige Rolle.

5.4.4 Soziologische Modelle

Soziologische Modelle sehen psychische Störungen als Ausdruck bzw. im Kontext von gesellschaftlichen Prozessen. Hier sind beispielsweise systemische Ansätze zu nennen, welche psychische Störungen im Rahmen sozialer Systeme, beispielsweise Familien, zu beschreiben und zu erklären versuchen. Die betroffene Person kann auf diese Weise als *Symptomträger* bezeichnet werden, die Störung liegt jedoch im gesamten sozialen System [168]. Andere Konzepte stellen wiederum das Krankheitsverhalten in Form einer spezifischen Rollenerfüllung in den Vordergrund [147].

Psychiatrische Störungen können im Rahmen von soziologischen Modellen aber auch als soziale *Etikettierungen* angesehen werden [171]. Der Krankheitsbegriff wird hierbei ganz wesentlich im Sinne einer Normierung aufgefasst. Die Zuschreibung eines solchen Etiketts oder Stigmas erfolgt auf der Grundlage gesellschaftlicher Prozesse und bringt die psychischen Probleme erst hervor oder erhält diese aufrecht. In eine ähnliche Richtung gehen auch die bereits dargestellten Ausführungen von Ervin Goffman [60] (Kap. 5.3).

5.4.5 Grenzen eines bio-psycho-sozialen Modells

Die drei dargestellten Konzepte können in einem *bio-psycho-sozialen Krankheitsmodell* zusammengefasst werden. Die wohl prägnanteste Formulierung dieses Modells findet sich beim amerikanischen Psychiater George L. Engel (1913–1999). Hierbei wird klar von einer Analogie psychischer und somatischer Erkrankungen ausgegangen. Die Limitationen eines rein biomedizinischen Ansatzes sollen jedoch durch die Einbeziehung psychosozialer Aspekte in das Krankheitskonzept überwunden werden [38]. Das bio-psycho-soziale Konzept ist sowohl auf somatische als auch auf psychische Erkrankungen anzuwenden. Eine wesentliche theoretische Grundlage ist die allgemeine Systemtheorie. In Bezug auf die Ätiopathogenese ist das Konzept gut mit dem *Vulnerabilitäts-Stress-Modell* vereinbar [221]. Auch schließt es alle drei Dimensionen der Krankheitsdefinition der Weltgesundheitsorganisation ein, welche Gesundheit als Zustand des vollständigen körperlichen, geistigen und sozialen Wohlergehens definierte [215]. Die Gliederung des Faches Psychiatrie und Psychotherapie in die drei Hauptströmungen *biologische Psychiatrie, Psychotherapie* und *Sozialpsychiatrie* kann als Ausgestaltung des bio-psycho-sozialen Krankheitsmodells angesehen werden.

Integrative Konzepte sind jedoch immer mit dem Problem der Unverbindlichkeit und der Beliebigkeit verbunden. Auch wird man immer versucht sein, je nach persönlicher Anschauung einem bestimmten Teilaspekt den Vorzug einzuräumen. Weiterhin stellt sich die Frage, ob nicht der Arzt im Allgemeinen und der Psychiater im Speziellen mit dem bio-psycho-sozialen Modell überfordert ist, wenn er nicht nur bei medizinischen, sondern auch bei einer Vielzahl von psychosozialen Problemen zu Rate gezogen wird und Verantwortung übernehmen soll. In diesem Zusammenhang kann man eine Ausweitung des Krankheitsbegriffes kritisieren. Dies ist insbesondere dann von Bedeutung, wenn Krankheitskonzepte in die Definition von Rechtsbegriffen eingehen.

5.4.6 Psychische Krankheiten als Rechtsbegriffe

Psychiatrie und Recht stehen in einem besonderen Verhältnis, was auch im Spezialgebiet der *forensischen Psychiatrie* zum Ausdruck kommt. So müssen im Rahmen einer jeden Begutachtung die psychischen Auffälligkeiten eines Probanden nach der diagnostischen Einordnung im medizinisch-psychiatrischen Sinne noch einem Rechtsbegriff zugeordnet werden. Dieser findet sich jeweils in den verschiedenen, zur Anwendung kommenden Gesetzestexten. Hierbei handelt es sich um normative Begriffe, die sich vor allem auch am Schweregrad einer Störung orientieren. Auf dieser Grundlage können dann mit verschiedenen Symptomen und Befunden sowohl Ansprüche als auch Sanktionen verbunden sein. Die Sanktionen können sogar zu erheblichen Grundrechtseinschränkungen bis hin zum Freiheitsentzug führen.

Im Rahmen einer psychiatrischen Begutachtung ist immer ein *mehrstufiges* Vorgehen erforderlich ([73], [139]). Auf die diagnostische Zuordnung, also die Einordnung in das medizinische Begriffs- und Ordnungssystem im ersten Schritt, folgt im zweiten Schritt die Zuordnung zu einem juristischen Konstrukt, beispielsweise eines der Eingangsmerkmale des §20 StGB. Hierbei gehen bereits normative Wertungen ein. Im dritten Schritt sind dann die konkreten psychopathologischen Beeinträchtigungen zu prüfen. Solch ein mehrstufiges Vorgehen soll auch sicherstellen, dass mit der Diagnose einer psychischen Störung nicht automatisch eine bestimmte juristische Konsequenz verbunden wird. Entscheidend für die gutachterliche Beurteilung ist insbesondere auch das Ausmaß der individuellen Beschwerden und Beeinträchtigung. In diesem Kontext kann es hilfreich sein, im Einzelfall den Vergleich mit gut bekannten psychischen Störungsbildern wie beispielsweise der Schizophrenie zu suchen. Ein solches Vorgehen wurde beispielsweise von Henning Saß (geb. 1944) für die Prüfung der Schuldfähigkeit vorgeschlagen und als Prinzip eines *psychopathologischen Referenzsystems* bezeichnet ([163], [167]).

5.5 Psychische Krankheiten als Störungen in DSM-5 und ICD-10

Sowohl das DSM-5 als auch die ICD-10 sehen sich keinem speziellen Krankheitsmodell verpflichtet. Dieser so genannte *atheoretische* Ansatz ist historisch aus der Bemühung heraus entstanden, die Manuale für Vertreter unterschiedlicher Schulen anwendbar zu machen und auf diese Weise einen sprachlichen Konsens zu erzielen (Kap. 2.4). Um dies terminologisch zu unterstreichen, ist hier nicht mehr von „Krankheiten", sondern vielmehr von „Störungen" die Rede.

Sowohl im DSM-5 als auch in der ICD-10 wird versucht, eine allgemeine Definition für *psychische Störungen* zu geben (Kap. 2.5 und Kap. 2.6). So wird im DSM-5 unter diesem Begriff eine klinisch bedeutsame Störung von Kognition, Emotionsregulation oder Verhalten verstanden, welche auf einer Dysfunktion mentaler Prozesse beruht [5]. Die ICD-10 versucht hingegen, die psychische Störung als ein Muster von Symptomen oder Verhaltensauffälligkeiten zu definieren, welche mit einer individuellen Belastung bzw. Beeinträchtigung verbunden sind ([216], [218]). Beide Definitionen bleiben jedoch vage und interpretationsbedürftig. Somit wird in DSM-5 und ICD-10 auf eine Auseinandersetzung mit den verschiedenen Krankheitskonzepten in der Psychiatrie bewusst verzichtet. Die in diesem Zusammenhang jedoch immer wieder auftretenden grundlegenden Probleme sind auf diese Weise nicht gelöst.

Kapitel 6

Meilensteine in der Entwicklung der psychiatrischen Diagnostik

6.1 Nosologische Anschauungen von Emil Kraepelin — 130

6.2 Konzept des exogenen Reaktionstyps von Karl Bonhoeffer — 132

6.3 Methodologie von Karl Jaspers — 133

6.4 Klinische Psychopathologie von Kurt Schneider — 137

6.5 Ansätze in der Wernicke-Kleist-Leonhard-Schule — 140

6.6 Gestaltpsychologische Konzepte bei Klaus Conrad — 143

6.7 Multiaxiale Ansätze in der psychiatrischen Diagnostik — 144

6.8 Reliabilitätsprobleme in der psychiatrischen Diagnostik — 146

6.9 Syndromale und dimensionale diagnostische Konzepte — 148

6.10	Einfluss des logischen Empirismus auf die psychiatrische Diagnostik	149
6.11	Die Strömung der Neo-Kraepelinianer	151

6 Meilensteine in der Entwicklung der psychiatrischen Diagnostik

6.1 Nosologische Anschauungen von Emil Kraepelin

6.1.1 Bedeutung von Emil Kraepelin

Klassifikationsversuche für psychische Erkrankungen sind bereits in der Antike zu finden. Um etwa 1800 begann sich die Psychiatrie als eigenständiges Fachgebiet zu entwickeln [176]. Dies war auch mit Bemühungen um eine psychiatrische Krankheitslehre verbunden. Eine besondere Rolle kam hierbei im ausgehenden 19. und beginnenden 20. Jahrhundert dem Werk von Emil Kraepelin zu.

Emil Kraepelin wurde 1856 in Neustrelitz geboren. Während seines Medizinstudiums in Würzburg und Leipzig übte Wilhelm Wundts (1832–1920) Experimentalpsychologie eine große Faszination auf Kraepelin aus. Als Assistent war er unter anderem bei Franz von Rinecker (1811–1883), Bernhard von Gudden (1824–1886) und Paul Flechsig (1847–1929) tätig. Zu dieser Zeit arbeitete er auch immer wieder in Wundts experimentalpsychologischem Laboratorium. Im Jahr 1886 erfolgte die Berufung zum Ordinarius für Psychiatrie an die baltische Universität Dorpat. Nach fünf Jahren übernahm er 1891 den Heidelberger Lehrstuhl für Psychiatrie. Im Jahre 1903 wurde er dann schließlich zum Ordinarius der Münchener Universitätsklinik für Psychiatrie berufen, wo er bis 1922 als Direktor tätig war. Im Jahre 1917 wurde von ihm die Deutsche Forschungsanstalt für Psychiatrie in München gegründet, deren Leitung er bis zu seinem Tode im Jahre 1926 innehatte. Hieraus sollte später das Max-Planck-Institut für Psychiatrie hervorgehen.

6.1.2 Krankheitsmodell von Kraepelin

Emil Kraepelin (1856–1926) war darum bemüht, die Psychiatrie als vollwertige medizinische Fachdisziplin zu etablieren. So forderte er auch, dass zu Beginn aller wissenschaftlichen Bemühungen in der Psychiatrie eine systematische Ordnung der Krankheiten stehen müsse [111]. Er vertrat hierbei ein ontologisches Krankheitsmodell und ging somit von klar voneinander unterscheidbaren Krankheitseinheiten aus, zu deren Erforschung unterschiedliche Methoden gleichrangig nebeneinander angewandt werden können. Man werde, so Kraepelin, ob man sich bei der Klassifikation psychischer Erkrankung auf ätiologische, neuropathologische oder psychopathologische Grundsätze stütze, immer zu den gleichen Krankheitseinheiten gelangen.

In Ermangelung konsistenter biologischer Befunde konzipierte er seine Krankheitseinheiten schließlich aufgrund klinischer Verlaufsbeobachtungen, immer das Ziel vor Augen, jeweils noch die zugehörige Ätiologie und Neuropathologie zu finden. Das Krankheitsmodell Kraepelins zeichnet sich somit durch das Postulat vom Zusammenfallen von Ätiologie, Neuropathologie und Krankheitsverlauf aus (▶ Abb. 6.1).

Diagnostik bedeutete für Kraepelin, die aktuelle psychopathologische Symptomatik einer der Krankheitseinheiten zuzuordnen, die er aufgrund von Verlaufsbeobachtungen konzipiert hatte. Mit jeder diagnostischen Zuordnung sollte auf diese Weise eine prognostische Aussage verbunden sein. Der Verlauf stellt somit eine *externe Validierung* der diagnostischen Zuordnung im Sinne der Überlegungen von Alvan R. Feinstein dar (Kap. 4.7.6). In seinem Spätwerk musste Kraepelin jedoch eingestehen, dass dieser Ansatz im Einzelfall erhebliche Schwierigkeiten bereiten kann [113]. An seinem ontologischen Krankheitsmodell mit dem

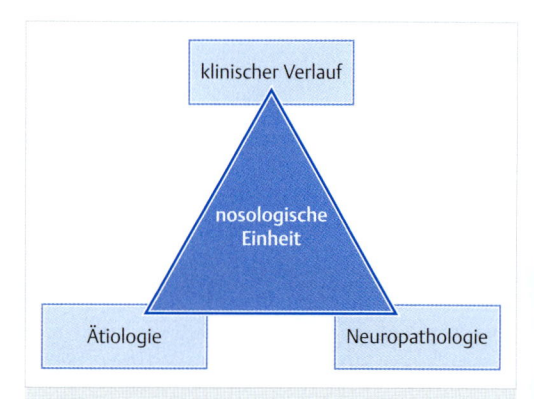

Abb. 6.1 Krankheitsmodell Emil Kraepelins.
Quelle: [83].

Postulat natürlicher Krankheitseinheiten hielt er jedoch weiterhin fest [71].

6.1.3 Dichotome Einteilung der endogenen Psychosen

Emil Kraepelin konstituierte seine Krankheitseinheiten ganz wesentlich aufgrund von Verlaufsbeobachtungen. Auf diese Weise entstand seine bekannte dichotome Einteilung der nicht-organischen Psychosen mit der *Dementia praecox* auf der einen und dem *manisch-depressiven Irresein* auf der anderen Seite. Unter der Bezeichnung Dementia praecox wurden diejenigen Erkrankungen zusammengefasst, welche sich durch einen eher ungünstigen Verlauf auszeichnen. Kraepelin sprach hierbei auch von der Einmündung in *eigenartige Schwächezustände* [111]. Auf diese Weise entstand aus den hebephrenen, katatonen und paranoiden Krankheitsformen eine neue nosologische Entität. Das manisch-depressive Irresein wurde von Kraepelin hingegen mit einem eher günstigen Verlauf verbunden.

Die Krankheitslehre Kraepelins ist keineswegs auf die Dementia praecox und das manisch-depressive Irresein beschränkt. Diese beiden Krankheitsentitäten sind vielmehr in ein größeres nosologisches System eingebunden. Dies wird insbesondere an der nachstehenden *Gliederung seines Lehrbuchs* deutlich [111]. Hier werden insgesamt 13 verschiedene Krankheitsentitäten nacheinander aufgelistet.

Klassifikation psychischer Erkrankungen bei Emil Kraepelin

- infektiöses Irresein
- Erschöpfungsirresein
- Vergiftungen
- thyreogenes Irresein
- Dementia praecox
- Dementia paralytica
- Irresein bei Hirnerkrankungen
- Irresein des Rückbildungsalter
- manisch-depressives Irresein
- Verrücktheit (Paranoia)
- allgemeine Neurosen
- psychopathische Zustände (Entartungsirresein)
- psychische Entwicklungshemmungen

6.1.4 Psychopathologische Herangehensweise bei Kraepelin

Die psychopathologische Herangehensweise Emil Kraepelins ist durch einen ausgeprägten deskriptiv-objektivistischen Ansatz geprägt [72]. Ein maßgeblicher Einfluss dürfte hier von Wilhelm Wundt (1832–1920) ausgegangen sein, der als einer der Begründer der naturwissenschaftlich orientierten Psychologie angesehen werden kann. Aber auch die Einflüsse der Psychophysik mit Vertretern wie Ernst Heinrich Weber (1795–1878) und Gustav Theodor Fechner (1801–1887) sowie der Assoziationspsychologie mit Vertretern wie Hermann Ebbinghaus (1850–1909) und Theodor Ziehen (1862–1950) haben vermutlich eine wichtige Rolle gespielt.

Kraepelin stützt sich vor allem auf die Phänomene, welche durch direkte Beobachtung vom Untersucher erfasst werden können. Diejenigen Symptome hingegen, welche nur dem subjektiven Erleben des Patienten zugänglich sind, spielen bei ihm eine eher untergeordnete Rolle. Kraepelins Vorgehensweise wird auch daran deutlich, wie die einzelnen Krankheitsbilder in seinem Lehrbuch dargestellt werden. So spricht er beispielsweise von einer im Verlauf der Dementia praecox auftretenden *Mannigfaltigkeit der Zustandsbilder,* deren *innere Zusammengehörigkeit* oft schwer zu erkennen sei [111]. In diesem Sinne werden die einzelnen, im Verlauf der Erkrankung auftretenden Symptome nacheinander aufgelistet. Auf die Frage, wie sich die einzelnen Symptome entwickeln, auseinander hervorgehen und miteinander in Beziehung stehen, wird nicht explizit eingegangen.

6.1.5 Bezug von Kraepelin zur aktuellen Diagnostik

Das Werk Emil Kraepelins hatte einen immensen Einfluss auf die psychiatrische Klassifikation und Diagnostik. Die Gliederung seines Lehrbuchs wurde zum maßgeblichen Modell für die Entwicklung psychiatrischer Diagnoseschemata. Am deutlichsten ist dies am Beispiel des so genannten Würzburger Diagnoseschemas sichtbar [208], welches in Deutschland bis in die 1970er Jahre zur Anwendung kam (Kap. 2.4.1). Auch das heute immer noch vorherrschende Prinzip einer kategorialen psychiatrischen Diagnostik, welches sich maßgeblich am Vorbild der somatischen Medizin orientiert, kann sich durchaus auf Kraepelin berufen. Inhaltlich ist mit dem Namen Kraepelins schließlich die dichotome Einteilung der endogenen Psychosen verbunden, welche sich bis zu DSM-5 und ICD-10 durch die Psychiatriegeschichte zieht. Allerdings wird im DSM-5 erstmals ganz konsequent zwischen unipolaren Depressionen und bipolar affektiven Störungen unterschieden.

Hinsichtlich der psychopathologischen Herangehensweise lassen sich deutliche Parallelen zwischen Emil Kraepelin und den kriterienorientierten Diagnosesystemen DSM-5 und ICD-10 erkennen. Auch hier findet sich, ähnlich wie bei Kraepelin, ein objektivistischer und deskriptiver Ansatz. So spielt beispielsweise die Frage, wie die einzelnen Symptome auseinander hervorgehen und miteinander in Beziehung stehen, sowohl bei Kraepelin als auch in DSM-5 und ICD-10 lediglich eine untergeordnete Rolle. Das nosologische Modell Kraepelins, d. h. das Postulat vom Zusammenfallen der ätiologischen, neuropathologischen und klinischen Ordnung, wurde von den modernen Diagnosesystemen nicht explizit übernommen. So sehen sich DSM-5 und ICD-10 mit ihrem *atheoretischen* Ansatz keinem speziellen Krankheitsmodell verpflichtet. Allerdings können die Manuale durchaus im Sinne Kraepelins interpretiert werden. Dies dürfte nach dem Erscheinen des DSM-III in den 1980er Jahren wohl auch die gängigste Interpretation gewesen sein und der biologischen Psychiatrie zu einem heute immer noch anhaltenden Aufschwung verholfen haben.

6.2 Konzept des exogenen Reaktionstyps von Karl Bonhoeffer

6.2.1 Bedeutung von Karl Bonhoeffer

Karl Bonhoeffer wurde 1868 im schwäbischen Neresheim geboren. Als Assistent arbeitete er unter Carl Wernicke (1848–1905) in Breslau. Nach der Habilitation bei Wernicke folgten Stationen in Königsberg und Heidelberg. Von 1917 bis zu seiner Emeritierung 1938 hatte er an der Berliner Charité den Lehrstuhl für Psychiatrie und Neurologie inne. Bonhoeffer starb 1948 in Berlin. Bekannt geworden ist er insbesondere auch durch sein Sohn Dietrich Bonhoeffer (1906–1945), der als evangelischer Theologe maßgeblich am Widerstand gegen den Nationalsozialismus beteiligt war.

Karl Bonhoeffers wissenschaftliches Hauptinteresse galt den so genannten organischen Psychosen. Zu dieser Thematik wurde von ihm eine Reihe von Arbeiten verfasst. Am bedeutendsten ist sicherlich sein Beitrag von 1917 mit dem Titel „Die exogenen Reaktionstypen" [20]. Bonhoeffer befasste sich allerdings auch eingehend mit dem Konzept der Hysterie [19].

Syndrome des akuten exogenen Reaktionstyps

- Delir
- Amentia
- Verwirrtheit
- Dämmerzustand
- Amnesie
- Schwächezustand

↔ entzündlich, degenerativ, toxisch, vaskulär, metabolisch, traumatisch

psychopathologische Ebene — ätiologische Ebene

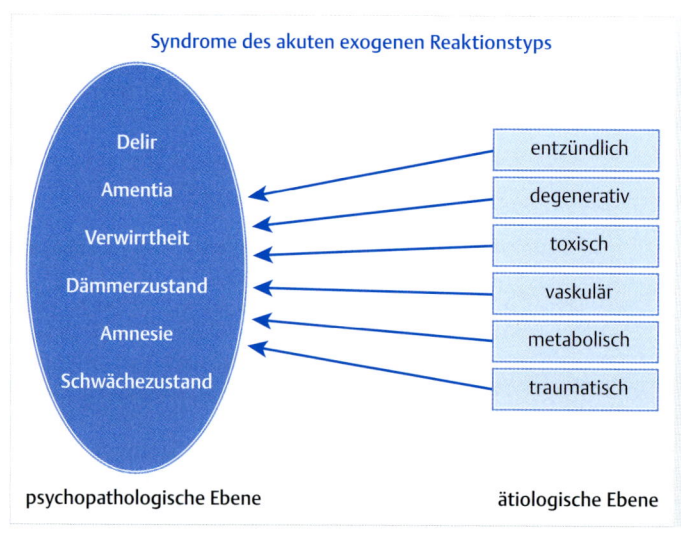

Abb. 6.2 Karl Bonhoeffers Konzept des exogenen Reaktionstyps. Quelle: [83]

6.2.2 Fehlende Spezifität verschiedener Noxen für das klinische Bild

Karl Bonhoeffer gelang es durch umfangreiche klinische Beobachtungen nachzuweisen, dass unterschiedliche, auf das Gehirn einwirkende Noxen bei verschiedenen Patienten die gleichen psychopathologischen Symptome hervorrufen können. So können beispielsweise unterschiedliche Faktoren wie Intoxikationen, Entzündungen sowie metabolische, vaskuläre oder degenerative Grunderkrankungen zu den gleichen psychopathologischen Syndromen führen. Auf der anderen Seite konnte er aber auch zeigen, dass die gleiche Noxe bei verschiedenen Patienten zu unterschiedlichen Syndromen führen kann [20].

Das Gehirn reagiere, so Bonhoeffer, auf unterschiedliche exogene Schädigungen mit bestimmten psychopathologischen Syndromen. Diese Syndrome wie beispielsweise Delir, Amentia oder Verwirrtheit wurden von ihm als *exogene Reaktionstypen* bezeichnet [20]. Die wesentliche Aussage dieses Konzeptes ist, dass die psychopathologische Symptomatik unspezifisch in Hinblick auf die exogene Noxe ist (▶ Abb. 6.2). Diese Anschauungen stehen natürlich in einem scharfen Gegensatz zum nosologischen Modell Emil Kraepelins, welcher von einem Zusammenfallen von Ätiologie, Neuropathologie und psychopathologischer Symptomatik ausging.

6.2.3 Bezug von Bonhoeffer zur aktuellen Diagnostik

Das Konzept von Karl Bonhoeffer stellt eine klare Absage an das Krankheitsmodell Emil Kraepelins dar. Die verschiedenen Syndrome des exogenen Reaktionstyps sind in DSM-5 und ICD-10 im Wesentlichen im Konzept des *Delirs* aufgegangen. So stellt das Delir ein ätiologisch unspezifisches psychopathologisches Syndrom dar.

Bonhoeffers Ausführungen sind ein klares Plädoyer dafür, die psychopathologische Ebene konsequent von der ätiologischen Ebene zu trennen. Dieses Prinzip findet sich in DSM-5 und ICD-10 im Bereich der „organischen" bzw. „neurokognitiven" Störungen sowie bei den substanzbezogenen Störungen. So ist beispielsweise der Untersucher dazu angehalten, bei der Diagnose eines deliranten Syndroms noch die zugehörige Ätiologie zu finden. Gleiches gilt für die Demenz oder die neurokognitive Störung. Auch bei den Suchterkrankungen wird in DSM-5 und ICD-10 zwischen der psychopathologischen Symptomatik auf der einen und auslösendem Agens bzw. Noxe auf der anderen Seite unterschieden.

Auch für die Überlegungen zur Klassifikation und Diagnostik psychischer Störungen ohne ein bisher fassbares organisches Korrelat stellen die Ausführungen Bonhoeffers eine Herausforderung dar. Hier ist ebenso denkbar, zwischen psychopathologischer und ätiologischer Ebene zu unterscheiden, was auf eine zwei- oder mehrachsige Diagnostik hinauslaufen würde. Diesbezüglich finden sich jedoch in DSM-5 und ICD-10 keine Anknüpfungspunkte.

6.3 Methodologie von Karl Jaspers

6.3.1 Bedeutung von Karl Jaspers

Karl Jaspers ist vor allem als namhafter Vertreter der deutschen Existenzphilosophie bekannt. Er kann jedoch auch als Begründer der systematischen wissenschaftlichen Psychopathologie angesehen werden. Von Bedeutung ist insbesondere seine Methodenlehre, welche auch einen erheblichen Einfluss auf die psychiatrische Klassifikation und Diagnostik hatte.

Jaspers wurde 1883 in Oldenburg geboren. Er arbeitete nach dem Medizinstudium von 1908 bis 1915 als Volontärassistent an der psychiatrischen Universitätsklinik in Heidelberg. In dieser Zeit entstand 1913 die erste Auflage der „Allgemeinen Psychopathologie", die er als Habilitationsschrift in der philosophischen Fakultät einreichte. 1916 wurde er zum außerordentlichen Professor ernannt und verließ die psychiatrische Klinik für immer. Im Jahr 1922 erhielt er schließlich einen Lehrstuhl für Philosophie in Heidelberg. 1948 verließ Jaspers Deutschland und folgte einem Ruf nach Basel, wo er im Jahre 1969 starb. Die zweite, nur gering veränderte Auflage der „Allgemeinen Psychopathologie" erschien 1920. Für die 1923 herausgegebene dritte Auflage wurden weitere Ergänzungen und Überarbeitungen vorgenommen. Die vierte Auflage aus dem Jahr 1946 wurde jedoch eingehend überarbeitet und zugunsten philosophischer Reflexionen erheblich erweitert. Zur Zeit dieser umfangreichen Überarbeitung und Erweiterung war Jaspers bereits 30 Jahre lang nicht mehr in einer psychiatrischen Klinik tätig. Im Weiteren erschien das Werk unverändert in dieser Version.

6.3.2 Methodologische statt theoretische Ordnung

Karl Jaspers verfolgte das Ziel, die Psychopathologie als eigenständige wissenschaftliche Disziplin zu konstituieren. Er musste jedoch eingestehen, dass man sich hier im Gegensatz zu den Naturwissenschaften auf keine einheitliche Theorie berufen kann. In diesem Zusammenhang wurden von ihm beispielsweise die Ansätze von Carl Wernicke (1848–1905) und Sigmund Freud (1856–1939) scharf kritisiert, da beide Ansätze aus seiner Sicht einzelne Aspekte zu stark verallgemeinern [100]. Jaspers stand aber auch dem Krankheitsmodell von Emil Kraepelin sehr skeptisch gegenüber. Im Gegensatz zu einseitigen theoretischen Vorstellungen forderte er stattdessen eine methodologische Ordnung. Und genau eine solche Methodologie versuchte er in seinem berühmten Buch „Allgemeine Psychopathologie" zu entwerfen [99].

In Hinblick auf das Leib-Seele-Problem wurde von Jaspers eine dualistische Position vertreten, welche im Wesentlichen einem Aspektdualismus entspricht (Kap. 5.2). Obwohl körperliche und seelische Phänomene ohne Zweifel eine Einheit bilden, sind beide Bereiche mit unterschiedlichen Methoden zu untersuchen. Zwischen diesen beiden Ansätzen werde, so Jaspers, immer eine unüberbrückbare Kluft bestehen bleiben. Vermische man die unterschiedlichen Ansätze, so führe dies zu *Vorurteilen*. So beruhe beispielsweise das *somatische Vorurteil* auf der Auffassung, dass für alle seelischen Vorgänge ein somatisches Korrelat gefunden werden müsse [99].

Dem Gedanken eines empirischen Dualismus folgend, wurde von Jaspers konsequent zwischen dem *Erklären* (objektive Methoden) und dem *Verstehen* (subjektive Methoden) unterschieden. Diese beiden Zugangswege wurden als einander ebenbürtig angesehen. Sie können einerseits auf den Querschnitt und andererseits auf den Längsschnitt bezogen werden (▶ Tab. 6.1). Die objektive Psychopathologie orientiert sich maßgeblich an der Methodik der Naturwissenschaften. Zunächst werden die einzelnen Elemente im Querschnitt mit Hilfe der sinnlichen Wahrnehmung erfasst. Beispiele hierfür sind Reflexe, motorische Erscheinungen oder auch sprachliche Äußerungen. Dieser Erkenntnisquelle steht die Methode des *statischen Verstehens* bzw. *der Phänomenologie* gegenüber. Durch Hineinversetzen in den anderen Menschen sollen die einzelnen seelischen Erlebnisse und Zustände im Querschnittbefund vergegenwärtigt und begrifflich bezeichnet werden. Um den Zusammenhang bzw. den Längsschnitt zu erfassen, werden von Jaspers wiederum zwischen einem objektiven und einem subjektiven Zugangsweg unterschieden. Mit Hilfe des *Erklärens* werden zwei Elemente miteinander verknüpft, das eine als Ursache und das andere als Wirkung. Demgegenüber steht die Methode des *genetischen Verstehens*. Hier soll nämlich im Einzelfall nachvollzogen werden soll, wie „Seelisches aus Seelischem hervorgeht" [99].

Der psychopathologische Ansatz von Karl Jaspers trägt deutlich *elementaristische* Züge. So wird hier gefordert, dass am Beginn jeder wissenschaftlichen und klinischen Arbeit das Erfassen, Abgrenzen und Bezeichnen einzelner Elemente stehen muss. Im zweiten Schritt soll dann nach verständlichen und kausalen Zusammenhängen gesucht werden. Im dritten Schritt soll man schließlich versuchen, die Einzelelemente mit den Methoden des Erklärens und des Verstehens in einen Gesamtzusammenhang zu stellen (▶ Tab. 6.2, nach [94]).

Tab. 6.2 Gliederung der „Allgemeinen Psychopathologie".

Betrachtungsebenen	Abschnitte im Buch
Auffassung einzelner Symptome	Subjektive Symptome (Phänomenologie) Objektive Leistungen und Symptome
Erforschung von Zusammenhängen	verständliche Zusammenhänge kausale Zusammenhänge
Ergreifen von Ganzheiten	Intelligenz und Persönlichkeit Synthese der Krankheitsbilder soziologische Beziehungen

Tab. 6.1 Methodologische Ordnung der Psychopathologie. (Quelle: [82]).

Betrachtungsweise	Objektive Psychopathologie	Subjektive Psychopathologie
Querschnitt	bloße sinnliche Wahrnehmung	statisches Verstehen (Phänomenlogie)
Längsschnitt	kausales Erklären	genetisches Verstehen

6.3.3 Unterscheidung zwischen Prozess und Entwicklung

Karl Jaspers führt mit den Termini Prozess und Entwicklung ein wichtiges Begriffspaar in die Psychopathologie ein. Die Unterscheidung zwischen diesen beiden Begriffen geht zurück auf eine Arbeit mit dem Titel „Eifersuchtswahn. Ein Beitrag zur Frage: Entwicklung einer Persönlichkeit oder ‚Prozess'" aus dem Jahre 1910 [98]. Unter *Prozess* versteht Jaspers einen Vorgang, bei dem es zu einer dauerhaften Veränderung des Seelenlebens durch den Einbruch von etwas *völlig Neuem* im Vergleich zur bisherigen Lebensgeschichte kommt [99]. Im Gegensatz zu einer Phase, die vorübergehend ist, handelt es sich beim Prozess um eine andauernde Veränderung. Innerhalb der Prozesse unterscheidet Jaspers zwischen zwei Gruppen, den organischen Prozessen und den psychischen Prozessen. Die *organischen Prozesse* werden durch organische Erkrankungen hervorgerufen und weisen psychopathologisch den Charakter eines *grob zerstörten Seelenlebens* auf [99]. Bei den *psychischen Prozessen* findet sich hingegen kein organisches Korrelat. Psychopathologisch kommt es hier zu einer *Veränderung des Seelenlebens ohne Zerstörung* [99]. Hierbei lassen sich, so Jaspers, typische psychopathologische Verlaufszusammenhänge herausarbeiten.

Dem Prozess steht die *Entwicklung* der Persönlichkeit gegenüber. Diese kann psychopathologisch aus der Anlage der Persönlichkeit und dem Lebenslauf abgeleitet werden. Jaspers hob hierbei die Bedeutung von drei Momenten hervor, die *Anlage der Persönlichkeit*, die *Wechselwirkung mit dem sozialen Milieu* und die *Reaktion auf Erlebnisse* [99].

Die Entwicklung einer Persönlichkeit ist, so Jaspers, gleichsam das Produkt aus diesen drei Momenten. Als Beispiel führte Jaspers die paranoiden Entwicklungen an, welche beispielsweise im Rahmen einer Eifersucht vorkommen können und sorgsam von Prozessen unterschieden werden sollten.

6.3.4 Konzept des Typus bei Jaspers

Die Ausführungen von Karl Jaspers zur speziellen Psychiatrie und zur Krankheitslehre sind eher spärlich. Zunächst stellt er fest, dass es nicht möglich sei, zu einem einheitlichen Krankheitsbegriff zu kommen. Psychische Veränderungen, die auf eine greifbare körperliche Ursache zurückgeführt werden können, nennt Jaspers „organisch". Diejenigen Veränderungen ohne eine solche körperliche Ursache werden hingegen als „funktionell" bezeichnet. Um die organischen Krankheiten einzuteilen, gebraucht Jaspers den aus der griechischen Logik stammenden Begriff der *Gattung*. Für die Einteilung der funktionellen Störungen verwendet er hingegen den von Max Weber (1864–1920) übernommenen Begriff des *Typus* [99]. Als Gattung werden hierbei reale, klar voneinander abgrenzbare Krankheitseinheiten bezeichnet, wie sie beispielsweise bei den organischen Psychosen auftreten. Typen werden von Jaspers hingegen als *fiktive Gebilde* in Form eines begrifflichen Konstrukts angesehen.

Dem Krankheitsmodell von Emil Kraepelin stand Jaspers skeptisch gegenüber, da es bisher nicht gelungen sei, irgendeine reale Krankheitseinheit zu finden. Hieran anschließend betont Jaspers, dass es bei funktionellen Seelenerkrankungen lediglich möglich ist, *Krankheitstypen* zu unterscheiden. Ein Typus stellt ein *fiktives Gebilde mit fließenden Grenzen* dar, an dem jeder Einzelfall gemessen werden kann. Hierbei solle man versuchen, *„typische Gesamtbilder von Psychosen zu finden, die einem kleinen Kreise von Fällen entsprechen"* [99].

Jaspers empfiehlt nun, solche Typen auf der Grundlage psychopathologischer Verlaufsbeobachtungen unter Berücksichtigung der gesamten Lebensgeschichte zu bilden. Auf diese Weise sollten die Typen nicht nur den psychopathologischen Querschnittbefund, sondern vor allem auch den charakteristischen Verlauf abbilden. Die Ausführungen von Karl Jaspers zu den konkreten Krankheitstypen sind leider äußerst sparsam, die Herausarbeitung von Krankheitstypen sah er jedoch als eine wichtige Aufgabe der zukünftigen Psychiatrie an.

6.3.5 Diagnoseschema bei Jaspers

Karl Jaspers warnte davor, der psychiatrischen Diagnose zu viel Wert beizumessen. Die Diagnose sei für den Psychopathologen das *Letzte* bzw. das *Unwesentlichste* [100]. Eine vorschnelle Diagnose ist seiner Absicht nach mit der Gefahr verbunden, dass man sich nicht ausreichend mit den psychopathologischen Eigenheiten des individuellen Patienten beschäftigt. Hierbei wird deutlich, dass Jaspers dem idiografischen Ansatz einen sehr hohen Stellenwert einräumte und diesen durch einen zu großen Fokus auf nomothetische Aspekte be-

Meilensteine in der Entwicklung der psychiatrischen Diagnostik

Abb. 6.3 Diagnoseschema von Karl Jaspers.

organische (exogene und symptomatische) Psychosen
- organische Hirnprozesse
- körperliche Erkrankungen (symptomatische Psychosen)
- äußere Vergiftungen
- ein Teil der Epilepsien

Prozesse (Dementia praecox oder Schizophrenie)

Typen:
- Hebephrenie
- Katatonie
- Dementia paranoides
- Paraphrenie

degeneratives Irresein
- abnorme Phasen: manisch-depressives Irresein
- abnorme Reaktionen: reaktive Psychosen
- abnorme Persönlichkeiten und Entwicklungen: Psychopathien

droht sah (Kap. 1.2.3). Am Ende seines Buches „Allgemeine Psychopathologie" entwirft Jaspers dennoch ein kleines Diagnoseschema (▶ Abb. 6.3, nach [99]), welches im Wesentlichen aus drei Gruppen besteht. Innerhalb der zweiten und dritten Gruppe hält er lediglich eine typologische Einordnung für möglich. Mit dem Begriff der *abnormen* Phase ist im Wesentlichen das *manisch-depressive Irresein* im Sinne von Emil Kraepelin gemeint.

Zum diagnostischen Prozess finden sich bei Jaspers nur wenige Erläuterungen. Jedoch führt er zwei wichtige Prinzipien ein, die unter den Stichworten *Schichtenregel* und *Verstehensgrenze* bekannt geworden sind. Zunächst gibt es für Jaspers eine klare Hierarchie bei der Diagnosevergabe. Ein degeneratives Irresein kann man nur diagnostizieren, wenn es keinen Hinweis auf einen Prozess oder eine organische Psychose gibt. Einen Prozess kann man nur diagnostizieren, wenn zuvor eine organische Psychose ausgeschlossen wurde. Die *tiefste Schicht* bestimmt somit die Diagnose. Prozesse und degeneratives Irresein lassen sich mit Hilfe der Methode der verstehenden Psychopathologie unterscheiden. Das Seelenleben von Menschen, die unter einem Prozess leiden, sei *unverständlich* bzw. *uneinfühlbar* [99].

6.3.6 Bezug von Jaspers zur aktuellen Diagnostik

Die Ablehnung einer *theoretischen Ordnung* und die Skepsis gegenüber nosologischen Modellen bei Karl Jaspers gingen direkt in die moderne Diagnosemanuale ein. Ebenso ist der elementaristische Zugangsweg, wie er heute in DSM-5 und ICD-10 zu finden ist, prinzipiell gut mit dem Ansatz von Jaspers vereinbar. Dieser hatte nämlich versucht, seine gesamte Psychopathologie aus einzelnen Elementen aufzubauen, und in diesem Sinne gefordert, dass die Abgrenzung einzelner Symptome am Beginn einer jeden psychopathologischen Arbeit stehen müsse.

Aus einzelnen psychopathologischen Phänomenen jedoch nach vorgegebenen Regeln eine Diagnose abzuleiten, wie es in den kriterienorientierten Diagnosesystemen heute praktiziert wird, hätte Jaspers strikt abgelehnt. In diesem Zusammenhang wurde von ihm die Assoziationspsychologie scharf kritisiert, da sich diese mit einer mosaikartigen Aneinanderreihung einzelner Symptome begnügt habe [84]. Ein solcher Ansatz sei zwar leicht fassbar, jedoch letztlich wertlos und komme einem *Ruin der Psychopathologie* gleich [99]. Der Vorwurf Jaspers' einer Mosaikdiagnostik, welche in einem *leeren Rechnen mit Begriffen* mündet [99], würde heute auch DSM-5 und ICD-10 treffen. Vielmehr stellte Jaspers den Anspruch, mit den von ihm aufgezeigten Methoden des Erklärens und des

Verstehens die einzelnen Symptome in eine sinnvolle Ordnung zu bringen. Statisches und genetisches Verstehen kommen jedoch in DSM-5 und ICD-10 kaum zur Anwendung, da sich hier nicht durch wenige Trainingseinheiten eine hohe Interrater-Reliabilität erzielen lässt. Dies ist mit der Gefahr einer Einschränkung des psychopathologischen Methodenrepertoires verbunden.

6.4 Klinische Psychopathologie von Kurt Schneider

6.4.1 Bedeutung von Kurt Schneider

Der psychopathologische Ansatz von Karl Jaspers wurde vor allem von Kurt Schneider weitergeführt. Vom 1921 bis 1955 gab es einen umfangreichen Briefwechsel zwischen den beiden Wissenschaftlern. Schneider betonte hierbei wiederholt den Einfluss, welche die „Allgemeine Psychopathologie" von Jaspers auf seine klinischen und wissenschaftlichen Interessen hatte.

Schneider wurde 1887 im schwäbischen Crailsheim geboren. Er studierte sowohl Medizin als auch Philosophie und promovierte in beiden Fächern, in Medizin bei Robert Gaupp (1870–1953) und in Philosophie bei Max Scheler (1874–1928). Er arbeitete zunächst in der psychiatrischen Klinik in Köln bei Gustav Aschaffenburg (1866–1944) und leitete ab 1931 die klinische Abteilung der von Emil Kraepelin gegründeten Deutschen Forschungsanstalt für Psychiatrie am Städtischen Krankenhaus München-Schwabing. Von 1946 bis zu seiner Emeritierung im Jahre 1953 hatte er dann den Lehrstuhl für Psychiatrie der Universität Heidelberg inne. Er starb 1967 in Heidelberg.

Schneiders maßgebliches Werk mit dem Titel „Klinische Psychopathologie" wurde nicht in einem Stück geschrieben, sondern entstand vielmehr als eine Sammlung von Einzelarbeiten [174]. Erst mit der 1950 erschienenen dritten Auflage war das Werk vollständig und blieb bis auf wenige Änderungen bis heute in dieser Form erhalten. Im weiteren kam es in kurzen Abständen zu Neuauflagen dieses Buches, es folgten Übersetzungen in neun verschiedene Sprachen.

6.4.2 Ordnung der klinischen Psychopathologie

Die *Klinische Psychopathologie* Kurt Schneiders beginnt mit dem Entwurf einer Systematik, welche scharf zwischen *abnormen Spielarten seelischen Wesens* und *Folgen von Krankheiten* unterscheidet [174]. Der Begriff der Krankheit ist für Schneider immer mit einem somatischen Befund verbunden. Somit wird von ihm der Krankheitsbegriff in der Psychiatrie ausschließlich auf *krankhafte Veränderungen des Leibes* bezogen [174]. Diese Position sollte später in der *antipsychiatrischen Bewegung* noch eine Rolle spielen (Kap. 5.3). In der Systematik Schneiders steht bei den Krankheiten – im Gegensatz zu den abnormen Spielarten seelischen Wesens – der psychopathologischen Ordnung auch eine somatologische bzw. ätiologische Ordnung gegenüber. Hier findet sich eine zweispurige Diagnostik. Hierbei vertritt Schneider nach eigenen Worten einen *empirischen Dualismus,* ohne jedoch zu den metaphysischen Aspekten des Leib-Seele-Problems eine Aussage zu treffen [174]. Wie bereits bei Karl Jaspers kann diese Position durchaus als Aspektdualismus bezeichnet werden (Kap. 5.2).

Bei den Krankheiten wird wiederum zwischen solchen mit einem fassbaren organischen Korrelat und denjenigen ohne ein solches unterschieden. In diesem Sinne kann man auch von einem *triadischen System* sprechen (▶ Abb. 6.4). Unter expliziter Berufung auf Karl Bonhoeffer macht Kurt Schneider deutlich, dass eine Vielzahl ätiologischer Faktoren, beispielsweise Intoxikationen, Infektionen oder Missbildungen, zu ähnlichen psychopathologischen Syndromen wie Bewusstseinstrübung, Persönlichkeitsabbau oder Demenz führen können. Dies bedeutet eine klare Absage an das Krankheitsmodell Emil Kraepelins.

Für die Zyklothymie und die Schizophrenie, welche Begriffe der psychopathologischen Ebene darstellen, kann Kurt Schneider jedoch ein somatisches Korrelat lediglich postulieren. So steht hier auch auf der ätiologischen Ebene jeweils ein Fragezeichen. Ein organisches Korrelat hält Schneider jedoch für wahrscheinlich, da hier Symptome auftreten, welche im normalen Seelenleben keine Entsprechung haben. Er spricht hier auch von Symptomen, welche die „*Geschlossenheit, die Sinngesetzlichkeit, die Sinnkontinuität der Lebensentwicklung*" zerreißen [174]. Als weitere Argumente für die Annahme eines hier zugrunde liegenden Krankheitsvorganges werden von Schneider die

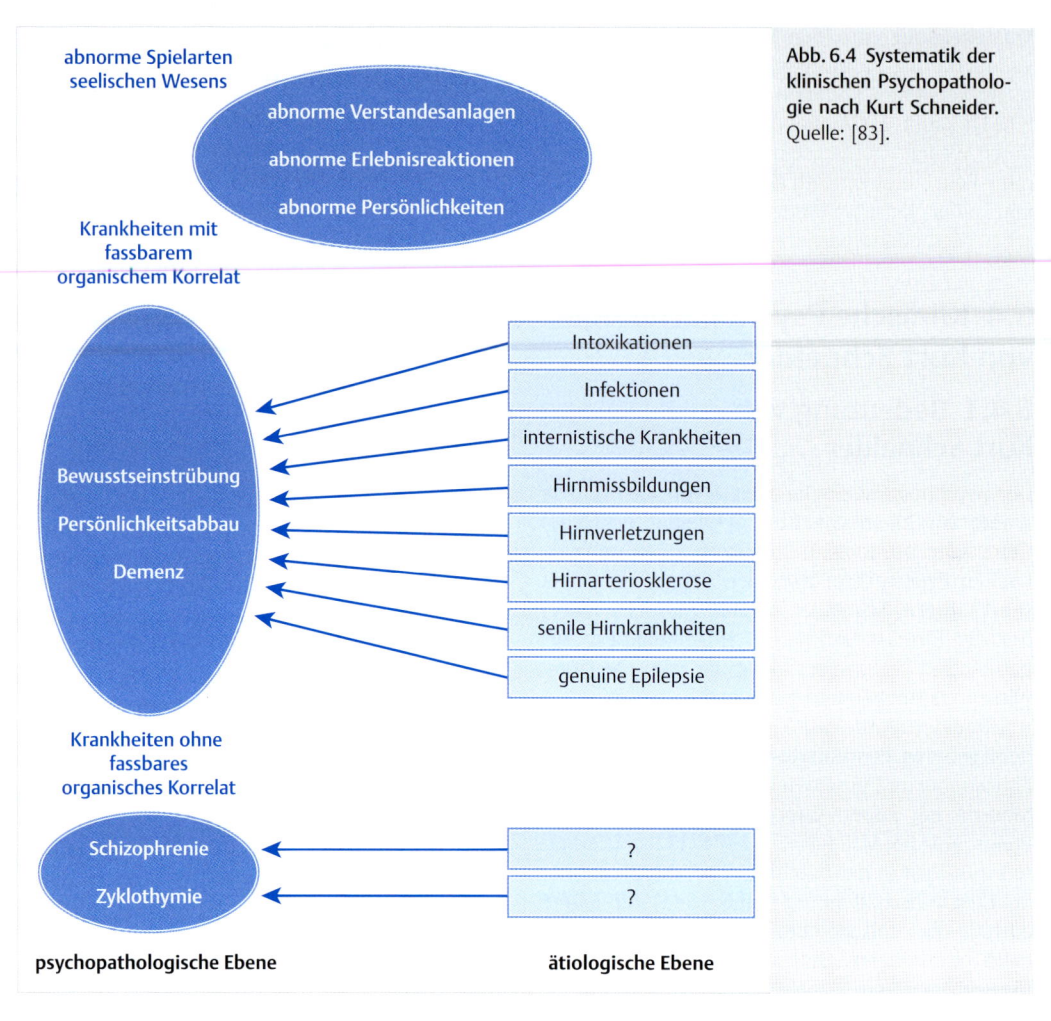

Abb. 6.4 Systematik der klinischen Psychopathologie nach Kurt Schneider. Quelle: [83].

Erblichkeit, die Bindung an Generationsvorgänge und der Vorrang von somatischen Therapieverfahren angesehen.

Die Argumentation von Kurt Schneider führt zu der auf den ersten Blick eher schwer verständlichen Aussage, dass Zyklothymie und Schizophrenie auf der einen Seite aufgrund der postulierten körperlichen Veränderungen Folgen von Krankheiten sind. Sie sind jedoch auf der anderen Seite keine Krankheitseinheiten im Sinne von Emil Kraepelin, sondern lediglich psychopathologische Konstrukte. In Hinblick auf die Zyklothymie findet sich hier ein klarer Widerspruch zu Karl Jaspers. Dieser fasste die manisch-depressiven mit den abnormen Reaktionen, Entwicklungen und Persönlichkeiten unter dem Begriff des *degenerativen Irreseins* zusammen und trennte sie so scharf von den Prozessen bzw. der Schizophrenie ab, welche er für psychopathologisch *unverständlich* bzw. *uneinfühlbar* hielt [99].

6.4.3 Differenzialtypologie und Schizophreniediagnose

Kurt Schneider setzt sich schließlich eingehend mit der Frage auseinander, wie man nun auf der Grundlage des psychopathologischen Befundes eine diagnostische Zuordnung vornehmen kann. Er ist der Meinung, dass es sich hier nicht lediglich um ein *„Addieren und Kombinieren objektiv fassbarer und zeigbarer Symptome"* handelt, sondern vielmehr um die *„Beurteilung von Aussagen, um die Verwertung des Verhaltens und Benehmens des Untersuchten und der Eindrücke des Untersuchers"* [174]. Schneider vertritt die Auffassung, dass eine

6.4 Klinische Psychopathologie von Kurt Schneider

Tab. 6.3 Symptome 1. und 2. Ranges nach Kurt Schneider. (Quelle: [82]).

Symptome 1. Ranges	Symptome 2. Ranges
Gedankenlautwerden	übrige Sinnestäuschungen
Hören von Stimmen in Form von Rede und Gegenrede	Wahneinfall
Hören von Stimmen, die das eigene Tun mit Bemerkungen begleiten	Ratlosigkeit
leibliche Beeinflussungserlebnisse	depressive und frohe Verstimmungen
Gedankenentzug und andere Gedankenbeeinflussung	erlebte Gefühlsverarmung
Gedankenausbreitung	u. a.
Wahnwahrnehmung	
alles von anderen Gemachte und Beeinflusste auf dem Gebiet des Fühlens, Strebens (der Triebe) und des Wollens	

klare Diagnose nur auf der somatologischen bzw. ätiologischen Ebene erfolgen könne [174]. Auf der psychopathologischen Ebene müsse man sich hingegen, so Schneider, mit einer *Typologie* zufrieden geben. Hierbei greift er auf den Typusbegriff von Karl Jaspers zurück. Eine solche Typologie findet sich in der *Klinischen Psychopathologie* beispielsweise bei der Darstellung der abnormen Persönlichkeiten. Für die Unterscheidung zwischen Zyklothymie und Schizophrenie prägte Schneider schließlich den Begriff der *Differenzialtypologie*.

Für eine typologische Differenzierung zwischen Zyklothymie und Schizophrenie werden die Symptome 1. und 2. Ranges herausgearbeitet (▶ Tab. 6.3). Treten bei einem Patienten, so Schneider, Symptome 1. Ranges auf, ohne dass eine körperliche Erkrankung diese erklären kann, so „*sprechen wir in aller Bescheidenheit von Schizophrenie*" [174]. Allerdings weist Schneider auch darauf hin, dass man sich bei der Schizophreniediagnose in vielen Fällen auf Symptome 2. Ranges oder andere Symptome verlassen müsse. Psychopathologisch stützt sich Schneider ganz wesentlich auf die Vorarbeiten von Jaspers. Bei den Symptomen 1. Ranges handelt es sich um Phänomene, welche nur mit den Methoden der *subjektiven Psychopathologie* erfasst werden können [99]. Schneider bedient sich hier einer Nominaldefinition (Kap. 1.5.2). Er trifft keine Aussage darüber, was eine Schizophrenie eigentlich ist, sondern lediglich darüber, wie man zu einer diagnostischen oder vielmehr typologischen Zuordnung im Sinne einer Sprachkonvention kommen kann. So werden hier auch keine expliziten Aussagen zur Nosologie getroffen.

Der Vorschlag von Karl Jaspers, man solle sich nicht mit den großen Krankheitsentitäten Emil Kraepelins zufrieden geben, sondern aufgrund psychopathologischer Verlaufsbeobachtungen eine Vielzahl von Typen herausarbeiten, wird von Kurt Schneider nicht weitergeführt. Wie von diesem selbst eingestanden wird, dienen die Symptome 1. Ranges nicht dazu, charakteristische psychopathologische Zusammenhänge für die Schizophrenie herauszuarbeiten. In prognostischer Hinsicht misst er ihnen keine wesentliche Bedeutung zu. So spielen bei ihm auch Verlaufsaspekte für die Diagnose keine Rolle.

6.4.4 Bezug von Schneider zur aktuellen Diagnostik

Das Schizophreniekonzept von Kurt Schneider hatte ganz wesentlichen Einfluss auf die Entwicklung der modernen Diagnosesysteme. Die diagnostische Einordnung kann bei Schneider als eine sprachliche Konvention im Sinne einer Nominaldefinition aufgefasst werden. Die Symptome 1. Ranges haben nicht die Aufgabe, besondere Charakteristika der Erkrankung herauszuarbeiten, welchen in Hinblick auf Ätiopathogenese und Verlauf eine Rolle zukommt. Vielmehr geht es darum, eine Einigung hinsichtlich der Verwendung des Schizophreniebegriffes zu erzielen. Dies ist durchaus mit der Intention von DSM-5 und ICD-10 zu vergleichen. Auch die heutige Methode, psychiatrische Diagnosen auf der Grundlage vorgegebener Regeln herzuleiten, geht klinisch auf Kurt Schneiders Schizophreniedefinition zurück. Eine maßgebliche Vermittlerfunktion dürfte das CATEGO-System eingenommen haben [210], in dem die Diagnostik nach den Symptomen 1. Ranges in einem Computerprogramm umgesetzt wurde (Kap. 2.9.2).

Bei Kurt Schneider spielen die Methoden des statischen und genetischen Verstehens im Sinne von Karl Jaspers noch eine wichtige Rolle. Die Symptome 1. Ranges dürfen, so Schneider, nicht verständlich aus anderen psychischen Phänomenen ableitbar sein. Von Wahnwahrnehmung darf beispielsweise nur dann gesprochen werden, wenn harmlose Wahrnehmungen ohne rational oder emotional ersichtlichen Anlass im Sinne einer Eigenbeziehung gedeutet werden [174]. Eine solche Differenzierung ist heute in DSM-5 und ICD-10 nicht mehr enthalten.

6.5 Ansätze in der Wernicke-Kleist-Leonhard-Schule

6.5.1 Konzept des psychischen Reflexbogens von Carl Wernicke

Eine Sonderstellung in der deutschen Psychiatrie und Psychopathologie nimmt die so genannte Wernicke-Kleist-Leonhard-Schule ein. Carl Wernicke wurde 1848 in Tarnowitz in Oberschlesien geboren und arbeite zunächst in Breslau, Wien und Berlin. Zu seinen Lehrern zählten Theodor Meynert (1833–1892) und Carl Westphal (1833–1890). 1885 wurde er nach Breslau berufen. 1904 nahm er schließlich einen Ruf nach Halle an. Ein knappes Jahr später, 1905, starb Wernicke bei einem Verkehrsunfall.

Im Jahre 1874 veröffentlichte der erst 26-jährige Wernicke eine Arbeit mit dem Titel „Der aphasische Symptomenkomplex. Eine psychologische Studie auf anatomischer Basis" [205], welche heute zu den Klassikern der Neuropsychologie zählt. Er beschrieb einen Aphasietyp, bei dem eine Beeinträchtigung des Sprachverständnisses das entscheidende Kennzeichen war, und konnte zeigen, dass diese Störung ihr pathologisch-anatomisches Korrelat in einer Läsion im hinteren Teil des Schläfenlappen hatte. Es war ihm somit gelungen, eine bestimmte psychische Funktion, nämlich das Sprachverständnis, in einer bestimmten Hirnregion zu lokalisieren. Die von ihm beschriebene Sprachstörung nannte er *sensorische Aphasie,* die zuvor von Paul Broca (1824–1880) beschriebene mit Störung des Sprachausdrucks nannte er *motorische Aphasie* [205]. Zwischen dem motorischen und sensorischen Sprachzentrum postulierte er eine Verbindung durch Assoziationsfasern.

Das aufgrund der Aphasien entwickelte Modell zur Sprachverarbeitung mit dem Gedanken der anatomischen Lokalisation bestimmter psychischer Funktionen im Gehirn übertrug Wernicke in späteren Arbeiten auf die psychischen Erkrankungen. Die Geisteskrankheiten werden als Krank-

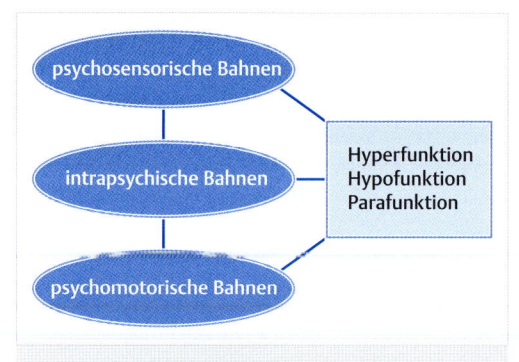

Abb. 6.5 Krankheitsmodell Carl Wernickes.

heiten des *Assoziationsorgans* angesehen, worunter die Verbindungen zwischen sensorischen und motorischen Arealen zu verstehen sind [206]. Hierbei spielt das Modell des *psychischen Reflexbogens* eine wesentliche Rolle, in welchem drei spezifische „Bahnen" unterschieden werden (▶ Abb. 6.5, nach [206]). Wernicke postuliert, dass verschiedene psychische Erkrankungen jeweils der Störung bestimmter Bahnen im Gehirn entsprechen ([54], [206]). Hierbei ist eine *Hypofunktion,* eine *Hyperfunktion* oder auch eine *Parafunktion* möglich. Im Gegensatz zu Emil Kraepelins ontologischer Krankheitsauffassung vertritt Carl Wernicke somit ein eher funktionelles Modell (Kap. 1.5 und 6.1). Ätiologie und Neuropathologie spielen hier eine eher untergeordnete Rolle, als entscheidend wird hier vielmehr die Lokalisation einer Funktionsstörung angesehen

6.5.2 Gehirnpathologie von Karl Kleist

Der Ansatz von Carl Wernicke wurde nach dessen frühem Tod zunächst von Karl Kleist weitergeführt. Dieser wurde 1879 in Mülhausen im Elsass geboren. Er arbeitete zunächst als Assistent in Halle, wo er in Kontakt zu Wernicke kam, und wechselte dann nach Erlangen. 1916 folgte er einem Ruf nach Rostock und 1920 einem Ruf als Ordinarius an die Klinik in Frankfurt am Main, deren Leitung er bis zum Jahr 1950 innehatte. Er starb schließlich im Jahr 1960 in Frankfurt.

Kleist baute Wernickes Gedanken der Lokalisation von psychischen Funktionen im Gehirn weiter aus. Seine ersten wichtigen Arbeiten befassten sich mit psychomotorischen Störungen. Für seine wissenschaftliche Arbeit spielten die Erfahrungen, welche er im 1. Weltkrieg als Arzt im Kriegslazarett an Patienten mit Hirnverletzungen gesammelt hatte, eine entscheidende Rolle. In seinem 1934 erschienenen Werk mit dem Titel „Gehirnpathologie", einem Beitrag für das „Handbuch der ärztlichen Erfahrungen im Weltkrieg 1914/18" legte Kleist einen detaillierten Bau- und Funktionsplan des menschlichen Gehirns vor [108]. Dieser beinhaltete unter anderen das berühmte Schema der „Lokalisation der Funktionen in der Großhirnrinde auf architektonischer Grundlage" in Form von je einer Hirnkarte für die Innen- und Außenseite der Großhirnrinde.

Aufgrund seiner hirnanatomischen Modellvorstellungen entwickelte Kleist eine Systematik der psychischen Erkrankungen [108]. Die Schizophrenien sieht er beispielsweise als degenerative Systemerkrankungen analog zu den neurologischen Heredodegenerationen an. Von den Schizophrenien trennt er *atypische Psychosen* bzw. *Randpsychosen* ab, die er aufgrund ihres phasischen Verlaufs in die Nähe der manisch-depressiven Erkrankungen stellte. Karl Kleist versuchte somit, die psychopathologische Differenzierung Carl Wernickes mit der verlaufsorientierten Betrachtungsweise Emil Kraepelins zu verbinden. Die *atypischen Psychosen* werden von ihm zunächst als *autochthone Degenerationspsychosen* und später als *zykloide Psychosen* bezeichnet.

6.5.3 Aufteilung der endogenen Psychosen bei Karl Leonhard

Die Ansätze von Karl Kleist wurden wiederum von dessen Schüler Karl Leonhard weitergeführt. Dieser wurde 1904 in Edelsfeld in der Oberpfalz (Bayern) geboren. Als Assistent war er zunächst in der Universitätsnervenklinik Erlangen und dann in der Heil- und Pflegeanstalt Gabersee in Oberbayern tätig. 1936 wechselte er als Oberarzt zu Kleist nach Frankfurt am Main. 1954 wurde er zum Ordinarius für Psychiatrie und Neurologie in Erfurt berufen. 1957 erhielt er einen Ruf an die Nervenklinik der Berliner Charité, welche er bis in das Jahr 1969 leitete. Karl Leonhard verstarb im Jahre 1988.

In seiner Habilitationsschrift mit dem Titel „Die defektschizophrenen Krankheitsbilder" befasste er sich mit Patienten mit chronischen Schizophrenien. Er vertrat die Ansicht, dass sich im Endstadium der schizophrenen Erkrankung verschiedene Formen scharf voneinander abgrenzen lassen. Hiermit nahm er den Gedanken Emil Kraepelins auf, der verschiedenen Formen von Psychosen aufgrund ihres Verlaufs und Ausgangs konzipiert hatte. Karl Leonhards Auffassung lehnte sich jedoch viel stärker an das Modell seines Lehrers Karl Kleists an, welcher die Schizophrenien als Erkrankungen unterschiedlicher neuronaler Systeme ansah.

Im Jahre 1948 erschien Leonhards Lehrbuch „Grundlagen der Psychiatrie", in dem er seine bisherigen Auffassungen zusammenfasste [119]. In diesem Werk ist bereits eine sehr differenzierte Einteilung der endogenen Psychosen zu finden. Diese Einteilung wurde in seinem 1957 erschienen Werk „Die Aufteilung der endogenen Psychosen" noch weiterentwickelt. Dieses Buch ist wohl Leonhards bekanntestes Werk. Es wird seither regelmäßig neu aufgelegt und in verschiedene Sprachen übersetzt. Es enthält eine Einteilung der endogenen Psychosen in zahlreiche Unterformen, welche in der Tradition von Wernicke und Kleist als Störungen verschiedener funktioneller Systeme angesehen wurden (▶ Tab. 6.4, nach [122]). Erst später versuchte Leonhard für die einzelnen Formen auch unterschiedliche ätiologische Faktoren aufzuzeigen. In diesem Sinne wurde der ursprüngliche Titel des Buches ab der 6. Auflage in „Aufteilung der endogenen Psychosen und ihre differenzierte Ätiologie" umgeändert [122].

Die Konzeption der verschiedenen Erkrankungsformen erfolgt vor allem aufgrund von psychopathologischen Verlaufsbeobachtungen. Hier zeigt sich eine klare Parallele zur Vorgehensweise Kraepelins, jedoch ohne dass dessen nosologische Ansichten übernommen wurden. Leonhard betont, dass aufgrund von recht spezifischen Symptomen und Symptomverbindungen meist schon im frühen Stadium eine eindeutige diagnostische Zuordnung möglich sei. Wesentliche Leistungen von Leonhard sind hierbei sicherlich die Herausarbeitung des Konzeptes der *zykloiden Psychosen* sowie die konsequente Unterscheidung zwischen *bipolar affektiven Störungen* und *unipolaren affektiven Erkrankungen*. Letzterer Ansatz wurde später durch Jules Angst (geb. 1926) und Carlo Perris (geb. 1928) unabhängig voneinander bestätigt ([8], [149]).

Tab. 6.4 Aufteilung der endogenen Psychosen bei Karl Leonhard.

Hauptgruppen	Unterformen
phasische Psychosen	manisch-depressive Krankheit
	reine Melancholie und reine Manie
	reine Depressionen und reine Euphorien • reine Depressionen (gehetzte Depression, hypochondrische Depression, selbstquälerische Depression, argwöhnische Depression, teilnahmsarme Depression) • reine Euphorien (unproduktive Euphorie, hypochondrische Euphorie, schwärmerische Euphorie, konfabulatorische Euphorie, teilnahmsarme Euphorie)
zykloide Psychosen	Angst-Glücks-Psychose
	erregt-gehemmte Verwirrtheitspsychose
	hyperkinetisch-akinetische Motilitätspsychose
unsystematische Schizophrenien	affektvolle Paraphrenie
	Kataphasie
	periodische Katatonie
systematische Schizophrenien	einfach-systematische Schizophrenien • katatone Formen (parakinetische Katatonie, manierierte Katatonie, proskinetische Katatonie, negativistische Katatonie, sprechbereite Katatonie, sprachträge Katatonie) • hebephrene Formen (läppische Hebephrenie, verschrobene Hebephrenie, flache Hebephrenie, autistische Hebephrenie) • paraphrene Formen (hypochondrische Paraphrenie, phonemische Paraphrenie, inkohärente Paraphrenie, phantastische Paraphrenie, konfabulatorische Paraphrenie, expansive Paraphrenie)
	kombiniert-systematische Schizophrenien

Tab. 6.5 Psychopathologische Charakteristika und zugehörige betroffene Gefühlsschicht bei den reinen Depressionen. (Quelle: [91]).

Erkrankung	Psychopathologische Charakteristika	Postulierte betroffene Gefühlsschicht
gehetzte Depression	qualvoll-depressiver Zustand ängstlicher Färbung, Unruhe, Gehetztheit	Störung der Triebgefühle
hypochondrische Depression	körperliche Missempfindungen, Entfremdungserlebnisse	Störung der Sinnesgefühle
selbstquälerische Depression	Selbstvorwürfe, Selbstentwertungen, Angst um eigene Person und Angehörige	Störung der Instinktgefühle
argwöhnische Depression	Beziehungsideen mit depressiven Inhalten, gedrückte und ängstliche Stimmung	Störung der assoziativen Gefühle
teilnahmsarme Depression	subjektiv gedrückte Stimmung, Depersonalisationserleben	Störung der mittelbaren Gefühle

Karl Leonhards nosologische Anschauungen im Sinne von Störungen unterschiedlicher funktioneller Systeme kommen insbesondere bei den *reinen Depressionen* und den *reinen Manien* sowie den *systematischen Schizophrenien* zum Ausdruck. So wird bei den reinen Depressionen davon ausgegangen, dass jeweils eine bestimmte Gefühlsschicht betroffen ist. Durch diese spezifischen Störungen lassen sich die zum Teil recht charakteristischen klinischen Bilder erklären (▶ Tab. 6.5).

6.5.4 Bezug der Wernicke-Kleist-Leonhard-Schule zur aktuellen Diagnostik

Die Konzepte der Wernicke-Kleist-Leonhard-Schule sind bisher nur sehr spärlich in die psychiatrischen Diagnosesysteme eingegangen. Dies dürfte vor allem daran gelegen haben, dass sich die Psychiatrie über lange Zeit hinweg vor allem an den Ansätzen von Emil Kraepelin orientierte. Konkret kann jedoch die heute etablierte Unterscheidung zwischen bipolar affektiven Störungen und unipolar verlaufenden Depressionen, welche im DSM-5 nun noch prägnanter herausgearbeitet wird, ganz maßgeblich auf Karl Leonhard zurückgeführt werden. Auch die Differenzierung des schizophrenen Spektrums, welche sich sowohl in DSM-5 als auch in ICD-10 findet, ist grundsätzlich mit den Konzepten von Leonhard vereinbar.

Während über lange Zeit hinweg ein ontologisches Krankheitsmodell vorherrschte, welches maßgeblich auf den Ansichten von Kraepelin aufbaute, finden sich aktuell immer mehr Bemühungen, ein eher funktionelles Krankheitsmodell als Alternative zu etablieren. Als Beispiels seien hier die Research Domain Criteria (RDoC) genannt [77]. Ein solcher Ansatz ist prinzipiell gut mit den Ansichten der Wernicke-Kleist-Leonhard Schule vereinbar.

6.6 Gestaltpsychologische Konzepte bei Klaus Conrad

6.6.1 Bedeutung von Klaus Conrad

Klaus Conrad wurde 1905 in Reichenberg geboren. Er war nach dem Medizinstudium als Assistent zunächst in Wien und Magdeburg tätig. Anschließend beschäftigte er sich am Kaiser-Wilhelm-Institut in München vorwiegend mit Fragen der Genetik bei Epilepsien. Ab 1939 war er bei Ernst Kretschmer (1888–1964) als Oberarzt in Marburg tätig. 1948 wurde er auf den Lehrstuhl für Psychiatrie und Neurologie an die Saar-Universität berufen, 1958 wurde er schließlich Lehrstuhlinhaber und Klinikdirektor in Göttingen. Für 1961 war Conrad als Direktor des Max-Planck-Instituts in München vorgesehen, er starb jedoch 1961 vor Antritt dieser Position in Göttingen.

Conrad bemühte sich darum, gestaltpsychologische Ansätze in die Psychiatrie einzuführen. Die *Gestaltpsychologie* geht davon aus, dass psychische Phänomene komplexe Ganzheiten darstellen, die nicht allein aus der Analyse der zugrunde liegenden Elemente erfasst werden können. Hierbei nimmt sein 1958 erschienenes Hauptwerk „Die beginnende Schizophrenie. Versuch einer Gestaltanalyse des Wahns" eine besondere Rolle ein [31].

6.6.2 Gestaltanalyse des Wahns

Klaus Conrad legte 1959 eine umfangreiche psychopathologische Untersuchung vor, welche auf einem Kollektiv von Soldaten basiert, die in den Jahren 1941 und 1942 aufgrund erstmals aufgetretener schizophrener Krankheitsepisoden in einem Heimatlazarett aufgenommen wurden [31]. Conrad versuchte sich hierbei vom psychopathologischen Ansatz im Sinne von Karl Jaspers abzusetzen, welcher seiner Meinung nach einen zu stark elementaristischen Ansatz zeigt. Stattdessen empfahl er die Anwendung gestaltpsychologischer Konzepte, die er am Beispiel des Wahns ausführte.

In diesem Sinne findet sich bei Conrad eine eingehende Beschreibung der psychopathologischen Erlebnisweisen, welche sich bei Patienten während eines *schizophrenen Schubes* finden [31]. Conrad beschreibt hierbei Veränderungen, die durch einen schrittweisen Übergang der *epikritischen* in eine *protopathische* Wahrnehmung gekennzeichnet sind. So wird beispielsweise die Entstehung einer voll ausgebildeten Wahnwahrnehmung über mehrere Stufen hinweg beschrieben. Die gestaltpsychologische Analyse des *schizophrenen Schubes* führt zu einem Modell mit vier typischen Phasen [31].

Typische Phasen im Verlauf eines „schizophrenen Schubes"
- Trema
- Apophänie
- Apokalypse
- Konsolidierung
- Residualzustand

Das *Trema* stellt eine Art Vorstadium oder Prodromalphase dar, in der es zu affektiven Veränderungen mit Angst, Depression und Schuldgefühlen, Misstrauen und Wahnstimmung kommt. In der *apophänen Phase* kommt es in Folge einer tiefgreifenden Veränderung der Wahrnehmung zu einem abnormen Bedeutungserleben. Hieraus lassen sich Symptome wie Wahnwahrnehmung, Personenverkennung, Omnipotenzerleben, Gedankeneingebung, Gedankenausbreitung, Gedankenlautwerden oder Körpersensationen ableiten. In der *apokalyptischen Phase* kommt es schließlich zu einem Gestaltzerfall, der sich zumeist in katatonen Symptomen äußert. Während der *Phase der Konsolidierung* werden die bisherigen Phasen in umgekehrter Reihenfolge durchlaufen. Ein sich daran anschließender *Residualzustand* ist aufgrund einer *Reduktion des energetischen Potenzials* meist durch Willensschwäche gekennzeichnet [31].

6.6.3 Nosologische Überlegungen bei Conrad

Die gestaltpsychologischen Überlegungen am Beispiel der Schizophrenie führten Klaus Conrad auch zu nosologischen Überlegungen, welche sich von früheren Ansätzen deutlich unterscheiden. Zunächst lehnt er es ab, schizophrene Psychosen in feste Subtypen zu unterteilen. Conrad vertritt vielmehr die Ansicht, dass beispielsweise vor und nach jeder katatonen Phase ein paranoides Stadium durchlaufen wird. Katatone Phänomene stellen somit eine Steigerungsstufe des paranoiden Erlebens dar. Auch eine scharfe Trennung von Schizophrenie und manisch-depressiven Erkrankungen im Sinne von Emil Kraepelin wird von Conrad abgelehnt. Er weist in diesem Zusammenhang darauf hin, dass es bei schizophrenen Psychosen im Stadium des Tremas häufig zu ausgeprägten depressiven oder manischen Symptomen kommt. Insbesondere wird von Klaus Conrad das Konzept von Karl Leonhard scharf angegriffen, da er dessen Einteilungen für völlig willkürlich hält [30]. Auch der Unterschied zwischen exogener und endogener Psychose wird von Conrad letztlich aufgelöst, da er zwischen den organisch begründbaren Psychosen und dem Residualzustand der Schizophrenie keinen phänomenologischen Unterschied sieht [31].

Die Gedanken von Klaus Conrad führen zu einem *einheitspsychotischen Modell* mit einem eher *dimensionalen Ansatz.* Diese Anschauungen stehen in einem scharfen Kontrast zu Emil Kraepelin und noch mehr zur Wernicke-Kleist-Leonhard-Schule.

6.6.4 Bezug von Conrad zur aktuellen Diagnostik

Gestaltpsychologische Ansätze, wie sie von Klaus Conrad vertreten wurden, haben bisher nur wenig Eingang in die psychiatrische Diagnostik gefunden. Eine sich an Kriterien orientierende Diagnostik von DSM-5 und ICD-10, bei der die einzelnen Symptome als kontextunabhängige Einheiten aufgefasst und zu einer Diagnose kombiniert werden, ist mit den Prinzipien der Gestaltpsychologie nicht vereinbar. So hatte Conrad bereits den elementaristischen Ansatz von Karl Jaspers scharf kritisiert, da dieser das psychopathologische Gesamtbild zu wenig berücksichtige [31].

Da Klaus Conrad eine kategoriale Diagnostik klar ablehnte und auf die fließenden Übergänge zwischen den einzelnen Störungsbildern hinwies [30], können sich die Verfechter eines dimensionalen Modells in der psychiatrischen Diagnostik durchaus auf ihn berufen.

6.7 Multiaxiale Ansätze in der psychiatrischen Diagnostik

6.7.1 Bedeutung von Erik Essen-Möller

Bereits Karl Bonhoeffer und Kurt Schneider hatten auf die Notwendigkeit einer Unterscheidung zwischen der ätiologischen und der psychopathologischen Ebene hingewiesen. Schneider hatte in diesem Zusammenhang auch von einer *zweispurigen* Diagnostik gesprochen [174]. Diese Gedanken wurden von dem schwedischen Psychiater Erik Essen-Möller weiter ausgebaut.

Erik Essen-Möller wurde 1901 in Lund geboren. Von 1931 bis 1933 arbeite er in der genetischen Arbeitsgruppe von Ernst Rüdin (1874–1952) an der Deutschen Forschungsanstalt für Psychiatrie in München. Seine akademische Karriere setzte er anschließend in Lund fort, zunächst im Bereich der medizinischen Genetik und später in der Psychiatrie. Es folgten weitere Forschungsaufenthalte am Institut für Anthropologie in Wien sowie am Kaiser-Wilhelm-Institut für Anthropologie und Eugenik in Berlin. 1943 erhielt er den Lehrstuhl für Psychiatrie am Karolinska-Institut in Stockholm. Diesen verließ er bereits 1944 wieder, um an die Universität Lund zurückzukehren. Den dortigen Lehrstuhl für Psychiatrie hatte er bis 1967 inne. Er starb 1992 in Lund.

6.7.2 Prinzip der multiaxialen Diagnostik

Erik Essen-Möller ging in einer gemeinsamen Arbeit mit Snorre Wohlfahrt zunächst auf die Schwierigkeiten der Klassifikation psychischer Krankheiten ein [40]. Als ein wesentliches Problem wird hierbei die Vermischung von ätiologischen und deskriptiven Klassifikationsprinzipien angesehen. So liegt einigen Konzepten ein ätiologischer Faktor zu-

6.7 Multiaxiale Ansätze in der psychiatrischen Diagnostik

grunde, beispielsweise der Alkoholintoxikation. Die Konzeption anderer Diagnosekategorien wie der Schizophrenie oder der Hysterie beruht hingegen auf der psychopathologischen Symptomatik. Eine solche Vermischung zweier unterschiedlicher Klassifikationsprinzipien wird von Essen-Möller und Wohlfahrt insbesondere im klinischen Alltag als problematisch angesehen. Erfolgt eine diagnostische Zuordnung zu einer deskriptiv konzipierten Kategorie, verleite dies dazu, nicht weiter nach der Ätiologie zu suchen. Die Psychiatrie sollte jedoch nach dem Vorbild der somatischen Medizin versuchen, eine auf ätiologischen Kriterien fußende Klassifikation zu etablieren. Da jedoch die psychopathologische Symptomatik häufig unspezifisch für die Ätiologie ist, wurde eine zusätzliche, deskriptive Ebene für erforderlich gehalten. Essen-Möller und Wohlfahrt schlagen deshalb eine *Doppelklassifikation* vor, bei der jeder Fall einer deskriptiven und einer ätiologischen Kategorie zugeordnet wird.

In einer zweiten Arbeit wurde von Essen-Möller zunächst die Kritik an den damaligen psychiatrischen Diagnosesystemen wiederholt [41]. Diese würden teils auf ätiologischen und teils auf syndromal-deskriptiven Prinzipien aufbauen („Inkonsistenz"), und diese beiden Ebenen würden miteinander vermischt („Kontamination"). Ätiologische und psychopathologische Aspekte sollten stattdessen unabhängig voneinander in die Diagnostik einbezogen werden. Das Prinzip der Doppelklassifikation wird nun zu einer dreiachsigen Diagnostik erweitert. Essen-Möller schlägt vor, aus Gründen der Praktikabilität die deskriptive Ebene in *Syndrom („syndrome specified")* und *Klinik („gross syndrome")* zu unterteilen [41]. Auf der Achse *Syndrom („syndrome specified")* sollte der psychopathologische Querschnittbefund abgebildet werden. Die Achse *Klinik („gross syndrome")* sollte hingegen die Möglichkeit geben, nicht nur die Querschnittsymptomatik, sondern ganze Krankheitsverläufe abzubilden (▶ Abb. 6.6). Dieser Gedanke ist durchaus mit den Vorschlägen von Karl Jaspers vereinbar, man solle auf der Grundlage von Verlaufsbeobachtungen unter Berücksichtigung der gesamten Lebensgeschichte *Typen* herausarbeiten, welche nicht nur den Querschnittbefund, sondern vor allem auch den charakteristischen Verlauf abbilden [99]. Allerdings ist anzumerken, dass Essen-Möllers Ausführungen zur Achse *Klinik* eher spärlich sind und als lediglich provisorisch angesehen werden müssen.

Die Vorschläge von Erik Essen-Möller zur psychiatrischen Diagnostik können als klare Absage an das Krankheitsmodell von Emil Kraepelin betrachtet werden. Demgegenüber stehen seine Kon-

Syndrom	Klinik	Ätiologie
• intellektuell beeinträchtigt • Gedächtnis beeinträchtigt • Halluzinationen • schizophren, Dementia praecox-Typ • schizo-affektiv • schizo-verwirrt, oneiroid • verwirrt • depressiv-gehemmt • depressiv, nicht-gehemmt • neurasthenisch • hypomanisch, manisch, exaltiert • dysphorisch • paranoid • ängstlich • phobisch • zwanghaft • dependent, unreif • asozial • suizidal	• keine Psychose, normale Persönlichkeit • keine Psychose, dauernde Abnormität (Psychopathie, Schwachsinn, Defekt) • Insuffizienz bei normaler Persönlichkeit • Insuffizienz bei dauernder Abnormität • Psychose bei normaler Persönlichkeit • Psychose bei dauernder Abnormität	• somatische Erkrankungen • hereditär • kryptogen • postpsychotisch • situative Belastung
psychopathologische Ebenen		ätiologische Ebene

Abb. 6.6 Multiaxiale Diagnostik nach Erik Essen-Möller. Quelle: [83].

zepte im Einklang mit den Beobachtungen von Karl Bonhoeffer, dass einerseits unterschiedliche exogene Noxen bei verschiedenen Patienten die gleichen psychopathologischen Syndrome hervorrufen können und dass andererseits die gleiche Noxe zu unterschiedlichen psychopathologischen Syndromen führen kann. Auch stehen die Essen-Möllers Vorschläge in prinzipieller Übereinstimmung mit dem Krankheitsmodell von Carl Wernicke. Die Idee einer Diagnostik auf zwei Achsen mit einer klaren Unterscheidung zwischen der ätiologischen und der psychopathologischen Ebene findet sich auch bei Kurt Schneider, allerdings nur im Bereich der *Krankheiten* und nicht bei den *abnormen Spielarten seelischen Wesens* (Kap. 6.4.2.).

6.7.3 Bezug von Essen-Möller zur aktuellen Diagnostik

Das auf Erik Essen-Möller zurückgehende Prinzip einer multiaxialen Diagnostik spielte von 1980 bis 2013 in der Psychiatrie eine nicht unwesentliche Rolle. So wurde mit dem DSM-III die multiaxiale Diagnostik eingeführt und über das DSM-III-R bis zum DSM-IV beibehalten. Die fünf Achsen des DSM-IV sind im Folgenden dargestellt [3].

> **Multiaxiale Diagnostik im DSM-IV**
> - Achse I: klinische Störungen, andere klinisch relevante Probleme
> - Achse II: Persönlichkeitsstörungen, geistige Behinderung
> - Achse III: medizinische Krankheitsfaktoren
> - Achse IV: psychosoziale und umgebungsbedingte Probleme
> - Achse V: globale Beurteilung des Funktionsniveaus

Eine konsequente Trennung zwischen psychopathologischer und ätiologischer Ebene war hier im Gegensatz zu den Anschauungen von Essen-Möller nicht vorgesehen. Die Unterscheidung zwischen *Achse I (Klinische Syndrome)* und *Achse II (Persönlichkeitsstörungen)* erfolgte aus rein klinisch-pragmatischen Gründen. Ähnliches galt auch für die Achse III, auf welcher *medizinische Krankheitsfaktoren* abgebildet werden konnten. Die *Achsen IV und V* boten die Möglichkeit, zusätzliche Informationen wie *psychosoziale Probleme* und *globales Funktionsniveau* zu kodieren.

Aufgrund der unklaren Konzeption ist es nicht weiter verwunderlich, dass dieses multiaxiale System im DSM-5 nun verlassen wurde. Aktuell spielt ein sechsachsiges Diagnosesystem vor allem in der Kinder- und Jugendpsychiatrie noch eine Rolle [152].

6.8 Reliabilitätsprobleme in der psychiatrischen Diagnostik

6.8.1 Stengel-Report

Im Jahre 1959 veröffentlichte der englische Psychiater Erwin Stengel (1902–1972) eine mittlerweile klassische Studie über die psychiatrische Klassifikation. Er war von der WHO beauftragt worden, die damals in den verschiedenen Ländern gebräuchlichen psychiatrischen Klassifikationssysteme zu beschreiben, kritisch zu beurteilen und Vorschläge für eine internationale Klassifikation zu unterbreiten. Sein Bericht brachte eine allgemeine Unzufriedenheit mit der psychiatrischen Klassifikation zum Ausdruck, sowohl innerhalb der meisten Länder als auch auf internationaler Ebene [190].

Die seit 1948 verbindliche ICD-Klassifikation der WHO wurde im Bereich der psychischen Erkrankungen nur in wenigen Ländern verwendet. Die meisten Länder benutzten ihr eigenes System. In Deutschland war beispielsweise das so genannte *Würzburger Schema,* in den Vereinigten Staaten das DSM-I in Gebrauch. Als zufriedenstellend wurde jedoch von den Anwendern keines dieser Diagnoseschemata eingestuft, was eine konsequente Benutzung erheblich einschränkte. Der Mangel an einem einheitlichen psychiatrischen Klassifikationssystem hatte zur Folge, dass viele Forschungsergebnisse bereits auf nationaler und natürlich erst recht auf internationaler Ebene nicht miteinander vergleichbar waren.

Stengel empfahl, für die Entwicklung eines international verbindlichen psychiatrischen Klassifikationssystems auf die oft nur spekulativen ätiologischen Implikationen verschiedener diagnostischer Konzepte zu verzichten und sich in Bezug auf die verschiedenen Schulen möglichst neutral zu verhalten. Eine von allen Beteiligten annehmbare internationale Klassifikation für statistische Zwecke sollte auf jeden Fall den Eindruck vermeiden, als eine Art Lehrbuch die verschiedenen Schulen auf eine Linie zu bringen. Stengels Meinung nach sollte die Klassifikation vielmehr als ein von unterschiedlichen Ländern und Schulen benutzbares Kommunikationsinstrument verstanden werden [190].

6.8.2 Untersuchungen zur Reliabilität psychiatrischer Diagnosen

Die Probleme der psychiatrischen Diagnostik waren jedoch nicht nur durch die Tatsache bedingt, dass verschiedene Länder und Schulen ihre jeweils eigenen Klassifikationssysteme benutzten. Ab etwa 1950 setzte sich eine zunehmende Anzahl von Studien kritisch mit dem Thema der Reliabilität psychiatrischer Diagnosen auseinander. Der Begriff der Reliabilität kommt aus der Testpsychologie und meint die *Zuverlässigkeit,* mit der ein bestimmtes Merkmal erfasst wird (Kap. 1.4.4). Bei Messwiederholungen sollte man möglichst zum gleichen Ergebnis kommen. Üblicherweise können drei Formen der Reliabilität psychiatrischer Diagnosen unterschieden werden [220]:
- Beobachter-Übereinstimmung (Interrater-Reliabilität)
- Häufigkeits-Übereinstimmung
- Konsistenz

Zur Bestimmung der Beobachter-Übereinstimmung (Interrater-Reliabilität) wird ein Patient von verschiedenen Untersuchern exploriert. Dies kann entweder gemeinsam oder auch getrennt, dann aber in zeitlich möglichst wenig auseinanderliegenden Sitzungen erfolgen. Hierbei wird der Grad der diagnostischen Übereinstimmung berechnet. Dies erfolgt häufig in Form des *Kappa-Wertes* (Kap. 1.4.4). Die Häufigkeits-Übereinstimmung vergleicht die Diagnoseverteilung in unterschiedlichen, jedoch von der Struktur her vergleichbaren Patientenkollektiven. Beispielsweise können verschiedene Krankenhäuser miteinander verglichen werden. Die Konsistenz überprüft schließlich die Übereinstimmung der Diagnosen beim selben Patienten zu verschiedenen Zeitpunkten.

Die Arbeiten zur Reliabilität der psychiatrischen Diagnosen wurden in verschiedenen Übersichtsarbeiten zusammengefasst ([13], [115], [184]). Hierbei zeigte sich eine erschreckend niedrige Reliabilität. In diesem Zusammenhang wurde auch deutlich, dass nur ein sehr kleiner Teil der Abweichungen durch die Patienten selbst bedingt war, da diese etwa verschiedenen Untersuchern unterschiedliche Auskünfte gaben. Ein erheblicher Anteil der Abweichungen war durch Unterschiede in der Erfassung der einzelnen Symptome bedingt. Ein noch größerer Teil der Abweichungen war jedoch durch die Zuordnung zu verschiedenen Kategorien bedingt. Dies kam vor allem dadurch zustande, dass klare Kriterien für die diagnostische Zuordnung fehlten [202].

6.8.3 US/UK-Studie

Schon zu Beginn der 1960er Jahre wurde darauf hingewiesen, dass es erhebliche Unterschiede hinsichtlich der Diagnoseverteilung zwischen den Vereinigten Staaten und Großbritannien gibt [114]. So wurde beispielsweise in den Vereinigten Staaten häufiger eine Schizophrenie und in Großbritannien häufiger eine Depression diagnostiziert.

Diese Differenzen in der Diagnosehäufigkeit waren der Anstoß für das so genannte US/UK-Projekt [33]. Hierbei wurden in New York und in London sowohl die klinische Diagnostik wie auch eine standardisierte Diagnostik verwendet. Das Ergebnis war auf den ersten Blick sehr erstaunlich. Obwohl hinsichtlich der klinischen Diagnostik der zuvor beschriebene Unterschied zwischen Großbritannien und den Vereinigten Staaten in der Häufigkeit der Diagnosevergabe festzustellen war, fanden sich in Hinblick auf die standardisierte Diagnostik nun keine wesentlichen Unterschiede mehr. Auf diese Weise konnte gezeigt werden, dass die Schizophrenie in den Vereinigten Staaten tatsächlich nicht häufiger als in Großbritannien vorkommt. Die zuvor beschriebenen Unterschiede in der Diagnosehäufigkeit beruhten vielmehr auf verschiedenen diagnostischen Konventionen. Konkret war das Schizophreniekonzept in den Vereinigten Staaten deutlich weiter gefasst, als das in Großbritannien der Fall war. Aus der US/UK-Studie wurden die Schlussfolgerungen gezogen, dass eine sprachliche Einigung über die im diagnostischen Prozess angewandten Fachtermini erzielt werden muss und dass der Diagnoseprozess selbst standardisiert werden sollte.

6.8.4 Reliabilität und aktuelle Diagnostik

Das Streben nach einer hohen Reliabilität psychiatrischer Diagnosen kann als einer der ganz wesentlichen Ausgangspunkte zur Standardisierung der psychiatrischen Diagnostik angesehen werden. Durch DSM-5 und ICD-10 konnte hier eine deutliche Vereinheitlichung erreicht werden. Kritisch ist jedoch anzumerken, dass es aufgrund der Koexistenz von DSM-5 und ICD-10 weiterhin einen Unterschied zwischen der Diagnostik in den Vereinigten Staaten und Europa gibt. Diese Unterschiede scheinen jedoch bei weitem nicht mehr so ausgeprägt zu sein, wie dies zu Zeiten des US/UK-Projektes der Fall war [80]. Die Entwürfe für die ICD-11 sehen eine weitere Angleichung beider Diagnosesysteme vor. Auch die Entwicklung einer sich an Kriterien orientierenden Diagnostik, wie sie heute in DSM-5 und ICD-10 weiterhin zur Anwendung kommt, geht maßgeblich auf das Streben nach einer hohen Reliabilität zurück.

6.9 Syndromale und dimensionale diagnostische Konzepte

6.9.1 Syndrombeschreibungen in der traditionellen Psychopathologie

Eine mögliche Antwort auf die Probleme der Reliabilität psychiatrischer Diagnosen stellt eine verstärkte Beschäftigung mit syndromalen Ansätzen dar. Die syndromale Diagnostik beschränkt sich im Wesentlichen darauf, die Querschnittsymptomatik des individuellen Patienten möglichst exakt abzubilden. Unter einem Syndrom versteht man die Kombination von bestimmten Symptomen, welche überzufällig häufig im Querschnitt miteinander auftreten (Kap. 1.3.3). Auf die Einordnung in ein nosologisches System, welches mit bestimmten Krankheitsmodellen verbunden ist, wird hier bewusst verzichtet. In der Psychiatrie kann die syndromale Diagnostik historisch auf Alfred Hoche (1865–1943) zurückgeführt werden. Dieser hatte sich auf diese Weise gegen das Krankheitsmodell Emil Kraepelins gewandt [69].

Immer wieder wurde von verschiedenen Autoren versucht, klinische Syndrome auf der Grundlage von klinischen Beobachtungen zu beschreiben. Diese Bemühungen wurden in der deutschsprachigen Literatur schließlich prägnant von Hanns Hippius zusammengefasst (Kap. 2.3.1). Er führt hierbei insgesamt 28 Syndrome auf und betont ausdrücklich deren nosologische Unspezifität [68]. Ätiologisch wird hierbei von einer multifaktoriellen Syndromgenese ausgegangen, bei der Umwelt- und Anlagefaktoren sowie biographische und organische Faktoren eine Rolle spielen. Hippius erhebt den syndromalen Ansatz zum Gliederungsprinzip seines Buches und verzichtet somit auf die übliche nosologische Einteilung der psychischen Störungen.

6.9.2 Quantitativ-statistische Ansätze in der Diagnostik

Ab den 1960er Jahren wurde vor allem in der angelsächsischen Psychiatrie damit begonnen, die psychopathologische Befunderhebung mit Hilfe von Rating-Skalen und strukturierten Interviewleitfäden zu standardisieren. Hierbei wurde auch versucht, den psychopathologischen Befund nicht nur qualitativ in Form vorhandener bzw. nicht vorhandener Symptomen darzustellen, sondern vielmehr auch quantitativ zu erfassen. Mit Hilfe von quantitativen psychopathologischen Daten wurde es auch möglich, die Diagnostik dimensional zu gestalten. Unter einer dimensionalen Diagnostik versteht man die quantitative Zuordnung von Beschwerden und Befunde eines Patienten zu einer Position auf einer oder auch mehreren Größenskalen (Kap. 1.4.2). Dies kann entweder mit Hilfe einer oder auch mehrerer Dimensionen erfolgen. Im Gegensatz zur kategorialen Diagnostik müssen keine Grenzziehungen vorgenommen werden, so dass eine weitaus feinere Differenzierung möglich ist. Hierdurch konnte eine weitaus genauere Abbildung der psychopathologischen Symptomatik erfolgen, als dies im kategorialen Ansatz möglich ist.

Auf der Grundlage quantitativer Daten wurden auch multivariate statistische Analysen durchgeführt. In diesem Zusammenhang sind vor allem die Bücher von Katz und Mitarbeitern mit dem Titel „The Role and Methodology of Classification in Psychiatry and Psychopathology" [103] sowie von Overall und Klett mit dem Titel „Applied multivariate Analysis" [145] zu erwähnen, in denen die syndromale Diagnostik in der Psychiatrie in Form eines quantitativ-dimensionalen Ansatzes einen programmatischen Höhepunkt fand. Quantitative psychopathologische Ansätze spielten nicht nur in der angelsächsischen, sondern auch in der deutschsprachigen Psychiatrie eine Rolle. Als Beispiel sei das so genannte AMDP-System erwähnt, welches ab 1965 von deutschen und schweizer Psychiatern entwickelt wurde (Kap. 2.2.2).

Auf der Grundlage von AMDP-Daten wurden Faktorenanalysen durchgeführt, wodurch letztlich acht Syndromskalen extrahiert werden konnten [59]. Diesen acht Syndromskalen lassen sich 70 der ursprünglich 140 in die Faktorenanalyse eingegangenen Items des AMDP-Systems zuordnen (Kap. 2.3.2). Darüber hinaus wurde von Angst und Mitarbeitern [11] das so genannte Züricher Negativsyndrom beschrieben. Einige Arbeiten gingen auch der Frage nach, ob die in der traditionellen Psychiatrie herausgearbeiteten psychopathologischen Syndrome durch multifaktorielle Analysen bestätigt werden können. Im Wesentlichen ließen sich hierbei die bekannten klinischen Syndrome auch durch die statistischen Datenanalysen objektivieren [138].

6.9.3 Dimensionale Modelle in der Persönlichkeitsdiagnostik

Dimensionale Modelle wurden vor allem von den Psychologen in der Persönlichkeitsdiagnostik favorisiert. So stammt beispielsweise von dem deutschstämmigen britischen Psychologen Hans-Jürgen Eysenck (1916–1997) ein recht bekanntes Modell, welches auf drei Faktoren beruht [42]:
- emotionale Stabilität vs. Neurotizismus
- Extraversion vs. Introversion
- Realismus vs. Psychotizismus

Diese drei Dimensionen sind das Ergebnis einer Faktorenanalyse. Jedes Individuum kann auf diese Weise durch ein spezifisches Profil auf diesen drei Skalen charakterisiert werden. Somit besteht kein grundsätzlicher qualitativer Unterschied mehr zwischen gesundem und krankhaftem Verhalten bzw. normaler Persönlichkeit und Persönlichkeitsstörung.

Auch der britische Psychiater Robert E. Kendell (1935–2002) ging in seinem bedeutenden Buch „Die Diagnose in der Psychiatrie" auf dimensionale Modelle bei der Persönlichkeitsdiagnostik ein [105]. In diesem Bereich favorisiert er ebenso wie bei den so genannten neurotischen Störungen die Verwendung von dimensionalen Modellen. Demgegenüber räumt Kendell bei der Diagnostik im Bereich der schizophrenen und der manisch-depressiven Erkrankungen dem kategorialen Ansatz den Vorzug ein. Dies begründet er mit der Annahme, dass es sich hier doch um eine Art von biologischen Krankheitseinheiten handelt, bei denen Faktoren wie Genetik eine wichtige Rolle spielen. Diese Argumentation erinnert an die Ansichten von Kurt Schneider, der Zyklothymie und Schizophrenie als „*Krankheiten*", Persönlichkeitsstörungen hingegen lediglich als „*abnorme Spielarten see-lischen Wesens*" ansah [174] (Kap. 6.4.2). Somit wird von Kendell die Position vertreten, dass kategoriale und dimensionale Modelle in der Psychiatrie nebeneinander zur Anwendung kommen können, der *kategoriale Ansatz* im Bereich der schizophrenen und manisch-depressiven Erkrankungen und der *dimensionale Ansatz* im Bereich der Persönlichkeitsstörungen und der Neurosen [105].

6.9.4 Dimensionale Konzepte und aktuelle Diagnostik

Die vermehrte Anwendung syndromaler und dimensionaler Elementen wird zwar bereits seit Jahrzehnten immer wieder gefordert, konnte sich jedoch bisher in der psychiatrischen Diagnostik eher nicht durchsetzen. So bauen DSM-5 und ICD-10 weiterhin ganz wesentlich auf einer diagnostischen Einordnung in Kategorien auf. Allerdings finden sich im DSM-5 auch Ansätze für dimensionale Modelle. So wird beispielsweise ein alternatives Modell für die Diagnostik von Persönlichkeitsstörungen vorgeschlagen, welches sowohl kategoriale als auch dimensionale Elemente enthält [5]. Auch in den Entwürfen für die ICD-11 ist im Bereich der Persönlichkeitsstörungen ein eher dimensionales Modell vorgesehen [219].

Explizit wird der Ansatz einer dimensionalen Diagnostik derzeit allerdings von den *Research Domain Criteria (RDoC)* aufgegriffen [77], wobei sich dieses Projekt erst in der Entwicklung befindet und hinsichtlich der Verwendung im klinischen Alltag noch keine Alternative zu DSM-5 und ICD-10 darstellt.

6.10 Einfluss des logischen Empirismus auf die psychiatrische Diagnostik

6.10.1 Grundlagen des logischen Empirismus

Bei der Suche nach Lösungsmöglichkeiten für die Probleme der psychiatrischen Diagnostik spielen auch die Gedanken des logischen Empirismus eine wichtige Rolle. Der logische Empirismus bzw. Neopositivismus stellt ohne Zweifel eine der wichtigsten erkenntnistheoretischen Strömungen des 20. Jahrhunderts dar. In diesem Zusammenhang sind insbesondere die Mitglieder des so genannten Wiener Kreises, wie zum Beispiel Moritz Schlick

(1882–1936), Otto Neurath (1982–1945) und Rudolf Carnap (1891–1979), aber auch Namen wie Paul Oppenheim (1885–1977) und Carl Gustav Hempel (1905–1997) zu nennen. Wissenschaftliche Aussagen können sich gemäß den Anschauungen des logischen Empirismus zum einen auf reale Erscheinungen beziehen und müssen somit auf Sinneseindrücke zurückführbar sein. Zum anderen können sich wissenschaftliche Aussagen auch auf rein logische Folgerungen beziehen. Auf diese Weise wird zwischen *Formal- und Realwissenschaften* unterschieden.

Eng mit dieser Wissenschaftsanschauung sind die Gedanken des so genannten *Operationalismus* verbunden. Dieser Begriff geht im Wesentlichen auf den Physiker Percy Williams Bridgman (1882–1961) und sein im Jahre 1927 erschienenes Buch „The Logic of Modern Physics" zurück [24]. Um im wissenschaftlichen Kontext eine valide Abbildung der Realität zu gewährleisten, hält Bridgman eine klare Fachterminologie für erforderlich. Viele bislang verwandte Termini seien, so Bridgman, lediglich durch die Angabe ihrer Eigenschaften definiert. Dies sei jedoch für eine präzise Abbildung der Realität nicht ausreichend. Deshalb schlägt Bridgman schließlich vor, die in der Wissenschaft verwendeten Termini nicht durch die Angabe von Eigenschaften, sondern durch klare Operationen im Sinne von Testverfahren zu definieren. Diese Art der Definitionen wird von ihm dann operational genannt.

Die Vermittlung der Gedanken des logischen Empirismus in die Psychiatrie erfolgte ganz maßgeblich durch Carl Gustav Hempel. Dieser war nämlich von der *American Psychopathological Association* eingeladen worden, einen Vortrag über grundlegende methodologische Fragen zur Klassifikation in der Psychiatrie zu halten. Dieser Vortrag von 1959 hatte einen erheblichen Einfluss auf die weitere Entwicklung der psychiatrischen Diagnostik [64].

6.10.2 Deskriptive und theoretische Stufen wissenschaftlichen Arbeitens

Carl Gustav Hempel fordert von jeder wissenschaftlichen Disziplin, dass sie sich von einer anfänglich *deskriptiven Stufe* immer mehr in Richtung der *theoretischen Stufe* entwickelt [64]. In diesem Prozess sollten auch immer mehr theoretische Begriffe in die jeweilige Terminologie eingeführt werden. Ein Beispiel für solche theoretischen Begriffe in der Physik stellen die Konzepte der elektromagnetischen Felder, Elementarteilchen und Quantenzustände dar. Diese Begriffe beziehen sich auf Ebenen, welche der direkten Beobachtung entzogen sind. Brauchbar sind diese theoretischen Begriffe nur dann, wenn sie dazu beitragen, die direkt beobachtbaren Phänomene zu erklären und vorherzusagen.

Auch die Medizin als Wissenschaft und mit ihr die Psychiatrie müsse sich nach den Anschauungen Hempels von der rein deskriptiven Stufe hin zu einer theoretischen Stufe entwickeln. Dies sollte auch an der Entwicklung eines Klassifikationssystems deutlich werden, welches sich nicht mehr nur auf eine syndromale Zuordnung beschränkt [64].

6.10.3 Empirischer und systematischer Gehalt von wissenschaftlichen Konzepten

Nach den Grundsätzen von Carl Gustav Hempel stellen empirische Daten den Ausgangspunkt aller wissenschaftlichen Konzepte dar. Hierbei ist es wichtig, die Realität objektiv bzw. intersubjektiv verifizierbar in klaren Begriffen abzubilden. Dies wird von Hempel als *empirischer Gehalt* bezeichnet [64]. Dieser empirische Gehalt stellt sicher, dass sich ein bestimmter Begriff tatsächlich auf die Realität bezieht, er verbindet Begriff und Realität.

Um jedoch als wissenschaftlich zu gelten, muss ein Konzept über den empirischen Gehalt hinaus zur Formulierung allgemeiner Gesetzmäßigkeiten und theoretischer Prinzipien führen. Erst hierdurch kann die Basis für Erklärungen, Vorhersagen und wissenschaftliches Verstehen geschaffen werden. Die Verbindung eines Konzeptes zu allgemeingültigen Gesetzen wird von Hempel als *systematischer Gehalt* bezeichnet [64]. Auch für jedes wissenschaftliche Klassifikationssystem ist nach den Anschauungen Hempels ein „systematischer Gehalt" von wesentlicher Bedeutung. Dies ist nämlich dafür ausschlaggebend, ob eine Klassifikation tatsächlich von Nutzen ist. Hempel unterscheidet in diesem Zusammenhang zwischen einer „natürlichen" und einer artifiziellen Klassifikation. Als Beispiel für eine „natürliche" Klassifikation mit „systematischem Gehalt" kann das Periodensystem der Elemente in der Chemie angesehen werden. Mit dessen Hilfe ist es möglich, Voraussagen über die Reaktionsbereitschaft der einzelnen chemischen Elemente zu treffen. Hempel fordert nun auch von der Psychiatrie, im Laufe der Zeit eine theoretisch untermauerte Klassifikation der psychischen Störungen zu entwickeln [64].

6.10.4 Bedeutung von operationalen Definitionen

Um den Anforderung an einen „empirischen Gehalt" von Begriffen Rechnung zu tragen, schlägt Carl Gustav Hempel die Verwendung von *operationalen Definitionen* vor [64]. Hierbei nimmt er direkt auf das Konzept von Percy Williams Bridgman Bezug. Demgemäß sollte für jeden Terminus eine operationale Definition bereitstehen, d. h. eine Methode bzw. ein Testverfahren, welches dessen Anwendung überprüft.

Hier ist jedoch anzumerken, dass schon Hempel eingestehen musste, dass Testoperationen nicht ohne weiteres auf psychologische Begriffe angewandt werden können. Er räumte der Psychiatrie deshalb die Handhabung des Operationalismus in einer sehr liberalen Weise unter Verzicht auf eigentliche Operationen ein. Es sei lediglich zu fordern, dass sich die psychiatrischen Begriffe auf öffentlich beobachtbare *(„publicly observable")* Verhaltensweisen beziehen, welche ein Individuum in einer öffentlich beobachtbaren Reizsituation zeigt. Auf diese Weise könne man, so Hempel, am ehesten die Ansprüche an wissenschaftliche Objektivität erreichen [64]. Diese sehr liberale Anwendung der Operationalisierung wurde später von Psychiatern wie Robert E. Kendell als einzig in der Psychiatrie gangbarer Weg angesehen [105].

6.10.5 Bezug des logischen Empirismus zur aktuellen Diagnostik

Die philosophische Strömung des logischen Empirismus hatte sicherlich einen großen Einfluss auf die Entwicklung der psychiatrischen Diagnostik. Hierbei dürfte der Vortrag von Carl Gustav Hempel aus dem Jahr 1959 eine wichtige Rolle gespielt haben. Festzuhalten bleibt, dass durch die Verwendung von diagnostischen Ein- und Ausschlusskriterien in den modernen Diagnosesystemen sicherlich ein erheblicher Gewinn an *empirischem Gehalt* [64] erzielt wurde. Eine kriterienorientierte Diagnostik, wie sie in DSM-5 und ICD-10 zur Anwendung kommt, kann sich durchaus als operational bezeichnen, wenn man diesen Begriff sehr weit fasst [105].

Einen Anspruch auf einen „systematischen Gehalt" [64] können die *atheoretischen Diagnosesysteme* jedoch nicht erheben. Dies würde eine Verbindung der jeweiligen diagnostischen Konzepte mit allgemeingültigen Gesetzen und Theorien bedeuten, die hier gerade nicht gegeben sind [57].

6.11 Die Strömung der Neo-Kraepelinianer

6.11.1 Bedeutung der Neo-Kraepelinianer

Die US-amerikanische Psychiatrie war bis in 1970er Jahre vorwiegend vom psychoanalytischen Gedankengut geprägt. Diagnose und Klassifikation spielten hier eine eher untergeordnete Rolle. Manche Psychoanalytiker wie Menninger hatte sogar eine völlige Abschaffung der psychiatrischen Diagnosen gefordert [131]. Dann gewann jedoch eine Strömung zunehmend an Einfluss, die als *Neo-Kraepelinismus* bezeichnet wird [109]. Die „geographischen" Zentren dieser Strömung dürften hierbei ganz wesentlich in St. Louis, New York City und Iowa City gelegen haben [16].

Die Neo-Kraepelinianer vertraten die dezidierte Ansicht, dass die Psychiatrie ein Zweig der Medizin ist. Deshalb solle sich die Psychiatrie am naturwissenschaftlichen Methodenideal der übrigen Medizin orientieren. Der Schwerpunkt der psychiatrisch tätigen Ärzte sollte auf den biologischen Aspekten psychischer Erkrankungen liegen. Eine Beschäftigung mit Fragen der Klassifikation und Diagnostik in der Psychiatrie wurde hierbei als unerlässlich angesehen [109]. Durch die Neo-Kraepelianer in den Vereinigten Staaten erfolgte dann einer Art *Remedikalisierung* der Psychiatrie [162]. Hierdurch kam es wieder zu einer Annäherung an die kontinentaleuropäische Psychiatrie, welche sich immer als ein Teil der Medizin verstanden hatte. Das Programm der Neo-Kraepelinianer bedeutet aber auch eine klare Absage an die damals aufkommenden Ansätze der so genannten „Antipsychiatrie" (Kap. 5.3).

6.11.2 Nosologisches Modell der Neo-Krapelinianer

Eine der wichtigsten programmatischen Publikationen der „Neo-Kraepelinianer" stellt der von Eli Robins (1921–1994) und Samuel Guze (1923–2000) verfasste Artikel mit dem Titel „Establishment of Diagnostic Validity in Psychiatric Illness: its Application to Schizophrenia" dar [158]. Beide Autoren waren in St. Louis tätig. In ihrer Publikation sprechen sie sich zunächst für eine nosologisch fundierte, kategoriale Diagnostik in der Psychiatrie aus. Ein wichtiges Ziel sei es jedoch, eine brauchbare Klassifikation psychiatrischer Erkrankungen zu entwickeln. Solch ein System sei für die Psychiatrie als wissenschaftliche Disziplin von entscheidender Bedeutung. Die bisherigen Diagnoseschemata würden, so Robins und Guze, eher auf apriorischen Prinzipien als auf empirischen Studien beruhen. Dies habe dazu geführt, dass die psychiatrische Diagnostik in Misskredit gefallen sei. Deshalb stellen die Autoren nun ein empirisches Modell zur Entwicklung eines Klassifikationssystems vor, welches aus den im Folgenden aufgeführten fünf Phasen besteht [158]. Die Parallelen zum Kraepelinschen Krankheitsmodell sind hierbei klar zu erkennen (Kap. 6.1.2).

Nosologisches Modell nach Robins und Guze
- klinische Beschreibungen
- Laborstudien
- Abtrennung von anderen Störungen
- Follow-up-Untersuchungen
- Familienstudien

Die vorgestellte Methode wird nun auf die Schizophrenie angewandt. Mittels bereits publizierter Follow-up- und Familienstudien versuchen Robins und Guze zu zeigen, dass eine zuverlässige Unterteilung der Schizophrenien in Formen mit einer guten und solche mit einer schlechten Prognose möglich ist. Die Autoren sehen dies als Hinweis an, dass die Schizophrenie mit guter Prognose eine eigenständige Erkrankung ist. Es ist ihnen ihrer Einschätzung nach damit gelungen, zwei unterschiedliche Erkrankungen durch klinische Deskription, Verlaufsuntersuchungen und Familienstudien voneinander zu trennen. Deshalb schlagen sie zum Abschluss ihrer Arbeit vor, das Modell auch auf andere psychische Erkrankungen zu erweitern [158].

6.11.3 Neo-Kraepelinismus und Entwicklung diagnostischer Kriterien

Kurze Zeit später legte die „St. Louis-Gruppe" unter der Erstautorenschaft von John P. Feighner einen weiteren wichtigen Artikel mit dem Titel „Diagnostic Criteria for Use in Psychiatric Research" vor [46]. Zunächst werden erneut die fünf Phasen des Validierungsmodells angeführt. Die Autoren vertreten hierbei die Meinung, dass einige psychische Erkrankungen bereits durch klinische Beschreibungen, Follow-up- und Familienstudien ausreichend charakterisiert seien. Für ausgewählte Erkrankungen werden nun diagnostische Kriterien aufgestellt, die sowohl in der Forschung als auch im klinischen Alltag ihre Verwendung finden könnten. Diese Kriterien stellen, so die Autoren, ein *Destillat* ihrer eigenen klinisch-wissenschaftlichen Erfahrung sowie der Erkenntnis vieler anderer im Literaturverzeichnis zitierter Studien dar. Vorrangiges Ziel der Kriterien sei es, einen Rahmen für Kommunikation zwischen Forschern verschiedener Zentren mit unterschiedlichen theoretischen Ausrichtungen zu schaffen.

Drei Jahre nach den *Feighner-Kriterien* kam es wiederum zu einer Veröffentlichung von diagnostischen Kriterien, nämlich der *Research Diagnostic Criteria (RDC)* [185]. Erstautor der Publikation war Robert L. Spitzer (geb. 1932), der ein Jahr zuvor zum Vorsitzenden des Arbeitsausschusses für Statistik und Nomenklatur der American Psychiatric Association gewählt worden war. Dieser Ausschuss hatte gerade mit den Vorbereitungen zum DSM-III begonnen. Viele Definitionen der *Research Diagnostic Criteria (RDC)* gingen auf diese Weise in das DSM-III ein. Das DSM-III betonte mit seinem so genannten „atheoretischen Ansatz" allerdings ausdrücklich, dass es nicht an ein bestimmtes Krankheitsmodell gebunden sei, sondern vielmehr von den Vertretern unterschiedlicher theoretischer Schulen benutzt werden könne. In diesem Zusammenhang ist möglicherweise auch Robert L. Spitzers spätere explizite Distanzierung vom *Neo-Kraepelinismus* zu sehen [186].

6.11.4 Bezug des Neo-Kraepelinismus zur aktuellen Diagnostik

Die Ansichten der *Neo-Kraepelinianer* spielten bei den Vorarbeiten zum DSM-III eine entscheidende Rolle. Obwohl das DSM-III sich als *atheoretisch* und keinem speziellen Krankheitsmodell verpflichtet sah, konnte es durchaus auch im Sinne des Krankheitsmodells von Emil Kraepelin interpretiert werden. Die implizite Verbindung dürfte maßgeblich dazu beigetragen haben, dass sich das DSM-III und seine Nachfolgermanuale im Zeitalter einer immer mehr an Bedeutung gewinnenden biologischen Psychiatrie mit überwältigendem Erfolg durchsetzen konnte.

Inzwischen scheint es jedoch zu einer Art von Paradigmenwechsel gekommen zu sein, bei dem mehr und mehr vom Modell Kraepelins [111] bzw. dem der „Neo-Kraepelinianer" [158] Abstand genommen wird. Am deutlichsten wird dies im Zusammenhang mit dem *Research Domain Criteria (RDoC) Project* des NIMH [77]. So werden von Thomas R. Insel die *Research Domain Criteria (RDoC)* in programmatischer Hinsicht mit den *Research Diagnostic Criteria* verglichen. So wie die RDC in den 1970er Jahren zum DSM-III geführt hätten, werde voraussichtlich durch die RDoC eine neue Ära in der psychiatrischen Diagnostik eingeleitet. Es bleibt jedoch abzuwarten, ob sich diese Hoffnung erfüllen wird.

Kapitel 7

Zusammenfassung und Fazit

7.1	Rückblick auf die wesentlichen Gedankengänge	155
7.2	Notwendigkeit von Begriffsklärungen	155
7.3	Errungenschaften der modernen Diagnosesysteme	156
7.4	Grenzen von DSM-5 und ICD-10	157
7.5	Plädoyer für eine psychopathologische Fundierung der Diagnostik	157
7.6	Zukunft der psychiatrischen Diagnostik	158

7 Zusammenfassung und Fazit

7.1 Rückblick auf die wesentlichen Gedankengänge

Zum Abschluss soll noch einmal eine kurze Zusammenfassung der bisherigen Ausführungen gegeben werden. In Kapitel 1 wurde auf die Diagnose als Grundelement ärztlichen Denkens eingegangen. Die Medizin wurde hierbei als wissenschaftlicher Teil aller heilkundlichen Bemühungen betrachtet, welche auf ein Klassifikations- und Ordnungssystem angewiesen ist. Die Diagnose wurde als Einordnung in ein solches Ordnungssystem im Sinne einer Wahrscheinlichkeitsaussage definiert, die auf den Ebenen des Symptoms, des Syndroms und der Nosologie erfolgen kann. Es wurden unterschiedliche Krankheitsmodelle vorgestellt und auf die Problematik einer allgemeinen Krankheitsdefinition eingegangen.

In Kapitel 2 wurde die aktuelle psychiatrische Diagnostik dargestellt. Hierbei wurde auf die drei Ebenen der psychiatrischen Diagnostik eingegangen (Symptom, Syndrom, Nosologie). Im Mittelpunkt stand jedoch die nosologisch fundierte Diagnostik nach DSM-5 und ICD-10. Außerdem wurden ein kurzer Ausblick auf die Entwürfe für die ICD-11 gegeben, die wesentlichen Charakteristika der operationalen Diagnosemanuale dargestellt und strukturierte klinische Interviews wie SKID und SCAN skizziert.

In Kapitel 3 wurde bei ausgewählten Störungen die praktische Anwendung der Diagnosesysteme DSM-5 und ICD-10 mit Hilfe klinischer Fallbeispiele illustriert. Hierbei wurde deutlich, dass die in DSM-5 und ICD-10 aufgeführten Kriterien nicht immer eindeutig sind, sondern dass vielmehr bei der diagnostischen Entscheidungsfindung in nicht-trivialen Fällen klinisch-psychopathologisches Zusatzwissen in einem nicht unerheblichen Ausmaß erforderlich ist.

In Kapitel 4 wurde zunächst auf die aktuelle Kritik an der psychiatrischen Diagnostik eingegangen, welche zuletzt insbesondere auch in Zusammenhang mit dem Erscheinen des DSM-5 öffentlichkeitswirksam vorgebracht wurde. Hieran anschließend wurde nach Lösungsansätzen gesucht und auf die grundlegenden möglichen Ansätze in der psychiatrischen Diagnostik eingegangen. So wurden hier beispielsweise der syndromale Ansatz der nosologischen Diagnostik gegenübergestellt und der kategoriale Ansatz mit dem dimensionalen Modell verglichen. Weiterhin wurden die Frage nach einer neurobiologischen oder psychopathologischen Fundierung der psychiatrischen Diagnostik behandelt und auf die Bedeutung der psychopathologischen Verlaufsforschung eingegangen. Schließlich wurde ein triaxiales Diagnosemodell vorgestellt, welches die verschiedenen Ansätze sinnvoll miteinander verbinden könnte.

In Kapitel 5 wurde auf die Sonderstellung der Psychiatrie innerhalb des medizinischen Fächerkanons eingegangen. Hierbei wurde ausgeführt, dass sich die Psychiatrie nicht nur auf naturwissenschaftliche Grundlagen stützen kann, sondern dass sie auch kulturwissenschaftliche Aspekte einbeziehen muss. Hieran anschließend wurde auf das Leib-Seele-Problem, die kritischen Thesen der Antipsychiatrie sowie auf verschiedene psychiatrische Krankheitsmodelle eingegangen.

In Kapitel 6 wurden schließlich die Meilensteine in der Entwicklung der psychiatrischen Diagnostik dargestellt. Hierbei wurden unter anderem die Gedanken von Emil Kraepelin, Karl Jaspers, Kurt Schneider und Karl Leonhard ausgeführt. Das Kapitel wurde mit Ausführungen zum logischen Empirismus und zum „Neo-Kraepelinismus" abgeschlossen, da beide Strömungen einen entscheidenden Einfluss auf die aktuelle psychiatrische Diagnostik haben. Dies erfolgte auf der Basis der Überlegung, dass man DSM-5 und ICD-10 nur sinnvoll anwenden kann, wenn man die konzeptuellen Wurzeln dieser Instrumente kennt und beachtet.

7.2 Notwendigkeit von Begriffsklärungen

Klare Begrifflichkeiten sind eine wesentliche Grundlage für ein effektives Arbeiten. Dies gilt sowohl für die medizinische Forschung als auch für die klinische Praxis. Klare Begriffe sind insbesondere auch in einem ideengeschichtlich so heterogenen Fach wie Psychiatrie und Psychotherapie von großer Bedeutung. So nimmt die Psychiatrie bis heute eine Sonderstellung innerhalb des medizinischen Fächerkanons ein und wird wie kaum eine andere Fachdisziplin immer wieder kritisch hinterfragt. Einigt man sich nicht auf den Gebrauch wesentlicher Schlüsselbegriffen, so kann dies zu erheblichen Missverständnissen führen.

So versteht man unter einer Diagnose die Einordnung der individuellen Beschwerden und Befunde eines Patienten in ein wissenschaftliches Begriffs- und Ordnungssystem. In diesem Zusammenhang können drei Ebenen unterschieden werden (Symptom, Syndrom, Nosologie). Das Symptom stellt hierbei die kleinste beschreibbare Einheit dar, welche sich auf einzelne, subjektiv geäußerte Beschwerden oder objektiv erhebbare Befunde bezieht. Unter einem Syndrom versteht man hingegen eine Kombination bestimmter Symptome, welche überzufällig häufig im Querschnitt miteinander auftreten. Eine nosologische Einheit stellt schließlich ein Element eines erfahrungswissenschaftlichen Ordnungs- und Klassifikationssystems dar. Mit Hilfe der nosologischen Ebene sollen die einzelnen Symptome durch allgemeine Gesetzmäßigkeiten erklärt werden. Jede Diagnose kann in Form einer kategorialen oder einer dimensionalen Einordnung erfolgen. Während dies im ersten Fall zu einer bestimmten, festen Kategorie erfolgt, ist hingegen im zweiten Fall eine quantitative Zuordnung zu einer Position auf einer oder auf mehreren Größenskalen möglich. In beiden Fällen setzt jedoch die Diagnose ein zuvor konzipiertes Begriffssystem voraus.

Die Psychiatrie ist mit dem Problem konfrontiert, dass bisher nur in wenigen Fällen naturwissenschaftliche Erkenntnisse wesentlich zu einer Erklärung psychischer Störungen beitragen können. Dies führte sogar schon dazu, dass der Psychiatrie die Legitimation als medizinische Fachdisziplin abgesprochen wurde. So tut man sich in der Psychiatrie auch schwer, eine auf naturwissenschaftlichen Erkenntnissen aufbauende Nosologie nach dem Vorbild der anderen medizinischen Disziplinen zu etablieren. Aus diesem Grunde wird auch immer wieder die psychiatrische Diagnostik kritisch infrage gestellt. Bis heute baut die psychiatrische Nosologie überwiegend auf der psychopathologischen Symptomatik und deren Verlauf auf.

An jede diagnostische Zuordnung sind zwei wesentliche Gütekriterien zu stellen. Sie muss zum einen zuverlässig (reliabel) und zum anderen gültig (valide) sein. Die Reliabilität wird zumeist auf der Grundlage der Übereinstimmung von verschiedenen Untersuchern geprüft (Interrater-Reliabilität). Schwieriger gestaltet sich hingegen die Bestimmung der Validität, da hier üblicherweise ein externer Referenzstandard verwendet wird, mit dem die jeweilige diagnostische Einordnung verglichen werden kann. In der Medizin sind dies zumeist Ergebnisse von Laboruntersuchungen oder histopathologische Befunde, welche jedoch in der Psychiatrie nur in wenigen Fällen zur Verfügung stehen.

7.3 Errungenschaften der modernen Diagnosesysteme

Mit der Entwicklung und Etablierung der modernen Diagnosesysteme wie aktuell DSM-5 und ICD-10 ist es gelungen, eine Standardisierung der psychiatrischen Diagnostik zu erzielen. Dies bezieht sich zum einen auf die Auswahl der verwendeten diagnostischen Kategorien und zum anderen auf den diagnostischen Prozess selbst. Letzteres erfolgt durch die Formulierung von klaren Ein- und Ausschlusskriterien, mit deren Hilfe die Diagnosevergabe verbindlich geregelt wird. Dies hat zu einer erheblichen Erhöhung der zuvor eher niedrigen Interrater-Reliabilität geführt. Diagnosen in verschiedenen Kliniken, Regionen und Ländern sind auf diese Weise gut miteinander vergleichbar geworden. Insbesondere ist dies auch für Forschungsprojekte wie beispielsweise klinische Therapiestudien von Bedeutung. Zudem stehen heute auch diagnostische Interviews zur Verfügung, welche die verschiedenen Diagnosekriterien in die Form von einfachen Fragen bringen. Auf diese Weise ist dann gleichsam eine algorithmische Ableitung der diagnostischen Zuordnung möglich.

Den operationalen Diagnosesystemen wie DSM-5 und ICD-10 liegen keine bestimmten Krankheitsmodelle oder theoretischen Auffassungen zugrunde, was eine möglichst breite Anwendung von Vertretern verschiedener Schulen ermöglichen soll. Dies bedeutet allerdings auch, dass die Manuale in nosologischer Hinsicht durchaus interpretationsbedürftig sind. DSM-5 und ICD-10 beziehen sich immer wieder auf historisch gewachsene Konzepte. Sie sind also in dieser Hinsicht keineswegs „theoriefrei".

7.4 Grenzen von DSM-5 und ICD-10

Der Errungenschaft einer zumeist hohen Reliabilität stehen aber auch deutliche Probleme entgegen. So stößt man bei der Verwendung der jeweiligen diagnostischen Kriterien von DSM-5 und ICD-10 immer wieder auf Grenzen und muss viele Entscheidungen nach wie vor „klinisch-intuitiv" treffen. Dies ist insbesondere dann der Fall, wenn es sich um nicht-triviale Konstellationen handelt. Zudem fallen viele diagnostische Entscheidungen bereits auf der Symptomebene, wobei an dieser Stelle DSM-5 und ICD-10 keine expliziten Hilfestellungen anbieten.

Weiterhin lässt sich fragen, ob die Zunahme der diagnostischen Reliabilität auch einen Gewinn an Validität mit sich bringt oder ob nicht vielmehr das Umgekehrte der Fall ist. Hierbei ist zu beachten, dass sich die diagnostischen Kriterien zumeist lediglich auf gut erfassbare Einzelsymptome stützen und der Zusammenhang zwischen diesen Symptomen sowie das klinische Gesamtbild zumeist außer Acht bleiben. So ist es mit Hilfe von DSM-5 und ICD-10 kaum möglich, komplexe psychopathologische Sachverhalte differenziert abzubilden. Insbesondere trifft dies für den Bereich der subjektiven Erlebnisweisen zu, da hierüber nur schwer eine ausreichend hohe Interrater-Reliabilität erzielt werden kann.

In diesem Zusammenhang ist aber auch zu beachten, dass Diagnosesysteme wie DSM-5 und ICD-10 im Wesentlichen dazu dienen, eine Art sprachlichen Minimalkonsens vorzugeben. Dies bedeutet aber auch, dass weder Kliniker noch Forscher daran gehindert sind, über einen solchen Minimalkonsens hinaus im Bedarfsfall auf differenziertere psychopathologische Konzepte zurückzugreifen, als sie DSM-5 und ICD-10 zur Verfügung stellen. Allerdings besteht die Gefahr, dass Phänomenbereiche und Untersuchungsmethoden in Vergessenheit geraten, wenn sie für eine diagnostische Einordnung in DSM-5 und ICD-10 überflüssig erscheinen. Insbesondere wird hierbei auch die Gefahr gesehen, dass diese Phänomene und Methoden dann im Hinblick auf die Therapie nicht mehr berücksichtigt werden.

Ein weiteres Problem kann auftreten, wenn Diagnosesystemen wie DSM-5 und ICD-10 eine weitreichende nosologische Autorität beigemessen wird. So kann die Aufnahme einer bestimmten diagnostischen Kategorie in ein Diagnosemanual wie dem DSM-5 fälschlicherweise den Eindruck erwecken, dass es sich hierbei bereits um eine gesicherte psychische Erkrankung handelt. Hiermit ist eng das Problem einer „Reifizierung" diagnostischer Kategorien im Sinne von natürlichen bzw. klar voneinander abgrenzbaren Krankheitseinheiten verbunden. Auf diese Weise können psychopathologische Konventionen schnell als biologische Entitäten missverstanden werden.

Hieran anschließend stellt sich die Frage, welches Klassifikations- und Ordnungsprinzip psychiatrischen Störungen zugrunde gelegt werden kann und soll. So wird derzeit immer wieder eine stärkere neurobiologische Fundierung einer solchen Klassifikation gefordert. Es ist jedoch anzumerken, dass es trotz eines beträchtlichen Wissenszuwachses auf diesem Gebiet in den letzten Jahren nicht gelungen ist, die meisten psychopathologischen Phänomene schlüssig auf neurobiologische Prozesse zurückzuführen.

7.5 Plädoyer für eine psychopathologische Fundierung der Diagnostik

Es gibt gute Argumente, sich bei Klassifikation und Diagnostik psychiatrischer Störungen weiterhin vor allem auf psychopathologische Konzepte zu stützen. Hierbei sollte jedoch der Verlaufsaspekt ganz wesentlich mit einbezogen werden. Die Psychopathologie ist die wesentliche Grundlagenwissenschaft des Faches Psychiatrie und Psychotherapie. Die Kenntnis von regelhaft auftretenden psychopathologischen Symptommustern und deren typischem Verlauf ist die Basis für die meisten klinischen Entscheidungsprozesse. Als Beispiel seien hier Entscheidungen in Bezug auf die Therapie, auf die Indikation zur stationären Aufnahme oder auch auf gutachterliche Stellungnahmen zu Fragen von Betreuung, Unterbringung und Arbeitsfähigkeit genannt. Solche Entscheidungen müssen regelmäßig im klinischen Alltag getroffen werden. Gelingt es hier, aufgrund der diagnostischen Einordung im Einzelfall zu nichttrivialen Aussagen zu gelangen, die sich beispielsweise auf den weiteren Verlauf der Erkrankung beziehen, ist dies von großem Vorteil.

So stellt die Erarbeitung und Etablierung einer differenzierten Verlaufstypologie psychischer Störungen eine wichtige Aufgabe für die aktuelle psychiatrische Forschung dar. Hierbei kann jedoch insbesondere im deutschen Sprachraum auf eine umfangreiche Tradition Bezug genommen werden. Ziel sollte allerdings sein, eine solche Typologie auf die Basis empirischer Untersuchungen zu stellen und auf diese Weise einen unfruchtbaren Kampf um dogmatische Ansichten zu vermeiden. Zudem ist es wünschenswert, sich um eine Verbindung von neurobiologischen und psychopathologischen Forschungsansätzen zu bemühen, anstatt aus ideologischen Gründen beide Ansätze gegeneinander auszuspielen.

7.6 Zukunft der psychiatrischen Diagnostik

Derzeit ist noch unklar, wie sich die psychiatrische Diagnostik weiterentwickeln wird. Insbesondere bleibt abzuwarten, ob es in den nächsten Jahren und Jahrzehnten gelingen wird, die psychiatrische Diagnostik neurobiologisch zu fundieren, wie es beispielsweise im Research Domain Criteria (RDoC) – Projekt angestrebt wird. Auch wenn sich hier durchaus ein Paradigmenwechsel andeuten könnte, bleiben die konkreten Auswirkungen auf die klinische Praxis noch unklar.

So wird es voraussichtlich bis auf Weiteres unerlässlich sein, sich bei der psychiatrischen Diagnostik vorwiegend auf psychopathologische Kenntnisse zu stützen. Diese stellen nach wie vor den Kern des Faches Psychiatrie und Psychotherapie dar und sind momentan weder durch neurobiologische Untersuchungsverfahren noch durch diagnostische Kriterien, Fragebögen und strukturierte Interviews ersetzbar.

Kapitel 8

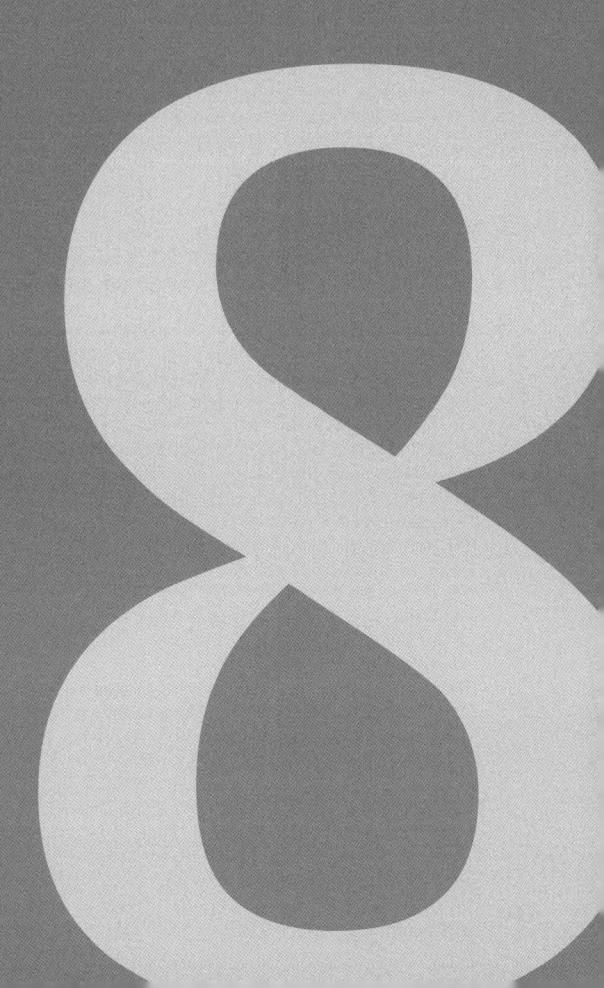

Literaturverzeichnis

8 Literaturverzeichnis

[1] Alexander F. Psychosomatische Medizin. Grundlagen und Anwendungsgebiete. Berlin: De Gruyter; 1951

[2] American Psychiatric Association. Diagnostisches und Statistisches Manual Psychischer Störungen. DSM-III. Deutsche Bearbeitung und Einführung von W. Koehler und H. Saß. Beltz: Weinheim; 1984

[3] American Psychiatric Association. Diagnostisches und Statistisches Manual Psychischer Störungen DSM-IV. Deutsche Bearbeitung und Einführung von H Saß, HU Wittchen und M Zaudig. Göttingen: Hogrefe; 1996

[4] American Psychiatric Association. Diagnostic and Statistical Manual of Mental Disorders, 5th ed. Arlington, VA: American Psychiatric Association; 2013

[5] American Psychiatric Association. Diagnostisches und Statistisches Manual Psychischer Störungen DSM-5. Deutsche Ausgabe hrsg. von P Falkai und HU Wittchen. Göttingen: Hogrefe; 2014

[6] Anderson-Schmidt H, Adler L, Aly Cet al. The "DGPPN-Cohort" – a national collaboration initiative by the German Association for Psychiatry and Psychotherapy (DGPPN) for establishing a large-scale cohort of psychiatric patients. Eur Arch Psychiatry Clin Neurosc 2013; 263: 695–701

[7] Andreasen NC. DSM and the death of phenomenology in America: an example of unintended consequences. Schizophr Bulletin 2007; 33: 108–112

[8] Angst J. Zur Ätiologie und Nosologie endogener depressiver Psychosen. Berlin: Springer; 1966

[9] Angst J. Das Komorbiditätsprinzip in der psychiatrischen Diagnostik. In: Dilling H, Schulte-Markwort E, Freyberger HJ, Hrsg. Von der ICD-9 zur ICD-10: Neue Ansätze der Diagnostik psychischer Störungen in der Psychiatrie, Psychosomatik und Kinder- und Jugendpsychiatrie. Bern: Huber; 1994, 41–48

[10] Angst J, Scharfetter C, Stassen HH. Classification of schizoaffective patients by multidimensional scaling and cluster analysis. Psychiatria clin. 1983; 16: 254–264

[11] Angst J, Stassen HH, Woggon B. Effect of neuroleptics on positive and negative symptoms and the deficit state. Psychopharmacology 1989; Suppl. 99: 41–46

[12] Arbeitsgemeinschaft für Methodik und Dokumentation in der Psychiatrie (AMDP). Manual zur Dokumentation psychiatrischer Befunde, 8. Aufl. Göttingen: Hogrefe; 2007

[13] Beck AT. Reliability of psychiatric diagnoses: a critique of systematic studies. Am J Psychiatry 1962; 119: 152–169

[14] Beckermann A. Das Leib-Seele-Problem. Eine Einführung in die Philosophie des Geistes. 2. Aufl. Paderborn: Fink; 2011

[15] Birley JLT. DSM-III: From left to right or right to left? Br J Psychiatry 1990; 157: 116–118

[16] Blashfield RK. The Classification of Psychopathology, Neo-Kraepelinian and Quantitativ Approaches. New York and London: Plenum Press; 1984

[17] Blashfield R, Draguns JG. Toward a traxonomy of psychopathology: the purpose of psychiatric classification. Br J Psychiatry 1976; 129: 574–583

[18] Bleuler E. Dementia praecox oder die Gruppe der Schizophrenien. In: Aschaffenburg G, Hrsg. Handbuch der Psychiatrie, Teil 4. Leipzig: Deuticke; 1911

[19] Bonhoeffer K. Wie weit kommen psychogene Krankheitszustände und Krankheitsprozesse vor, die nicht der Hysterie zuzurechnen sind? Zeitschrift für Psychiatrie 1911; 68: 371–386

[20] Bonhoeffer K. Die exogenen Reaktionstypen. Arch Psychiatr Nervenkr 1917; 58: 58–70

[21] Boorse C. Health as a theoretical concept. Philosophy of Science 1977; 44: 542–573

[22] Bormuth M. Psychiatrie als Kulturwissenschaft. Überlegungen nach Max Weber. Nervenarzt 2010; 81: 1346–1353

[23] Breuer J, Freud S. Studien über Hysterie. Leipzig: Deuticke; 1895

[24] Bridgman PW. The Logic of Modern Physics. New York: Macmillan Press; 1927

[25] Brieger P, Marneros A. Komorbidität bei psychiatrischen Krankheiten. Einige theoretische Überlegungen. Nervenarzt 2000; 71: 525–534

[26] Brücher K. Personen diagnostizieren? In: Brücher K, Poltrum M, Hrsg. Psychiatrische Diagnostik. Zur Kritik der diagnostischen Vernunft. Berlin: Parodos; 2013, 286–306

[27] Churchland PM. Eliminative materialism and the propositional attitudes. Journal of Philosophy 1981; 78: 67–90

[28] Cloninger CR. A systematic method for clinical description and classification of personality variants. Arch Gen Psychiatry 1987; 44: 573–588

[29] Cohen J. A coefficient of agreement for nominal scales. Educational and Psychological Measurement 1960; 20: 37–46

[30] Conrad K. Das Problem der „nosologischen Einheit" in der Psychiatrie. Nervenarzt 1958; 11: 488–494

[31] Conrad K. Die beginnende Schizophrenie: Versuch einer Gestaltanalyse des Wahns, 4. Aufl. Stuttgart: Thieme; 1979

[32] Cooper D. Psychiatrie und Antipsychiatrie. Frankfurt a. M.: Suhrkamp; 1971

[33] Cooper JE, Kendell RE, Gurland BJ et al. Psychiatric Diagnosis in New York and London. Moudsley Monograph No. 20, London: Oxford University Press; 1972

[34] Craddock N, Owen MJ. The beginning of the end for the Kraepelinian dichotomy. Br J Psychiatry 2005; 186: 364–366

[35] Craddock N, O'Donovan MC, Owen MJ. Genes for schizophrenia and bipolar disorder. Implications for psychiatric nosology. Schizophr Bull 2006; 32: 9–16

[36] Cuthbert BN, Insel TR. Toward the future of psychiatric diagnosis: the seven pillars of RDoC. BMC Medicine 2013; 11: 126

[37] Elger C, Friederici AD, Koch C et al. Das Manifest. Elf führende Neurowissenschaftler über Gegenwart und Zukunft der Hirnforschung. Gehirn und Geist 6/2004: 30–37

[38] Engel G. The need for a new medical model: a challenge for bio-medicine. Science 1977; 196: 129–135

[39] Engelhardt Jr HT. The Concept of Health and Disease. In: Engelhardt Jr TH, Spicker SF, eds. Evaluation and Explanation in the Biomedical Sciences. Dordrecht: D. Reidel Publishing; 1975, 125–141

[40] Essen-Möller E, Wohlfahrt S. Suggestions for the amendment of the official Swedish classification of mental disorders. Acta Psychiatr Scand 1947; 22 (Suppl 47): 551–555

[41] Essen-Möller E. On classification of mental disorders. Acta Psychiatr Scand 1961; 37: 119–126

[42] Eysenck HJ. The Scientific Study of Personality. London: Routledge & Kegan Paul; 1952

[43] Fähndrich E, Stieglitz RD. Leitfaden zur Erfassung des psychopathologischen Befundes. Halbstrukuriertes Interview anhand des AMDP-Systems. 2. Aufl. Göttingen: Hogrefe; 1998

[44] Falkai P, Bogerts B. Psychopathologie im Zeichen der Neurowissenschaften. Die Psychiatrie 2006; 3: 215–220
[45] Falkai P. Personalisierte Psychiatrie und Psychotherapie. Nervenarzt 2011; 82: 1382–1384
[46] Feighner JP, Robins E, Guze SB et al. Diagnostic criteria for use in psychiatric research. Arch Gen Psychiatr 1972; 26: 57–63
[47] Feinstein AR. Clinical Judgement. New York: R.E. Krieger Publishing; 1967
[48] Feinstein AR. A Critical Overview of Diagnosis in Psychiatry. In: Rakoff VM, Gorman H, Kedward HB, Preston AJ, Stancer HC, eds. Psychiatric Diagnosis. New York: Brunner; 1977, 189–206
[49] Fletcher RH, Fletcher SW. Klinische Epidemiologie. Grundlagen und Anwendung. 2. Aufl. Bern: Huber; 2007
[50] Foucault M. Psychologie und Geisteskrankheit. Frankfurt a. M.: Suhrkamp; 1968
[51] Foucault M. Wahnsinn und Gesellschaft. Frankfurt a. M.: Suhrkamp; 1972
[52] Frances A. Normal. Gegen eine Inflation psychiatrischer Diagnosen. Köln: DuMont; 2013
[53] Frances AL, Widiger TA, Pincus HA. The development of DSM-IV. Arch Gen Psychiatry 1989; 46: 373–375
[54] Franzek E. Influence of Carl Wernicke on Karl Leonhard´s nosology: Psychopathology 1990; 23: 277–281
[55] Fuchs T. Der Begriff der Person in der Psychiatrie. Nervenarzt 2002; 73: 239–246
[56] Fuchs T. Das Gehirn – ein Beziehungsorgan. 4. Aufl. Stuttgart: Kohlhammer; 2013
[57] Fulford KWM, Thornton T, Graham G. Natural Classification, Realism, and Psychiatric Science. In: Fulford KWM, Thornton T, Graham G (eds.): Oxford Textbook of Philosophy and Psychiatry. Oxford: Oxford University Press; 2006, 135–175
[58] Gaebel W, Wölwer W, Zielaseck J. Von der deskriptiven zur funktionalen Psychopathologie. Auf dem Weg zu einer modularen Psychiatrie. Die Psychiatrie 2006; 3: 221–232
[59] Gebhardt R, Pietzcker A, Strauss A et al. Skalenbildung im AMDP-System. Arch Psychiatr Nervenkr 1983; 233: 223–245
[60] Goffman E. Asyle. Über die Situation psychiatrischer Patienten und anderer Insassen. Frankfurt a. M.: Suhrkamp; 1961
[61] Guze SB. Nature of psychiatric illness: why psychiatry is a branch of medicine. Compr Psychiatry 1978; 19: 295–307
[62] Häfner H. Ist die Diagnose Schizophrenie noch sinnvoll? Psychiat Prax 2007; 34: 175–180
[63] Hamilton M. A rating scale for depression. J Neurol Neurosurg Psychiatry 1960; 23, 56–62
[64] Hempel CG. Fundamentals of Taxonomy. In: Zadler JZ, Schwartz MA, Wiggins OP, eds. Philosophical Perspectives on Psychiatric Diagnostic Classification. Baltimore, London: John Hopkins University Press; 1994: 315–331
[65] Henry C, Etain B. New ways to classify bipolar disorders: going from categorical groups to symptom clusters or dimensions. Curr Psychiatry Rep 2010; 12: 505–511
[66] Herpertz SC, Saß H. Persönlichkeitsstörungen, Stuttgart: Thieme; 2003
[67] Hick C, Ziegler A. Mittelverteilung im Gesundheitswesen. In: Hick C, Hrsg. Klinische Ethik. Heidelberg: Springer; 2007: 227–249
[68] Hippius H. Psychiatrie. Berlin: Springer; 1979
[69] Hoche A. Die Bedeutung der Symptomenkomplexe in der Psychiatrie. Z ges Neurol Psychiatr 1912; 12, 540–551
[70] Höschl C, Libiger J. Rights and responsibilities of the psychiatric profession. Acta Psychiatr Scand 2000; (Suppl 399): 40–41
[71] Hoff P. Zum Krankheitsbegriff bei Emil Kraepelin. Nervenarzt 1986; 56: 510–513
[72] Hoff P. Emil Kraepelin und die Psychiatrie als klinische Wissenschaft. Ein Beitrag zum Selbstverständnis psychiatrischer Forschung. Berlin: Springer; 1994
[73] Hoff P, Saß H. Psychopathologische Grundlagen der forensischen Psychiatrie. In: Kröber Hl, Dölling D, Leygraf N, Saß H, Hrsg. Handbuch der Forensischen Psychiatrie, Band 2, Berlin: Springer; 2010: 1–56
[74] Holsboer F. Biologie für die Seele: Mein Weg zur personalisierten Medizin. München: Beck; 2009
[75] Holsboer F. Die Zukunft der Depressionsforschung. Nervenarzt 2009; 81: 1306–1316
[76] Illich I. Die Nemesis der Medizin. Die Kritik der Medikalisierung des Lebens. 5. Aufl. München: Beck; 2007
[77] Insel TR. The NIHM Research Domain Criteria (RDoC) Project: Precision medicine for psychiatry. Am J Psychiatry 2014; 171: 395–297
[78] Jablensky A, Woodbury MA. Dementia praecox and manic-depressive insanity in 1908: a grade of membership analysis of the Kraepelinian dichotomy. Eur Arch Psychiatry Clin Neurosci 1995; 245: 202–209
[79] Jäger M. Vergleich der mit SKID hergeleiteten DSM-III-R-Diagnosen mit den klinischen ICD-9-Diagnosen bei ersterkrankten Patienten mit einer funktionellen Psychose – eine retrospektive Studie [Dissertation]. München: LMU; 1998
[80] Jäger M, Bottlender R, Strauss A et al. Classification of functional psychoses and its implication for prognosis. Comparison between ICD-10 and DSM-IV. Psychopathology 2004; 37: 110–117
[81] Jäger M, Riedel M, Möller HJ. Akute vorübergehende psychotische Störungen (ICD-10: F23) - Empirische Befunde und Implikationen für die Therapie. Nervenarzt 2007; 78: 745–752
[82] Jäger M, Strauß A, Frasch K et al. Konzeptuelle Grundlagen der operationalen Diagnostik in der Psychiatrie. Fortschr Neurol Psychiat 2007; 75: 478–483
[83] Jäger M, Frasch K, Becker T. Neue Wege in der psychiatrischen Diagnostik? Fortschr Neurol Psychiat 2008; 76: 286–293
[84] Jäger M, Frasch K, Becker T. Die Krise der operationalen Diagnostik in der Psychiatrie. Nervenarzt 2008; 79: 288–294
[85] Jäger M, Becker T, Haack S et al. Schizoaffective disorder – an ongoing challenge for psychiatric nosology. Eur Psychiatry 2011; 26: 159–165
[86] Jäger M, Frasch K, Becker T. Erik Essen-Möller und die Wurzeln der multiaxialen Diagnostik in der Psychiatrie. Fortschr Neurol Psychiat 2011; 79: 277–282
[87] Jäger M, Lang FU, Frasch K et al. Auflösung des Schizophreniebegriffes. Dimensionale Modelle oder Aufteilung in Subtypen? Nervenarzt 2012; 83: 345–354
[88] Jäger M, Lang FU, Frasch K et al. Schizophrene Psychosen mit bipolarem Verlauf. Implikationen für Nosologie und Therapie. Fortschr Neurol Psychiat 2012; 80: 520–526
[89] Jäger M, Burger D, Becker T et al. Diagnosis of adjustment disorder – reliability of its clinical use and long-term stability. Psychopathology 2012; 45: 305–309
[90] Jäger M, Frasch K, Becker T. Syndromale versus nosologische Diagnostik. Nervenarzt 2013; 84: 1081–1090

[91] Jäger M, Frasch K, Lang FU et al. Psychopathologische Differenzierung depressiver Syndrome. Fortschr Neurol Psychiat 2013; 81: 689–696

[92] Jäger M, Weiser P, Becker T et al. Identification of psychopathological course trajectories in schizophrenia. Psychiatry Res 2014; 215: 274–279

[93] Jäger M, Scholz I, Becker T et al. Verlaufstypologien schizophrener Psychosen. Fortschr Neurol Psychiat 2014; 82: 457–463

[94] Jäger M, Lang FU, Becker T. Karl Jaspers und die Herausforderungen der Sozialpsychiatrie. Psychiat Prax 2015; 42: 15–20

[95] Janet P. L'Automatisme Psychologique. Essai de psychologie expérimentale sur les formes inférieures de l'activité humaine. Paris: Félix Alcan; 1889

[96] Janzarik W. Die Krise der Psychopathologie. Nervenarzt 1976; 47: 73–80

[97] Janzarik W. Die Zukunft der Psychopathologie – mit Skepsis gesehen. Die Psychiatrie 2006; 3: 197–200

[98] Jaspers K. Eifersuchtswahn. Ein Beitrag zur Frage: Entwicklung einer Persönlichkeit oder „Prozess". Zeitschr f d ges Neurol u Psychiatr 1910; 1: 567–637

[99] Jaspers K. Allgemeine Psychopathologie. Heidelberg: Springer; 1913

[100] Jaspers K. Allgemeine Psychopathologie. 3. Aufl. Heidelberg: Springer; 1923

[101] Jaspers K. Allgemeine Psychopathologie. 4. Aufl. Heidelberg: Springer; 1946

[102] Kasanin J. The acute schizoaffective psychoses. Am J Psychiatry 1933; 13: 97–126

[103] Katz MM, Cole JO, Barton WE. The Role and Methodology of Classification in Psychiatry and Psychopathology. U.S. Department of Health, Education and Welfare, DHEW Publication No. (HSM) 72–9 015; 1966

[104] Kay SR. Positive and Negative Syndromes in Schizophrenia: Assessment and Research. Clinical and Experimental Psychiatry Monography No. 5. New York: Brunner/Mazel; 1991

[105] Kendell RE. Die Diagnose in der Psychiatrie. Stuttgart: Enke; 1978

[106] Kendell RE, Gourlay J. The clinical distinction between the affective psychoses and schizophrenia. Br J Psychiatry 1970; 117: 261–266

[107] Kendell RE, Jablensky A. Distinguishing between the validity and utility of psychiatric diagnoses. Am J Psychiatry 2003; 160: 4–12

[108] Kleist K. Gehirnpathologie. Vornehmlich auf Grund der Kriegserfahrungen. Leipzig: Ambrosius; 1934

[109] Klerman GL. Paradigm shifts in USA psychiatric epidemiology since World War II. Soc Psychiatry Psychiatr Epidemiol 1990; 25: 27–32

[110] Klosterkötter J. Wandlungen im Paradigma der Psychopathologie. Nervenarzt 1989; 60: 319–331

[111] Kraepelin E. Psychiatrie. Ein Lehrbuch für Studierende und Ärzte. 6. Aufl. Leipzig: Barth; 1899

[112] Kraepelin E. Einführung in die psychiatrische Klinik. Zweiundreissig Vorlesungen, 2. Aufl. Leipzig: Barth; 1905

[113] Kraepelin E. Die Erscheinungsformen des Irreseins. Z. ges Neurol Psychiatr 1920; 51: 224–246

[114] Kramer M. Some problems for international research suggested by observations on differences in first admission rates to the mental hospitals of England and Wales and of the United States. In: Proceedings of the Third World Congress of Psychiatry, Vol. 3. Montreal: Toronto University Press; 1961: 153–160

[115] Kreitman N, Sainsburg P, Morrissey J et al. The reliability of psychiatric diagnosis. Journal of Mental Science 1961; 107: 887–908

[116] Laing RD. Das geteilte Selbst. München: dtv; 1967

[117] Lang FU, Klug R, Kunath M et al. Frühe Demenz als Leitsyndrom einer Schizophrenie. Nervenarzt 2013; 84: 624–628

[118] Lang FU, Kösters M, Lang S et al. Psychopathological long-term outcome of schizophrenia – a review. Acta Psychiatr Scand 2013; 127: 173–182

[119] Leonhard K. Grundlagen der Psychiatrie. Stuttgart: Enke; 1948

[120] Leonhard K. Biopsychologie der endogenen Psychosen. Leipzig: Hirzel; 1970

[121] Leonhard K. Differenzierte Diagnostik der endogenen Psychosen, abnormen Persönlichkeitsstrukturen und neurotischen Entwicklungen. 4. Aufl. Berlin: Gesundheit; 1991

[122] Leonhard K. Die Aufteilung der endogenen Psychosen und ihre differenzierte Ätiologie. 7. Aufl. Stuttgart: Thieme; 1995

[123] Lienert GA. Testaufbau und Testanalyse. Weinheim: Beltz; 1969

[124] Lindenmayer JP, Bernstein-Hyman R, Grochowski S. Five-factor solution for schizophrenia. Initial validation. J Nerv Ment Dis 1994; 182: 631–638

[125] Maier W, Lichtermann D, Franke P et al. The dichotomy of schizophrenia and affective disorders in extended pedigrees. Schizophr Res 2002; 57: 259–266

[126] Maier W, Helmchen H, Saß H. Hirnforschung und Menschenbild im 21. Jahrhundert. Nervenarzt 2005; 76: 543–545.

[127] Maier W, Möller HJ. Meta-analyses: a method to maximise the evidence from clinical studies? Eur Arch Psychiatry Clin Neurosci 2010; 260: 17–23

[128] Maj M. Psychiatric comorbidity: an artefact of current diagnostic systems. Br J Psychiatr 2005; 186: 182–184

[129] Margraf J. MINI-DIPS. Diagnostisches Kurzinterview bei psychischen Störungen. Berlin: Springer; 1994

[130] Marneros A, Pillmann F. Das Wort Psychiatrie wurde in Halle geboren. Von den Anfängen der deutschen Psychiatrie. Stuttgart: Schattauer; 2005

[131] Menninger T. The vital balance: The life progress in mental health and illness. New York: Viking Press; 1963

[132] Mentzos S. Hysterie. Zur Psychodynamik unbewusster Inszenierungen. 10. Aufl. Göttingen: Vandenhoeck und Ruprecht; 2012

[133] Meynert T. Psychiatrie. Klinik der Erkrankungen des Vorderhirns. Wien: Braunmüller; 1844

[134] Mezzich J. Psychiatry for the person: articulating medicine's science and humanism. World Psychiatry 2007; 6: 65–7

[135] Mezzich J, Salloum IM, Cloninger CR et al. Person-centred integrative diagnosis: conceptual bases and structural model. Can J Psychiatry 2010; 55: 701–708

[136] Möller HJ. Rating depressed patients: observer- vs. self-assessment. Eur Psychiatry 2000; 15: 160–172

[137] Möller HJ. Development of DSM-V and ICD-11: Tendencies and potential of new classifications in psychiatry at the current state of knowledge. Psychiatry Clin Neurosci 2009; 63: 595–612

[138] Mombour W, Gammel D, Zerssen D et al. Die Objektivierung psychiatrischer Syndrome durch multifaktorielle Analyse des psychopathologischen Befundes. Nervenarzt 1973; 44: 352–358

[139] Nedopil N, Müller JL. Forensische Psychiatrie. Klinik, Begutachtung und Behandlung zwischen Psychiatrie und Recht. 4. Aufl. Stuttgart: Thieme; 2012

[140] Nordenfelt L. The concepts of health and disease revisted. Medicine, Health Care and Philosophy 2007; 10: 5–10

[141] Oppenheim H. Die traumatischen Neurosen. Berlin: Hirschwald; 1889

[142] Os J van. Is there a continuum of psychotic experiences in the general population? Epidemiol Psichiatr Soc 2003; 12: 242–252

[143] Os J van. A salience dysregulation syndrome. Br J Psychiatry 2009; 194: 101–103

[144] Os J van, Gilvarry C, Bale R et al. (2000) Diagnostic value of the DSM and ICD categories of psychosis: An evidence-based approach. Soc Psychiatry Psychiatr Epidemiol 2000; 35: 305–311

[145] Overall JE, Klett CJ. Applied Multivariate Analysis. New York: McGraw-Hill; 1972

[146] Ozomaro U, Wahlestedt C, Nemeroff B. Personalized medicine in psychiatry: problems and promises. BMC Medicine 2013; 11: 132

[147] Parsons T. The sick role and the role of the physician reconsidered. Health Sociology 1977; 53: 257–258

[148] Pauling L, Itano HA, Singer SJ et al. Sickle cell anemia, a molecular disease. Science 1949; 110: 543–548

[149] Perris C. A study of bipolar (manic-depressive) and unipolar recurrent depressive psychoses. Acta Psychiatr Scand 1966; Suppl194: 1–189

[150] Pietzcker A, Gebhart R, Strauss A et al. The syndrome scales in the AMDP-system: Mod Probl Pharmacopsychiatry 1983; 20: 88–99

[151] Popper KR, Eccles JC. Das Ich und sein Gehirn. München: Piper; 1982

[152] Poustka F. Die Klassifikation kinder- und jugendpsychiatrischer Störungen in der ICD-10. In: Dilling H, Schulte-Markwort E, Freyberger HJ, Hrsg. Von der ICD-9 zur ICD-10: Neue Ansätze der Diagnostik psychischer Störungen in der Psychiatrie, Psychosomatik und Kinder- und Jugendpsychiatrie. Bern: Huber; 1994: 217–229

[153] Praag HM van, Leijnse B. Neubewertung des Syndroms. Skizze einer funktionellen Pathologie. Psychiat Neurol Neurochir 1965; 68: 50–66

[154] Praag HM van, Kahn RS, Asnis GM et al. Denosologization of biological psychiatry or the specificity of 5-HT disturbances in psychiatric disorders. J Affect Disord 1987; 13: 1–8

[155] Putnam H. Psychological Predicates. In: Captain WH, Merill DD, eds. Art, Mind and Religion, Pittsburgh: University of Pittsburgh; 1967; 37–48.

[156] Rager G. Medizin als Wissenschaft und ärztliches Handeln. In: Honnefelder L, Rager G, Hrsg. Ärztliches Urteilen und Handeln. Zur Grundlegung einer medizinischen Ethik. Frankfurt: Insel; 1994: 15–52

[157] Regier DA, Kuhl EA, Narrow WE et al. Research planning for the future of psychiatric diagnosis. Eur Psychiatry 2012; 27: 553–556.

[158] Robins E, Guze SB. Establishment of diagnostic validity in psychiatric illness: its application to schizophrenia. Am J Psychiatry 1970; 126: 983–987

[159] Robins LN, Helzer JE, Ratcliff KS et al. Validity of the Diagnostic Interview Schedule. Version II: DSM-III diagnoses. Psychol Med 1982; 12: 855–870

[160] Roy PD, Zipursky RB, Saint-Cyr JA et al. Temporal horn enlargement is present in schizophrenia and bipolar disorder. Biol Psychiatry 1998; 44: 418–422

[161] Rüger U. Zur Problematik der operationalen Diagnostik in der Psychosomatischen Medizin und Psychotherapie. In: Dilling H, Schulte-Markwort E, Freyberger HJ, Hrsg. Von der ICD-9 zur ICD-10: Neue Ansätze der Diagnostik psychischer Störungen in der Psychiatrie, Psychosomatik und Kinder- und Jugendpsychiatrie. Bern: Huber; 1994: 193–215

[162] Sashbin M. Wendepunkte in der amerikanischen Psychiatrie des 20. Jahrhunderts (Übers. d. UH Peters), Fortschr Neurol Psychiat 1999; 58: 323–331

[163] Saß H. Ein psychopathologisches Referenzsystem für die Beurteilung der Schuldfähigkeit. Forensia 1985; 6: 33–43

[164] Saß H. Die Krise der psychiatrischen Diagnostik. Fortschr Neurol Psychiat 1987; 55: 355–360

[165] Saß H. Zur Problematik der operationalen Diagnostik in der Psychiatrie. In: Dilling H, Schulte-Markwort E, Freyberger HJ, Hrsg. Von der ICD-9 zur ICD-10: Neue Ansätze der Diagnostik psychischer Störungen in der Psychiatrie, Psychosomatik und Kinder- und Jugendpsychiatrie. Bern: Huber; 1994: 149–156

[166] Saß H. Psychopathologie im Wandel der Zeit. Nervenarzt 2003; 74: 1–2

[167] Saß H. Psychische Störungen und Schuldfähigkeit. Ein psychopathologisches Referenzsystem. Die Psychiatrie 2008; 5: 182–189

[168] Satir V, Gomori M, Banman J et al. The Satir model: family therapy and beyond. Palo Alto, CA: Science and Behavior Books; 1991

[169] Scadding JG. Diagnosis: the clinician and the computer. Lancet 1967; 2: 877–882

[170] Scadding JG. Essentialism and nominalism in medicine: logic of diagnosis and disease terminology. Lancet 1996; 348: 594–596

[171] Scheff TJ. Das Etikett: „Geisteskrankheit". Frankfurt a. M.: Fischer; 1973

[172] Schmidt-Degenhard M. Versteinertes Dasein – Von der Schwarzgalligkeit zur depressiven Episode. In: Brücher K, Poltrum M (Hrsg.): Psychiatrische Diagnostik. Zur Kritik der diagnostischen Vernunft. Berlin: Parodos; 2013: 125–144

[173] Schneider K. Die Schichtung des emotionalen Lebens und der Aufbau der Depressionszustände. Z Ges Neurol Psychiat 1920; 59: 281–286

[174] Schneider K. Klinische Psychopathologie. 13. Aufl. Stuttgart: Thieme; 1987

[175] Schramme T. Patienten und Personen. Zum Begriff der psychischen Krankheit. Frankfurt a. M., Fischer; 2000

[176] Schott H, Tölle R. Geschichte der Psychiatrie. Krankheitslehre, Irrwege, Behandlungsformen. München: Beck; 2006

[177] Schützwohl M, Kallert T, Jurjanz L. Dimensionale Diagnostik mit der deutschsprachigen Version der Schedules for Clinical Assessment in Neuropsychiatry 2.1.. Nervenarzt 2007; 87: 304–313

[178] Schwartz MA, Wiggins OP. Diagnoses and ideal types: a contribution to psychiatric classification. Compr Psychiatry 1987; 18: 277–291

[179] Sheehan DV, Lecrubier Y, Sheehan KH et al. The Mini-International Neuropsychiatric Interview (M.I.N.I.): the development and validation of a structured diagnostic interview for DSM-IV and ICD-10. J Clin Psychiatry 1998; Suppl 20: 22–33

[180] Shorter E. Moderne Leiden. Zur Geschichte der psychosomatischen Krankheiten. Übers. von K. Neff. Reinbek bei Hamburg: Rowohlt; 1994

[181] Shorter E. The doctrine of the two depressions in historical perspective. Acta Psychiatr Scand 2007; Suppl 433: 5–13

[182] Siegenthaler W. Differentialdiagnose innerer Krankheiten, 17. neubearb. Aufl. Stuttgart: Thieme; 1993

[183] Sigerist HE. Einführung in die Medizin. Leipzig: Thieme; 1931

[184] Spitzer RL, Fleiss JL. A Re-analysis of the reliability of psychiatric diagnosis. Br J Psychiatry 1974; 125: 341–347

[185] Spitzer RL, Endicott J, Robins E. Research Diagnostic Criteria. Rationale and reliability. Arch Gen Psychiatry 1978; 35: 773–782

[186] Spitzer RL. Letter to the editor. Schizophr Bull 1982; 8: 592

[187] Spitzer RL, Williams JB. Having a dream. A research strategy for DSM-IV. Arch Gen Psychiatry 1988; 45: 871–874

[188] Spitzer RL, Gibbon M, Skodol AE et al. DSM-IV-TR Casebook. A Learning Companion to the Diagnostic and Statistical Manual of Mental Disorders, 4th ed. Text Revision. Washington DC: American Psychiatric Publishing; 2002

[189] Stanghellini G, Broome MR. Psychopathology as the basic science of psychiatry. Br J Psychiatry 2014; 205: 169–170

[190] Stengel E. Classification on mental disorders. Bulletin of the World Health Organisation 1959; 21: 601–663

[191] Stieglitz RD. Diagnostik und Klassifikation in der Psychiatrie. Stuttgart: Kohlhammer; 2008

[192] Strauß A, Brothag D, Möller HJ. Die psychiatrische Diagnostik aus Sicht der therapeutischen Entscheidungen. In: Möller HJ, Müller N, Hrsg. Schizophrenie – Moderne Konzepte zur Diagnostik, Pathogenese und Therapie. Wien: Springer; 1998: 75–89

[193] Strik W, Dierks T. Biologische Psychopathologie. Stuttgart: Kohlhammer; 2011

[194] Szasz T. Geisteskrankheit – ein moderner Mythos. Grundlagen einer Theorie des persönlichen Verhaltens. Heidelberg: Carl Auer; 2013

[195] Tellenbach H. Melancholie. Zur Problemgeschichte, Typologie, Pathogenese und Klinik. Berlin: Springer; 1974

[196] Thome J. Molekulare Psychiatrie. Theoretische Grundlagen, Forschung und Klinik. Bern: Huber; 2005

[197] Tkachev D, Mimmack ML, Ryan MM et al. Oligodendrocyte dysfunction in schizophrenia and bipolar disorder. Lancet 2003; 362: 798–805

[198] Unschuld PU. Was ist Medizin? Westliche und östliche Wege der Heilkunst. München: Beck; 2003

[199] Unschuld PU. Ware Gesundheit. Das Ende der klassischen Medizin. München: Beck; 2009

[200] Vogeley K. Repräsentation und Identität. Zur Konvergenz von Gehirnforschung und Gehirn-Geist-Philosophie. Berlin: Duncker & Humblot; 1995

[201] Vollmer-Larsen A, Jacobsen TB, Hemmingsen R et al. Schizoaffective disorder – the reliability of its clinical diagnostic use. Acta Pschiatr Scand 2006; 113: 402–407

[202] Ward CH, Beck AT, Mendelson M et al. The psychiatric nomenclature. Reasons for diagnostic disagreement. Arch Gen Psychiatry 1962; 7: 198–205

[203] Weinmann S. Evidenzbasierte Psychiatrie. Methoden und Anwendung. Stuttgart: Kohlhammer; 2007

[204] Weitbrecht HJ. Psychiatrie im Grundriss. 2. Aufl. Berlin: Springer; 1968

[205] Wernicke C. Der aphasische Symptomenkomplex. Eine psychologische Studie auf anatomischer Basis. Breslau: Cohn & Weigert; 1874

[206] Wernicke C. Grundriss der Psychiatrie in klinischen Vorlesungen. Leipzig: Thieme; 1900

[207] Wieland W. Diagnose. Überlegungen zur Medizintheorie. Warendorf: Johannes G. Hoof; 2004

[208] Wilmanns K. Entwurf einer für die Reichsstatistik bestimmten Diagnosetabelle für die Geisteskrankheiten. Allg Z Psychiatrie 1930; 93: 223–234

[209] Windelband W. Präludien. Bd 2. Tübingen: Mohr; 1911

[210] Wing JK, Cooper JE, Sartorius N. Die Erfassung und Klassifikation psychiatrischer Symptome. Weinheim: Beltz; 1982

[211] Wing JK, Babor T, Brugha T et al. SCAN. Schedules for Clinical Assessment in Neuropsychiatry. Arch Gen Psychiatry 1990; 47: 589–93

[212] Wittchen HU, Semler G. Composite International Diagnostic Interview (CIDI). Weinheim: Beltz; 1990

[213] Wittchen HU, Zaudig M, Fydrich T. Strukturiertes Klinisches Interview für DSM-IV. Göttingen: Hogrefe; 1997

[214] Wittchen HU, Weigel A, Pfister H et al. Expertensystem zur Diagnostik Psychischer Störungen. Frankfurt: Swets-Test; 1997

[215] World Health Organization. Preamble to the Constitution of the World Health Organization as adopted by the International Health Conference, New York, 19–22 June, 1946; signed on 22 July 1946 by the representatives of 61 States (Official Records of the World Health Organization, no. 2, p. 100) and entered into force on 7 April 1948

[216] World Health Organization, Hrsg. Internationale Klassifikation psychischer Störungen: ICD-10, Kapitel V (F); Forschungskriterien/Weltgesundheitsorganisation. Hrsg. v. H Dilling, W Mombour, MH Schmidt und E Schulte-Markwort. Bern: Huber; 1994

[217] World Health Organization, Hrsg. Schedules for clinical assessment in neuropsychiatry. SCAN. Deutsche Übersetzung: Glülick-Bailer M van, Mauer K, Häfner H. Bern: Huber; 1995

[218] World Health Organization. Internationale Klassifikation psychischer Störungen, ICD-10, Kapitel V (F); Klinisch-diagnostische Leitlinien. Übers. u. hrsg. von H Dilling unter Mitarbeit von E Schulte-Markwort, Bern: Huber; 1999

[219] World Health Organization: ICD-11 Beta Draft (Foundation). Im Internet: http://apps.who.int/classifications/icd11/browse/f/en; Stand: 11.08.2014

[220] Zubin J. Classification of the behaviour disorders. Annual Review of Psychology 1967; 18, 373–406

[221] Zubin J, Spring B. Vulnerability – a new view of schizophrenia. J Abnorm Psychol 1977; 86: 103–126

Sachverzeichnis

A

affektive Störung
- anhaltende 74
- DSM-5 40
- Kriterien 66

Affektregulationsstörung, disruptive 72
Aggravation 93
Algorithmen, diagnostische 105
AMDP-System 148
- Befunderhebung 31
- Beurteilungsskalen 102
- psychopathologische Syndrome 34
- Symptome 31
- vierdimensionale Diagnostik 36

American Psychiatric Association (APA) 38
Anamneseerhebung 29
Angst-Glücks-Psychose 61
Anpassungsstörung 72, 78
- Diagnostik 79
- diagnostische Kriterien 81
- DSM-5 81
- Fallbeispiel 80
- Subtypen 79–80

Antike 119
Antipsychiatrie 122, 124
- Erving Goffman 123
- Michel Foucault 122
- Ronald D. Laing 123
- Thomas Szasz 123

Aphasie 140
Arbeiten
- psychopathologisches, Methoden 106
- wissenschaftliches, Stufen 150

Arbeitsgemeinschaft für Methodik und Dokumentation in der Psychiatrie (AMDP) 31
Aspektdualismus 134
- monistischer 122
Aspektdualität 122
Ätiologie 26
Aufklärung 119

B

Befunderhebung
- AMDP-System 31
- CATEGO 52
- Hamilton Depression Scale 32
- Positive and negative Syndrome Scale (PANSS) 32
- Present State Examination (PSE) 52
- PSE/CATEGO-System 52
- psychopathologische 29
- – Beurteilungsskalen 102
- – Gütekriterien 30
- – Instrumente 30
- – Validität 30
- strukturierte diagnostische Interviews 51
- Strukturiertes klinisches Interview für DSM (SKID) 52

Begriffserklärung, Notwendigkeit 155
Begutachtung, psychiatrische 126
Belastungsstörung
- posttraumatische (PTSD) 79
- somatische 82

bio-psycho-soziales Modell, Grenzen 126
Biografie, individuelle 120
Biomarker 115
bipolar affektive Störung 45
Bipolar I Störung, mit psychotischen Merkmalen 67
Bonhoeffer, Karl 132
- Bezug zur aktuellen Diagnostik 133

Borderline-Persönlichkeitsstörung 76, 85
- diagnostische Entscheidungsfindung 89
- DSM-5 86–87
- Fallbeispiel 88

C

CATEGO 52
Composite International Diagnostic Interview (CIDI) 51
Computerprogramm (CATEGO) 51
Conrad, Klaus 143
- Bezug zur aktuellen Diagnostik 144
- nosologische Überlegungen 144

Cultural-Formulation-Interview (CFI) 43

D

Daten, psychopathologische, Analyse 103
Definition, operationale 151
Delir 133
Dementia praecox 55, 131
Depression
- postschizophrene 59
- reaktive 70
- reine 71, 142

depressive Störung
- Charakteristika 71
- Diagnostik, Differenzierung 77
- DSM-5 72, 76
- Fallbeispiel 75
- Grundlagen 70
- ICD-10 74, 76
- rezidivierende 74

DGPPN-Kohorte 114
DIA-X 52
Diagnose 16
- als Wahrscheinlichkeitsaussage 21
- als Zuordnung 21
- begriffliche Klärung 98
- Definition 19
- diagnostischer Prozess 19
- Ebenen 19, 156
- Gütekriterien 22
- Mehrfachzuordnung 92
- Nützlichkeit 111
- personenzentrierte integrative 115
- psychiatrische, Reliabilität 97
- Therapie-Empfehlung 19
- Validierung 26
- Validität 111
- Vorgehensweisen 19
- vorschnelle 135

Diagnosemodell, triaxiales 114
Diagnoseschema
- Karl Jaspers 135
- psychiatrisches, Entwicklung 131

Diagnosesystem
- Doppelklassifikation 145
- Kritik 96
- modernes, Errungenschaften 156
- modular-konnektionistisches 108
- neue Kategorien 99
- operationales 156
- – Charakteristika 48
- – Ein- und Ausschlusskriterien 49
- psychiatrisches, deskriptiver Ansatz 49
- systematische Ordnung 114

Diagnoseverteilung, US/UK-Studie 147
Diagnostical and Statistical Manual of Mental Disorders (DSM) 38

Diagnostik
- aktuelle
- – dimensionale Konzepte 149
- – logischer Empirismus 151
- – psychiatrische 29, 96
- algorithmische 105
- – Grenzen 105
- dimensionale 21, 35, 102, 104
- – qualitative Vorgehensweise 102
- Ebenen 21
- hypothetiko-deduktive Methode 105
- kategoriale 21, 35, 102, 117
- klinisch-intuitive 105
- kriterienorientierte 96
- multiaxiale
- – DSM-IV 146
- – nach Erik Essen-Möller 144, 146
- nosologische 20, 99, 102, 155
- polysyndromale 36, 100
- praktisches Vorgehen 22
- psychiatrische
- – dimensionaler Ansatz 103
- – DSM-5 38
- – Entwicklung 130
- – ICD-10 45
- – Kritik 155
- – multiaxialer Ansatz 144
- – nosologische Ebene 36
- – Reliabilitätsprobleme 146
- – Symptomebene 30
- – Syndromebene 33
- – Zukunft 158
- psychopathologische Fundierung 157
- quantitativ-statistischer Ansatz 148
- rein syndromorientierte 100
- syndromale 99, 102, 148
- – Vor- und Nachteile 100
- syndromaler und nosologischer Ansatz 101
- Trivialisierung 97

Differenzialtypologie, Kurt Schneider 138
dimensionales diagnostisches Modell 103
dimensionales Modell 102
Disability Assessment Schedule (DAS) 43
Dissimulation 93
dissoziative Störung 45, 81–83, 85
Drei-Instanzen-Modell 125

Sachverzeichnis

DSM-5 38
- Algorithmen 105
- Aufbau 48
- Beurteilungsebenen 40
- diagnostische Algorithmen 55
- dimensionale Elemente 104
- Ein- und Ausschlusskriterien 49
- Grenzen 157
- Instrumente 42
- Klassifikationsaufbau 41
- klinisch relevante Probleme 42
- klinische Erscheinungsbilder, Forschungsbedarf 44
- kriterienorientierte Diagnostik 50
- Kritik 95
- Nosologie 99
- Prinzipien 39
- Spezifier 40
- Subtypen 40
- Veränderungen 39
- Zeitkriterien 50
DSM-5-Selbstbeurteilungsfragebogen, Symptomdomänen 42
DSM-III 38
Dualismus 121
- empirischer 137
Dysthymie, endo-reaktive 71

E

Eigenschaftsdualismus 122
Einheit, nosologische 99
Empirismus, logischer 149
Entscheidungsfindung, diagnostische 22
- Vierfeldertafel 23
Episode
- affektive 65
- depressive 74
- depressive, mittelgradige, ICD-10 74
Erlebnisreaktion, abnorme 78
Essen-Möller, Erik 144
- Bezug zur aktuellen Diagnostik 146
Etikettierung, soziale 125
Experteninterview 51
Exploration 29, 97

F

5-Faktoren-Modell 35
Fehldiagnose 21
Feighner-Kriterien 152
Formalwissenschaften 150
Forschung, neurobiologische 113

Fremdbeurteilungsinstrumente 30
Funktionalismus 122
funktionelles Modell 124

G

Gehalt, systematischer 150
Gehirnpathologie, Karl Kleist 140
Genese, multifaktorielle 26
Geschlechtsdysphorie 40
Gestaltmethode 22, 49
Gestaltpsychologie 143
Gesundheits- und Krankheitsmodell, biostatistisches 26
Gesundheitsdefinition 27
Goldstandard 23, 30

H

Hamilton Depression Scale (HAMD) 32
- Symptome 32
Heilkunde 16
Hintergrunddepression 70
Hybridmodell 44
Hypothetiko-deduktive Methode 22

I

ICD-10 38
- Algorithmen 105
- Aufbau 48
- Aufbau der Klassifikation 45
- Ein- und Ausschlusskriterien 49
- Grenzen 157
- kriterienorientierte Diagnostik 50
- Nosologie 99
- psychiatrische Diagnostik 45
- Überblick 46
- Zeitkriterien 50
ICD-11
- diagnostische Kriterien 59
- Entwürfe 47
- Überblick 47
Identitätstheorie 121
Inflation, diagnostische 95
Inhaltsvalidität 30
Inkludenz 72
Institution, totale 123
Inszenierung, tendenziöse 82
Interaktionalismus 121
International Classification of Diseases (ICD) 37
Interrater-Reliabilität 23, 147

Interview 30
- strukturiertes diagnostisches 51
- vollstrukturiertes 52
Interviewleitfaden, halbstrukturierter 51
Intraclass-Korrelations-Koeffizienten (ICC) 30
Item-Response-Theory 43

J

Jaspers, Karl 133
- Bezug zur aktuellen Diagnostik 136

K

Kappa-Wert 23, 30, 147
Kasuistik 106
Katastrophe, nosologische 77
Katatonie 92
Katatonie-Spezifier 73
- DSM-5 58
kategoriales Modell 102
Kausalität 26
Klassifikationsschema 17
Klassifikationssysteme
- APA 37
- Ebenen 25
- Geschichte 25
- WHO 37
Kleist, Karl 140
Klinische Psychopathologie, Kurt Schneider 137
kognitiv-behaviorales Modell 125
Komorbidität 22, 50
- simultane 90, 100
- sukzessive 90, 100
Komorbiditätsprinzip 46, 90
- diagnostische Einordnung 90
- diagnostische Entscheidungsfindung 92
- Fallbeispiel 91
Konditionalismus 26
Konfliktverarbeitung 82
Konsistenz, innere 23
Konstruktvalidität 30
Konversionsstörung 82
Konversionssymptome 82
Konzept
- der Angst-Glücks-Psychose 61
- des exogenen Reaktionstyps 132
- des psychischen Reflexbogens 140
- des schädlichen Gebrauches und der Abhängigkeit 48
- des Typus, Karl Jaspers 112, 135

- wissenschaftliches, empirische Daten 150
Kosyndromalität 100
Kraepelin, Emil 130
- Bezug zur aktuellen Diagnostik 131
- Klassifikation psychischer Erkrankungen 131
- psychopathologische Herangehensweise 131
Krankheit als Rechtsbegriff 27
Krankheitsangststörung 82
Krankheitsbegriff 26
- Kurt Schneider 137
Krankheitsdefinition 27
Krankheitsentitäten, Konzeption 25
Krankheitskonzepte, Psychiatrie 124
Krankheitsmodell
- bio-psycho-soziales 115, 126
- Carl Wernicke 140
- Emil Kraepelin 130
- funktionelles 143
- medizinisches 124
- ontologisches 107
- ontologisches und funktionelles 24
Krankheitstypus 135
Kriteriumsvalidität 30

L

Laieninterview 51
Latent Class Growth Analysis (LCGA) 113
Leib-Seele-Dualismus 121, 134
Leib-Seele-Monismus 121
Leib-Seele-Problem 110, 121–122
Leonhard, Karl 141

M

Major Depression 63, 76
- diagnostische Entscheidungsfindung 77
- Differenzialdiagnose 92
- DSM-5 73
Materialismus 121
Medikalisierung der Gesellschaft 95
Medizin 16
- als empirische Wissenschaft 16
- als wissenschaftliche Heilkunde 18
- evidenzbasierte (EbM) 116
-- Grundzüge 116
- Kritik 17
- personalisierte 115

Sachverzeichnis

medizinisches Modell 124
Mehrfachdiagnose 50
Mehrfachzuordnung 90, 100
Melancholie 70–71
Melancholie-Spezifier 73
Mental Disorder 39
Methodenlehre, Karl Jaspers 133
Methodenpluralismus 29
Mind-Brain-Problem 121
Modell
– dimensionales 102
– dimensionales diagnostisches 103
– kategoriales 102
– nosologisches nach Robin und Guze 152
Molekularbiologie 107
Monismus 121
moral insanity 85
Mutismus 84

N

Naturalismus 26
Neo-Kraepelinianer 151
– aktuelle Diagnostik 153
– diagnostische Kriterien 152
– nosologisches Modell 152
Neopositivismus 149
Neurobiologie 107
– Forschung 113
– Materialismus 122
neurokognitive Störung 42
Neurose
– hypochondrische 82
– hysterische 82
– traumatische 78
neurotische, Belastungs- und somatoforme Störung 79
Nominaldefinitionen 24
Normativismus 27
Nosologie 24, 98, 156
– Aufgaben 102
– begriffliche Klärung 98
– Meilensteine 25
nosologische Ebene 20
nosologisches Modell 152
Noxe, psychopathologische Symptome 133

O

Objektivität 22
ontologisches Krankheitsmodell 107
ontologisches Modell 124
Operationalismus 150–151
Ordnung, methodologische 134
organische Störung 45

P

PANSS 32
PANSS-Skala 102
Parallelismus 121
Paralleltest-Reliabilität 23
paraphile Störung 40
passagere, situationsabhängige psychische Störung 78
persistierende depressive Störung 72
Persönlichkeitsdiagnostik, dimensionale Modelle 149
Persönlichkeitsentwicklung 135
Persönlichkeitsmodell nach C. Robert Cloninger 108
Persönlichkeitsstörung
– Cluster 86
– DSM-5 43, 87
– emotional-instabile 76, 85
– – ICD-10 87
– – vom Borderline-Typ, ICD-10 88
– Hybridmodell 86
– ICD-10 88
Persönlichkeitstypologie 85
Phänomene, hysterische 82
Phänomenlogie, existenzielle 123
Philosophie des Geistes 121
Polypragmasie 101
Positive and negative Syndrome Scale (PANSS) 32
– psychopathologische Syndrome 35
prämenstruelle dysphorische Störung 75
Present State Examination (PSE) 51–52
Prozess und Entwicklung 135
Pseudohalluzinationen 88
Psychiatrie
– amerikanische 98
– anthropologische 119
– biologische 98, 126
– biperspektivischer Zugang 120
– evidenzbasierte 117
– forensische 126
– Geschichte 119
– Krankheitskonzepte 124
– neuroanatomische Forschungsansätze 120
– neurobiologisch orientierte 99
– neurobiologische Fundierung 107
– personalisierte 115
– und Recht 126
psychische Störung 39, 49
– ICD-10 45
– Klassifikationssysteme 127

– psychopathologische Verlaufsmuster 113
Psychoanalyse 119
– idiografisches Vorgehen 106
psychologisches Modell 125
Psychometrie 102
Psychopathologie
– allgemeine, Gliederung 134
– als Methodenlehre 29
– Bedeutung 29
– biologische, nach Strik und Dierks 109
– biperspektivischer Zugang 120
– funktionelle 108
– klinische, Kurt Schneider 137
– methodologische Ordnung 134
– Prozess und Entwicklung 135
– psychiatrische Diagnostik 110
– subjektive 96, 139
– Tendenzen 30
– traditionelle, Symptombeschreibung 148
– Trivialisierung 97
psychopathy 85
Psychose
– affektive, nosologische Konzepte 64
– endogene 71
– – dichotome Einteilung 131
– – Karl Leonhard 141
– reaktive 70
– schizoaffektive 65
– schizophrene 65
– – Stadien 144
– – zykloide 61
Psychosis Symptom Severity Scale 48
– Symptomdomänen 43
Psychosyndrom, attenuiertes 44
Psychotherapie, personalisierte 115
psychotische Störung, Fremdbeurteilungsskala 43

R

Rater-Training 33
Rating-Skala 33
Reaktionstyp, exogener 132
Realdefinitionen 24
Realwissenschaften 150
Referenzstandard 23, 30
Referenzsystem, psychopathologisches 126
Reflexbogen, psychischer 140

Reliabilität 22, 97, 156
– aktuelle Diagnostik 147
– psychiatrische Diagnosen 147
Reliabilitäts-Validitäts-Dilemma 98
Remanenz 72
Research Domain Criteria (RDoC) 98, 109
– Domänen 109
– Untersuchungsebenen 109
Residuum, schizophrenes 59
Retest-Reliabilität 23

S

saisonale affektive Störung 46
Schedules for Clinical Assessment in Neuropsychiatry (SCAN) 51–52
Schichtenregel 136
schizoaffektive Störung 57
– Diagnostik, Probleme 69
– diagnostische Entscheidungsfindung 67–68, 93
– DSM-5 65
– ICD-10 66
– Ko-Syndromalität 65
– Subtypen 65–66
schizoaffektive Störung, konzeptuelle Grundlagen 64
Schizophrenie
– Dauer der Symptomatik 62
– diagnostische Einordnung 61
– diagnostische Entscheidungsfindung 60, 62–63
– diagnostische Kriterien 57–58
– Differenzialdiagnose 92
– DSM-5 57
– Fallbeispiel 60–62
– Grundlagen 55
– ICD-10 58
– katatone 92
– Katatonie-Spezifier 58
– paranoide 61
– Prodromalphase 63
– Subtypen, ICD-10 59
– Verlaufs-Spezifier 58
Schizophreniediagnose
– Kurt Schneider 138
– Probleme 64
schizophreniforme Störung 57, 62
– Differenzialdiagnose 92
Schneider, Kurt 137
– Bezug zur aktuellen Diagnostik 139
Schub, schizophrener, Phasen 143

167

Sachverzeichnis

Schuldfähigkeit 126
Selbstbeurteilungsinstrumente 30
sexuelle Funktionsstörung, DSM-5 40
Simulation 93
Sinnkontinuität, Zerreißen 70
SKID 52
– Aufbau 53
somatisches Syndrom, ICD-10 75
somatoforme Störung 45, 81–83, 85
Sozialpsychiatrie 120, 126
soziologisches Modell 125
Spezifer 40
Spiritualismus 121
Statistik 106
Stengel-Report 146
Strukturiertes klinisches Interview für DSM (SKID) 51–52
Stupor, dissoziativer 83
– diagnostische Entscheidungsfindung 84
– Fallbeispiel 83
substanzbezogene psychische Störung 40
Substanzdualismus 122
substanzinduzierte depressive Störung 42

Subtypen 40
Symptom 99, 156
– 1. und 2. Ranges 139
Symptomebene 20, 30
Syndrom 99, 156
– psychopathologisches 33
– – nach Hanns Hippius 34
Syndrombeschreibung, traditionelle Psychopathologie 148
Syndromebene 20

T

Taxonomie 17
– und Diagnose 25
Test, diagnostischer, Kennwerte 23
Therapie-Entscheidung, rationale Begründung 117
tiefenpsychologisches Modell 125
Trauma- und belastungsbezogene Störungen 79
Trema 143
triadisches System 137
Typologie, psychopathologische 114
Typus melancholicus 72

U

unipolar affektive Störung 45
Unterbauchschmerz 16
Untergrunddepression 70
Untersuchung, klinische 29
US/UK-Projekt 147

V

Validierung, externe und interne 111
Validität 22, 97, 156
– diagnostische 24, 26
Venn-Diagramme 22
Verfolgungswahn 60
Verhaltensanalyse 106
Verlaufsforschung 112
Verlaufstypologie, psychopathologische 112
– Entwicklung 113
Verstehensgrenze 136
Vierfeldertafel 23
Vorgehensweise, idiografische und nomothetische 19, 106
Vulnerabilitäts-Stress-Modell 126

W

Wahn, Gestaltanalyse 143
Wahrnehmung, epikritische und protopathische 143
Weltgesundheitsorganisation
– Gesundheitsdefinition 27
– Klassifikationssysteme 37
Wernicke, Carl 140
Wernicke-Kleist-Leonhard-Schule 140
– Bezug zur aktuellen Diagnostik 142
WHODAS, Domänen 43
Wissenschaften
– angewandte 18
– praktische 18
– theoretische 18
Würzburger Diagnoseschema 36, 95
– Kategorien 37

Z

Zuordnung, diagnostische 21, 23
Züricher Negativsyndrom 34
Zwangsstörung, DSM-5 40

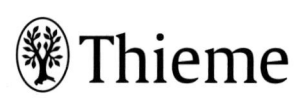